Esme Moniz-Cook / Jill Manthorpe
Frühe Diagnose Demenz

Verlag Hans Huber
Programmbereich Pflege

HUBER

Bücher aus verwandten Sachgebieten

Altenpflege, Demenz

Bölicke et al.
Ressourcen erhalten
Reihe: Gemeinsam für ein besseres Leben mit Demenz
2007. ISBN 978-3-456-84394-0

Bowlby Sifton
Das Demenz-Buch
Ein «Wegbegleiter» für Angehörige, Pflegende und
Aktivierungstherapeuten
2008. ISBN 978-3-456-84416-9

Bredenkamp et al.
Die Krankheit frühzeitig auffangen
Reihe: Gemeinsam für ein besseres Leben mit Demenz
2007. ISBN 978-3-456-84399-5

Breuer
Visuelle Kommunikation für Menschen mit Demenz
2009. ISBN 978-3-456-84768-9

Brooker
Person-zentriert pflegen
Das VIPS-Modell zur Pflege und Betreuung von Menschen
mit einer Demenz
2008. ISBN 978-3-456-84500-5

Buchholz/Schürenberg
Basale Stimulation in der Pflege alter Menschen
3., überarb. u. erw. Auflage
2009. ISBN 978-3-456-84564-7

Chalfont
Naturgestützte Therapie
Tier- und pflanzengestützte Therapie für Menschen
mit einer Demenz planen und gestalten
2010. ISBN 978-3-456-84748-1

Davenport
«Giftige» Alte
2009. ISBN 978-3-456-84706-1

Hafner/Meier
Geriatrische Krankheitslehre
Teil I: Psychiatrische und neurologische Syndrome
4., vollst. überarb. u. erw. Auflage
2005. ISBN 978-3-456-84204-2

Hülshoff
Das Gehirn
Funktionen und Funktionseinbußen
3., vollst. überarb. u. erw. Auflage
2008. ISBN 978-3-456-84587-6

Heeg et al.
Technische Unterstützung bei Demenz
Reihe: Gemeinsam für ein besseres Leben mit Demenz
2007. ISBN 978-3-456-84396-4

Innes (Hrsg.)
Die Dementia Care Mapping Methode (DCM)
2004. ISBN 978-3-456-84040-6

Kitwood
Demenz
Der person-zentrierte Ansatz im Umgang mit verwirrten Menschen
5., erg. Auflage
2008. ISBN 978-3-456-84568-5

Klessmann
Wenn Eltern Kinder werden und doch die Eltern bleiben
6., durch ein neues Vorwort erg. Auflage
2006. ISBN 978-3-456-84364-3

Kostrzewa
Palliative Pflege von Menschen mit Demenz
2008. ISBN 978-3-456-84459-6

Lind
Demenzkranke Menschen pflegen
2., korr. u. erg. Auflage
2007. ISBN 978-3-456-84457-2

Mace/Rabins
Der 36-Stunden-Tag
5. vollst. überarb., erw. u. akt. Auflage
2001. ISBN 978-3-456-83486-3

Marshall/Allan
«Ich muss nach Hause»
Ruhelos umhergehende Menschen mit einer Demenz verstehen
2010. ISBN 978-3-456-84731-3

Martin/Schelling (Hrsg.)
Demenz in Schlüsselbegriffen
2005. ISBN 978-3-456-84191-5

Petzold et al.
Ethik und Recht
Reihe: Gemeinsam für ein besseres Leben mit Demenz
2007. ISBN 978-3-456-84398-8

Plemper et al.
Gemeinsam betreuen
Reihe: Gemeinsam für ein besseres Leben mit Demenz
2007. ISBN 978-3-456-84393-3

Robert Bosch Stiftung (Hrsg.)
Gemeinsam für ein besseres Leben mit Demenz – Gesamtausgabe
Reihe: Gemeinsam für ein besseres Leben mit Demenz
2007. ISBN 978-3-456-84413-8

Rückert et al.
Ernährung bei Demenz
Reihe: Gemeinsam für ein besseres Leben mit Demenz
2007. ISBN 978-3-456-84397-1

Sachweh
Spurenlesen im Sprachdschungel
Kommunikation und Verständigung mit demenzkranken Menschen
2008. ISBN 978-3-456-84546-3

Schweitzer/Bruce
Das Reminiszenzbuch
Praxisleitfaden zur Biografie- und Erinnerungsarbeit mit alten
Menschen
2010. ISBN 978-3-456-84793-1

Sulser
Ausdrucksmalen für Menschen mit Demenz
2007. ISBN 978-3-456-84378-0

Taylor
Alzheimer und Ich
Leben mit Dr. Alzheimer im Kopf
2008. ISBN 978-3-456-84643-9

van der Kooij
«Ein Lächeln im Vorübergehen»
Erlebensorientierte Altenpflege mit Hilfe der Mäeutik
2007. ISBN 978-3-456-84379-7

Whitehouse/George
Mythos Alzheimer
Was Sie schon immer über Alzheimer wissen wollten,
Ihnen aber nicht gesagt wurde
2009. ISBN 978-3-456-84690-3

Wißmann et al.
Demenzkranken begegnen
Reihe: Gemeinsam für ein besseres Leben mit Demenz
2007. ISBN 978-3-456-84395-7

Woods/Keady/Seddon
Angehörigenintegration
Beziehungszentrierte Pflege und Betreuung von Menschen
mit Demenz
2009. ISBN 978-3-456-84755-9

Weitere Informationen über unsere Neuerscheinungen finden Sie im Internet unter
www.verlag-hanshuber.com

Esme Moniz-Cook
Jill Manthorpe

Frühe Diagnose Demenz

Rechtzeitige evidenzbasierte psychosoziale
Intervention bei Menschen mit Demenz

Aus dem Englischen von Sabine Umlauf-Beck

Verlag Hans Huber

Esme Moniz-Cook. Professorin für klinische Psychologie und Altern am Institut für Rehabilitation an der Universität Hull. Vorsitzende von INTERDEM, einer europäischen multiprofessionellen Arbeitsgruppe von Wissenschaftlern und Praktikern, die psychosoziale Interventionen entwickelt, um Menschen mit einer Demenz und ihre Angehörigen zu unterstützen.

Jill Manthorpe. Professorin für Sozialarbeit am King's College in London. Direktorin der Forschungabteilung für Social Care Workforce. Sie hat im Bereich der Altenarbeit jahrelang mit Freiwilligen und gearbeitet und Bildungsarbeit geleistet. Sie war Mitglied der Arbeitsgruppe zur Entwicklung NICE/SCIE-Demenz-Richtlinien und ist Mitglied von INTERDEM.

Lektorat: Jürgen Georg, Svenja Hahn
Herstellung: Daniel Berger
Titelillustration: pinx. Winterwerb und Partner, Design-Büro, Wiesbaden
Umschlag: Claude Borer, Basel
Satz: Claudia Wild, Konstanz
Druck und buchbinderische Verarbeitung: Hubert & Co., Göttingen
Printed in Germany

Bibliographische Information der Deutschen Nationalbibliothek
Die Deutsche Nationalbibliothek verzeichnet diese Publikation in der Deutschen Nationalbibliothek; detaillierte bibliografische Angaben sind im Internet unter http://dnb.d-nb.de abrufbar.

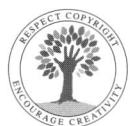

Anregungen und Zuschriften bitte an:
Verlag Hans Huber
Lektorat: Pflege
z. Hd.: Jürgen Georg
Länggass-Strasse 76
CH-3000 Bern 9
Tel: 0041 (0)31 300 4500
Fax: 0041 (0)31 300 4593
E-Mail: juergen.georg@hanshuber.com
Internet: www.verlag.hanshuber.com

Das vorliegende Buch ist eine Übersetzung aus dem Englischen.
Der Originaltitel lautet «Early Psychosocial Interventions» von Esme Moniz-Cook und Jill Manthorpe
© 2009. Jessica Kingsley Publishers, London/Philadelphia

1. Deutschsprachige Ausgabe 2010
© 2010 by Verlag Hans Huber, Hogrefe AG, Bern
ISBN 978-3-456-84806-8

Inhaltsverzeichnis

Danksagungen

Unser aufrichtiger Dank gilt Linda Clare für ihre Hilfe bei der Vorbereitung des Manuskripts und den Mitarbeitern der Hull Memory Clinic, Großbritannien, für ihre fortdauernde Unterstützung in den letzten zehn Jahren, sowie Margaret Bowes und insbesondere Clare Wilder für ihre Hilfe bei der Aktualisierung der Kapitel. Zudem danken wir Alison Greenley und Andrew Walker für ihre Geduld und Unterstützung bei der Vollendung dieser Arbeit. Einige Projekte dieses Buches wurden vom 1. Dezember 1997 bis zum 1. Dezember 1999 von der Kommission der Europäischen Gemeinschaften, der Universität Hull, Großbritannien, dem Hull and Holderness Community Health NHS Trust (heute Humber Mental Health Teaching NHS Trust), Großbritannien, und dem Eastern Health Board, Dublin, Irland mitfinanziert, *Aktennummer: SOC 97 201452 05F03 «Early Detection and Psychosocial Rehabilitation to Maintain Quality of Life – A Training Package in Dementia»*. Unser Dank gilt dieser frühzeitigen Unterstützung.

Des Weiteren danken wir den Mitgliedern von *INTERDEM* für ihre kontinuierliche Inspiration und Kollegialität und hier insbesondere den Autoren der Kapitel dieses Buches.

Dieses Buch ist all den Menschen mit Demenz und ihren Betreuungspersonen in Europa gewidmet, die uns ihre Erfahrungen geschildert und ihre Zustimmung dazu gegeben haben, Teile ihrer Geschichte zu erzählen. In allen Fallbeispielen wurden Pseudonyme verwendet.

1

Einführung: Individuelle Konzeption von psychosozialen Interventionen nach Bedarf und Kontext

Esme Moniz-Cook und Jill Manthorpe

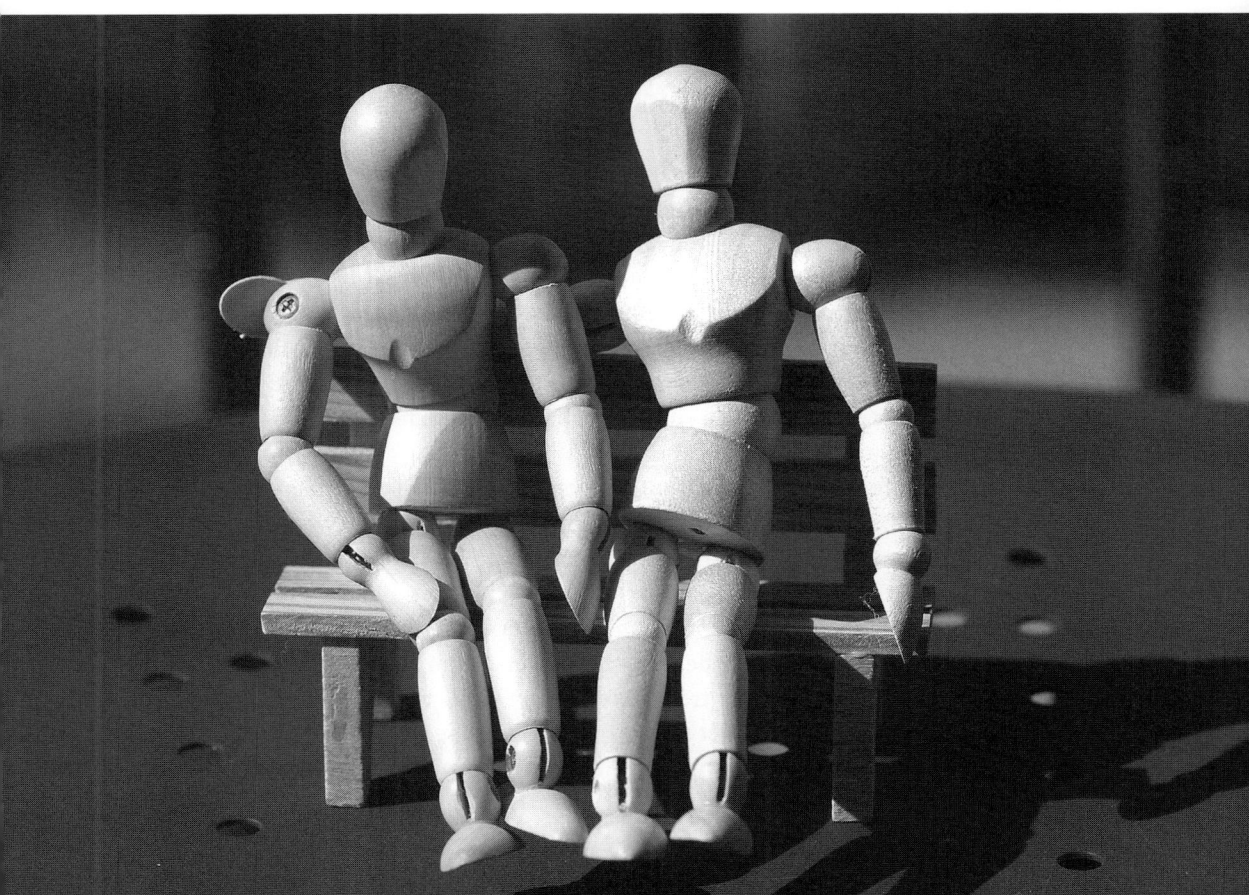

1.1 Überblick

In diesem Buch werden Forschungsprojekte vorgestellt, mithilfe derer die Effektivität von psychosozialen Interventionen bei Menschen mit Demenz und ihren betreuenden Angehörigen belegt werden kann. Zudem wird die Arbeit von Praktizierenden und Wissenschaftlern in vielen verschiedenen Einrichtungen Europas beschrieben. Im ersten Kapitel legen wir zunächst die Gründe für eine europaweite Konzeption von psychosozialen Interventionen zur Unterstützung von älterer Menschen mit Verdacht auf oder mit beginnender Demenz und ihren Angehörigen dar. Im Anschluss daran skizzieren wir kurz, wie die in den nachfolgenden Kapiteln beschriebenen Interventionen auf den individuellen Bedarf und Kontext zugeschnitten werden können.

Insgesamt lassen sich vier Bereiche frühzeitiger psychosozialer Interventionen unterscheiden:

- Unterstützung zur Zeit der Diagnosestellung
- Unterstützung von Kognition und Gedächtnis
- psychologische, emotionale und soziale Unterstützung
- Entwicklung von evidenzbasierten psychosozialen Hilfsangeboten.

Am Ende des ersten Kapitels stellen wir ein Stufenmodell mit den Leitlinien zur Auswahl psychosozialer Interventionen bei Demenz im Frühstadium vor (s. **Tab. 1-2**, S. 33).

1.2 Gründe für dieses Buch

Demenz stellt im Alter für viele – doch längst nicht für alle – Menschen ein großes Problem dar. Da wir heute immer älter werden, wird wahrscheinlich auch die Nachfrage nach Hilfsangeboten bei Demenz deutlich steigen. Die Komplexität der Bedürfnisse von Betroffenen und ihren Betreuungspersonen stellt überall in Europa eine große Herausforderung dar (s. **Tab. 1-1**) und macht deutlich, dass aufeinander abgestimmte Herangehensweisen in der Politik fehlen und dass professionell Tätige und Hilfsangebote in den einzelnen Ländern meist nur begrenzt ihr Augenmerk darauf richten, die Bedürfnisse der Menschen nach Unterstützung und Betreuung zu erfüllen (Warner et al. 2002).

Es gibt für Praktizierende nur wenige international anerkannte psychosoziale Interventionen für Menschen mit beginnender Demenz, deren Wirksamkeit empirisch nachgewiesen ist – und das nicht nur deshalb, weil dies bei psychosozialen Interventionen schwer machbar ist (Woods 2003). Auch dort, wo sie empirisch nachgewiesen ist, haben sich die Untersuchungen verständlicherweise auf die Schwierigkeiten in der Betreuung und Versorgung von Menschen mit Demenz konzentriert, die dann auftreten, wenn die Symptome gravierend sind und sehr beeinträchtigen (Parahoo et al. 2002). Daher liegt der Schwerpunkt eines Großteils der Fachliteratur zu diesem Thema auf der Belastung von pflegenden Angehöri-

Tabelle 1-1: Epidemiologie und psychiatrische Einrichtungen in einzelnen europäischen Ländern
(*Quelle: www.who.int/mental_health)

EU-Land	Häufigkeit von Demenz	Prävalenz von Demenz	*Anteil des Gesundheits-budgets am Bruttoinlands-produkt in %	*Anteil des Gesundheits-budgets an den Ausgaben für geistige Gesund-heit in %	*Anzahl der Spezialisten pro 100 000 Einwohner (wo dies bekannt ist)
Nieder-lande	im Alter von 55+: 9,8/1000 (Ruiten-berg et al. 2001) Männer: 10,5; Frauen: 17,3 (Launer et al. 1999)	gesamt im Alter von 55+: 6,3 % (Ott et al. 1995)	8,8	7	Psychiater 9 Psychologen 28 Neurologen 3,7
Belgien	im Alter von 60+: 0,53 (Buntinx et al. 2002)	im Alter von 65+: 6–9 % (Ylief et al. 2002)	8	6	Psychiater 18 Psychologen Neurologen 1
Großbri-tannien	Männer 10,7 Frauen 18,5 (Launer et al. 1999)	im Alter von 65–70: 1 von 50 im Alter von 70–80: 1 von 20 im Alter von 80+: 1 von 5 (Website der Alzheimer Gesellschaft)	5,8	10	Psychiater 11 Psychologen 9 Neurologen 1
Spanien	keine Informationen verfügbar	gesamt im Alter von 65+: 5 % (Lobo et al. 1995)–16 % (Vilalta-Franch et al. 2000)	8	keine Informationen verfügbar	Psychiater 3,6 Psychologen 1,9 Neurologen 2,5
Italien	150 000 neue Fälle pro Jahr (Di Carlo et al. 2002)	im Alter von 65–84: Männer 5,3 %; Frauen 7,2 % (Ilsa 1997)	9,3	keine Informationen verfügbar	Psychiater 9 Psychologen 3 Neurologen
Portugal	keine Informationen verfügbar	keine Informationen verfügbar	8,2	keine Informationen verfügbar	Psychiater 5 Psychologen 2,8 Neurologen 2,3
Frankreich	Männer 11,5 Frauen 15,2 (Launer et al. 1999) 165 000 neue Fälle pro Jahr (Ramaroson et al. 2003)	im Alter von 65+: 5 % (Ramaroson et al. 2003) 800 000 Fälle im Alter von 75+: 18 % (Ramaroson et al. 2003)	9,8	5	Psychiater 20 Psychologen Neurologen

EU-Land	Häufigkeit von Demenz	Prävalenz von Demenz	*Anteil des Gesundheits-budgets am Bruttoinlands-produkt in %	*Anteil des Gesundheits-budgets an den Ausgaben für geistige Gesund-heit in %	*Anzahl der Spezialisten pro 100 000 Einwohner (wo dies bekannt ist)
Irland	4000 neue Fälle pro Jahr (Keogh/ Roche 1996)	im Alter von 65+: 5,5 % (Keogh/ Roche 1996)	6,2	7,7	Psychiater 5 Psychologen 9,7 Neurologen 0,4

Aus Vernooij-Dassen et al. (2005).

gen, auf der Versorgung in Pflegeeinrichtungen und auf der medikamentösen Therapie. Wie wir in den folgenden Kapiteln sehen werden, bedeutet dies nicht, dass es keine Belege für die Wirksamkeit von psychosozialen Interventionen bei beginnender Demenz gibt. Woods (2003) zieht in einem Überblick zu diesem Thema den Schluss: «Das Hauptproblem besteht, wie in vielen anderen Forschungsbereichen auch, möglicherweise darin, wie man das generell umsetzen kann, was nachgewiesenermaßen schon gute Praxis ist» (S. 6).

Allgemein herrscht mangelndes Wissen darüber, dass es immer mehr wissenschaftliche Belege für die Wirksamkeit von frühzeitigen psychosozialen Interventionen bei Demenz gibt. Zudem sind mindestens vier Gründe für fehlendes Wissen darüber, was Menschen mit Demenz angeboten werden kann, näher zu beleuchten. Im Folgenden werden wir jeden dieser Gründe einzeln betrachten und darlegen, welchen Beitrag dieses Buch dazu leisten kann, die Lücken im derzeitigen Wissensstand zu schließen und die damit verbundene Praxis zu verbessern.

Der erste Grund liegt in der Überzeugung, dass lokale oder nationale Zusammenhänge einzigartig sind und dass Wissen und Praxis nicht übertragbar sind. Praktizierende neigen dazu, sich selbst auf ihre lokalen oder nationalen Kontexte einzugrenzen. Dieses Buch hinterfragt diese Sichtweise und versucht, das gegenwärtig herrschende Vertrauen in ein paar leidenschaftliche Vorkämpfer zu dämpfen – so wertvoll diese Menschen im Hinblick auf eine Veränderung in der Betreuung von Menschen mit Demenz auch sein mögen. In Europa gibt es für Praktizierende immer mehr Möglichkeiten, von Hilfsangeboten anderer, die in nationalen Gesundheits- und Sozialsystemen eingebettet und für eine gewisse Zeit über den experimentellen oder Projektstatus hinausgegangen sind, zu lernen. Wir glauben, dass wir über die Ländergrenzen hinweg viel voneinander lernen können und dass Praktizierende in englischsprachigen Ländern wie Großbritannien häufig nicht die Gelegenheit wahrnehmen, die Interventionen und Hilfsangebote bei Demenz zu erforschen, die sich überall auf dem europäischen Festland entwickelt haben. Eine gesamteuropäische Sichtweise ermöglicht uns, die Fülle an psychosozialer Unterstützung in der Praxis zu erkennen und daraus zu lernen, was funktioniert und was nicht. Trotz der unterschiedlichen Kulturen, Gesundheitsmodelle, sozialen Einrichtungen, verschiedenen Sprachen, unterschiedlichen Berufsbilder und Finanzierungswege (Vernooij-Dassen et al. 2005) sind die europäischen Länder ein ergiebiges Forschungsfeld, das zu erkunden sich lohnt. Auf diese Weise können wir herausfinden, wie Menschen mit beginnender Demenz unterstützt werden können, um ihre Lebensqualität und ihr Wohlbefinden zu verbessern.

Der zweite Grund für mangelndes Wissen darüber, was bei beginnender Demenz getan werden kann, liegt darin, dass sich die Erforschung und Praxis der Betreuung von Menschen mit Demenz verständlicherweise auf die Position der pflegenden Angehörigen konzentriert hat. Obwohl die Bedürfnisse der Familie in Europa sehr wichtig sind – insbesondere in den Ländern, in denen die Familie und hier vor allem die Frauen die meisten Verantwortungsbereiche in der Versorgung und Betreuung schultern (Cameron/Moss 2007) – wies diese Sichtweise eine Schwachstelle auf. Diese verdeckte bis in die jüngste Vergangenheit Möglichkeiten zur psychosozialen Unterstützung für die von Demenz betroffenen Menschen selbst, wozu auch das zählt, was sie benötigen, um die täglichen Konsequenzen eines Lebens mit Demenz verstehen und meistern zu können. Unabhängig von den abschließenden Kapiteln dieses Buches in Teil IV, in dem Hilfsangebote beschrieben werden, die sich vorwiegend an die Betreuungspersonen richten, liegt der Schwerpunkt der meisten Kapitel auf der Unterstützung der von Demenz Betroffenen selbst. Die bestehende Fachliteratur weist darauf hin, dass die effektivsten psychosozialen Interventionen sowohl den Menschen mit Demenz als auch den betreuenden Angehörigen einschließen (Brodaty et al. 2003). Wir kommen zu folgendem Schluss: Die meisten psychosozialen Interventionen – ob sie sich nun an den demenzkranken Menschen selbst oder an seine Betreuungsperson richten – müssen unweigerlich alle vorhandenen Unterstützungssysteme berücksichtigen. Dazu gehören der von Demenz Betroffene selbst, seine primäre Betreuungsperson, die größere Familie und Freunde.

Der dritte Grund für fehlendes Wissen liegt in dem Definitionsproblem, was «beginnende Demenz» eigentlich ist. Hier konkurrieren biomedizinische und klinische Prozesse im Zusammenhang mit Früherkennung, Nachweis und Diagnose häufig mit der Praxis und Erforschung psychosozialer Interventionen und/oder Rehabilitation. Ungleich des ersteren basiert letzterer Bereich auf der Beachtung von individuellen Unterschieden, Persönlichkeitstheorien, menschlicher Motivation, Identitätstheorie, Psychologie der Lebenszeit, Sozialpsychologie und Beziehungen. All diese genannten Faktoren haben einen Einfluss auf die Bandbreite psychosozialer Interventionen und auf ihre Planung. Ansätze der sozialen Konstruktion, die in einem größeren Zusammenhang mit Hilfsangeboten für Menschen mit Demenz stehen, spielen hierbei ebenfalls eine Rolle.

Die meisten in diesem Buch beschriebenen Interventionen richten sich an ältere Menschen und ihre Angehörigen, da es diese Altersgruppe ist, die im Allgemeinen am häufigsten mit einer sich allmählich offenbarenden oder «frisch» diagnostizierten Demenz konfrontiert wird. Der Einfachheit halber bezeichnen wir diese im Folgenden als «beginnende Demenz». Gerade hier werden Hilfsangebote immer nötiger, um den aufkommenden Bedürfnissen gerecht zu werden und politischen Entwicklungen zu begegnen. Die Diagnose «Demenz» zu erhalten ist nur der Beginn des Erkennungsprozesses. Gerade an diesem Punkt besteht die Gefahr einer «Betreuungslücke» (Iliffe/Manthorpe 2004), wenn Menschen mit der Diagnose allein gelassen werden und im Frühstadium ihrer Demenz nur wenig Unterstützung erfahren. Teilweise ausgenommen davon sind sicherlich Länder, in denen aufgrund der Lizenzierung der medikamentösen Therapie mit Antidementiva bei beginnender Demenz ganze Hilfssysteme für Patienten entstanden sind, die dafür geeignet sind. In Großbritannien und Irland beispielsweise wird in einem Lehrbuch für Mitarbeiter der ambulanten psychiatrischen Pflege (Keady et al. 2007) das Kapitel über professionelle Praxis mit Themen zu Alzheimermedikamenten (Beavis 2007) und Verschreibung durch Pflegende (Nurse Prescribing) eröffnet (Page 2007). Die aufgrund der Entwicklungen in der medikamentösen Therapie aufkeimende Hoffnung und der daraus resultierende Optimismus bei den Betroffenen, Familien und Praktizierenden sind von großer Bedeutung, wenn diese frühzeitigen medikamentösen Interventionsangebote auch ein Element zur Förderung der öffentlichen Gesundheit beinhalten (Beavis 2007, S. 111 f.). Doch haben sich diese häufig «eher auf einer Ad-hoc-Basis entwickelt, als dass sie einem festgelegten, evidenzbasierten Protokoll gefolgt wären» (S. 112).

Einige Berichterstatter weisen darauf hin, dass das vorherrschende Krankheitsmodell und die damit verbundene pharmakologische Herangehensweise im Hinblick auf die Bewilligung von Mitteln unfairerweise mit anderen, für Menschen mit Demenz wichtigen Unterstützungsformen konkurrieren (Heller/Heller 2003). Dies kann ein Grund für unausgereifte und ad hoc konzipierte Initiativen zur frühzeitigen Gesundheitsförderung und psychosozialer Intervention sein. In Kapitel 3 dieses Buches wird eine auf der Grundversorgung basierende psychosoziale Intervention in einer Memory Clinic beschrieben, welche eine gesundheitsfördernde Komponente beinhaltet und in Großbritannien vor der umfassenden Einführung von Antidementiva (Acetylcholinesterasehemmer) in einer randomisierten kontrollierten Studie evaluiert wurde.

Viele Regierungen stellen die Bedeutung der Früherkennung von Demenz heraus, um Betroffenen und ihren Angehörigen zu helfen, sich auf die Erkrankung vorzubereiten (Moise et al. 2004). In Großbritannien ist dies ein Schwerpunkt der National Dementia Strategy (Veröffentlichung Ende 2008). Die Früherkennung von Demenz stellt sich innerhalb Europas infolge nationaler Unterschiede hinsichtlich Prioritäten, Mittel, Dienstleistungsstrukturen und Berufsbilder eventuell unterschiedlich dar. Dennoch stehen Praktizierende bei der Unterstützung einer steigenden Zahl von Menschen mit neu diagnostizierter Demenz ähnlichen Problemen gegenüber und können die Vorteile einer frühen Diagnosestellung nutzen.

Ein vierter Grund für fehlendes Wissen bezüglich dessen, was zur Unterstützung älterer Menschen mit beginnender Demenz getan werden kann, bezieht sich darauf, was unter dem Stichwort «doppeltes Stigma» – nämlich alt und dement zu sein – bekannt geworden ist (Benbow/Reynolds 2000). Beispielsweise wurden viele der in den Kapiteln dieses Buches beschriebenen Interventionen in DIADEM dokumentiert, einer länderübergreifenden Studie über Demenz in acht europäischen Staaten. Diese machte deutlich, dass ungeachtet der für Demenz zur Verfügung stehenden Mittel das Stigma in Zusammenhang mit dieser Erkrankung ein vorrangiger Faktor in vielen Ländern war und das Fehlen von unterstützenden Interventionen oder eine geringe Nutzung dieser zu erklären schien (Vernooij-Dassen et al. 2005). Dieses Ergebnis setzt die in diesem Buch beschriebenen Interventionen in einen Erklärungskontext. Wir weisen darauf hin, dass die Entwicklung von psychosozialen Hilfsangeboten nicht nur auf der Argumentation basieren kann, diese brächten erwiesenermaßen Vorteile, könnten mit einer medikamentösen Behandlung kombiniert werden oder böten Chancen, wenn eine medikamentöse Behandlung nicht möglich ist. Zusätzlich müssen sich Praktizierende und Menschen, die Hilfsangebote entwickeln, mit dem Stigma von Demenz befassen, wenn sie Betroffene und ihre Familien unterstützen wollen. Unserer Meinung nach ist die Stigmatisierung eine wichtige Erklärung dafür, dass psychosoziale Hilfsangebote für Menschen mit beginnender Demenz trotz der geringen, aber deutlichen Belege für ihre positive Wirkung unterentwickelt sind oder zu wenig genutzt werden. Des Weiteren betrifft die Stigmatisierung nicht nur Menschen mit Demenz, sondern auch diejenigen, die sich mit ihnen beschäftigen, nämlich die Familien, andere Helfende und Mitarbeiter im Gesundheits- und Sozialsektor.

1.3 Das Stigma von Demenz verstehen

Stigma ist ein sozialer Faktor, der die biomedizinischen Faktoren von Alter und Demenz hinsichtlich der Bereitstellung von Gesundheits- und Sozialversorgung verstärken kann. Das bedeutet, dass ältere Menschen mit Demenz das doppelte Stigma von Alter plus Demenz, welches in unvermeidlicher Weise ihre Lebensqualität, die für sie existierenden Hilfsangebote und die nationalen Richtlinien zu diesen Hilfsangeboten beeinflusst, überwinden müssen.

Goffmann beschrieb drei Formen der Stigmatisierung (1963), die einen Prozess des Unfähigwerdens widerspiegeln, in dem ein «normaler» Mensch auf einen Menschen reduziert wird, mit dem etwas falsch ist. Jede dieser drei Formen von Stigmatisierung kann auch im Kontext von Demenz betrachtet werden. Die erste bezieht sich auf Unterschiede im menschlichen Körper und in seiner Erscheinung, wozu körperliche Beeinträchtigung oder Behinderung zählen. Beispielsweise assoziierten ältere Menschen mit Verdacht auf eine dementielle Erkrankung und ihre Familien Demenz häufig mit unvermeidlichen körperlichen Symptomen wie eingeschränkte Mobilität und Kontrollverlust über elementare Körperfunktionen (Moniz-Cook et al. 2006). Die zweite Form der Stigmatisierung betrifft die Sichtweise, dass ein Mensch persönliche «Fehler» hat, die seinen sozialen Status negativ beeinflussen. Bezüglich der Betreuung und Versorgung von Menschen mit Demenz scheint die Ansicht, dass ältere Menschen starr, unflexibel und unfähig zu Veränderung sind (Altersdiskriminierung), in Kombination mit biomedizinischen Krankheitsmodellen von Demenz als einer progressiven Krankheit, die Überzeugung einiger Professionen im Gesundheitssektor, wie Hausärzte, überall in Europa gestützt zu haben, dass bei beginnender Demenz nichts getan werden kann (Vernooij-Dassen et al. 2005). Damit werden Betroffene vielleicht unfairerweise von Rehabilitationsmaßnahmen und Hilfsangeboten ausgeschlossen. Diese zweite Form der Stigmatisierung wird zudem durch die Sichtweise verdeutlicht, dass Demenz unvermeidlich zu «Verrücktheit» führt und damit zu einer «ruinierten» sozialen Identität. Beispielsweise berichteten Menschen mit Verdacht auf Demenz und ihre Angehörigen in einer Memory Clinic über ihre Ängste hinsichtlich dessen, was es bedeutet, «den Verstand zu verlieren», und über ihre Sorgen, welche Auswirkungen dies auf ihre persönlichen Beziehungen haben kann (Moniz-Cook et al. 2006). Die dritte Form der Stigmatisierung, die Gruppenstigmatisierung («tribal stigma»), bezieht sich auf die Einordnung von Menschen in Gruppen und auf die negative Wahrnehmung von Gruppen. Im Kontext von Hilfsangeboten scheint die Eingruppierung nach Alter und Kognition zu erfolgen. Die Folge davon ist eine Ausgrenzung älterer Menschen mit Demenz aus dem Gesundheits- und Sozialversorgungssystem und aus anderen Bereichen wie Wohnen, Freizeit und kulturelle Aktivitäten. Eine solche Gruppenstigmatisierung verdeutlicht auch die Sichtweise, dass Menschen mit Demenz aufgrund von kognitiven Verlusten nicht die Fähigkeit haben, Entscheidungen zu treffen und diese deshalb für sie getroffen werden müssen. Das hat zur Folge, dass die Meinung von anderen, wie den Angehörigen, als ausreichend angesehen wird und dass dort, wo betreuende Angehörige überfordert sind, nur wenige Optionen für eine weitergehende Unterstützung des Menschen mit Demenz in seiner häuslichen Umgebung vorhanden sind. Eine Konsequenz daraus ist die ungeeignete und ungewünschte Unterbringung in einer Pflegeeinrichtung anstelle von individuell zugeschnittenen, lokalen Hilfsangeboten der Art, wie sie für jüngere Menschen mit Behinderungen überall in Europa zunehmend zur Verfügung stehen und von diesen auch gefordert werden (Cameron/Moss 2007).

1.4 Die Stigmatisierung von beginnender Demenz thematisieren

Zur Verdeutlichung des Problems fassen wir den Prozess der dreifachen Stigmatisierung von Menschen mit Demenz unter dem Begriff einer «ruinierten Identität» zusammen, obwohl noch nicht endgültig geklärt ist, wie Betroffene sich selbst wahrnehmen und inwieweit sie derartige Erfahrungen mit Stigmatisierung gemacht haben. Eine Studie über die Erfahrungen von Menschen mit beginnender Demenz zeigt, dass die meisten ihre Lebensqualität zwar als «gut» empfanden und mit ihr zufrieden waren, dass viele jedoch eine Stigmatisierung erfahren hatten, die ihrer Meinung nach ihr Leben beeinflusst hat (Katsuno 2005). Zudem kann eine solche besonders bei Demenz im Vergleich zu anderen neurologischen Störungen zu einem stark verinnerlichten Schamgefühl und zu geringer persönlicher Kontrolle führen (Burgener/Berger 2008).

Das Stigma von Demenz beruht auf der Überzeugung, dass Betroffenen wenig angeboten werden kann, da sich ihr Zustand kontinuierlich verschlechtert. Dies führt zu einer ablehnenden Haltung gegenüber einer frühzeitigen Diagnosestellung und zu einer negativen Einstellung zur Prognose, was wiederum die Verbindung zu einem anderen Glied in der Kette des Pessimismus gegenüber rehabilitativen Maßnahmen bei Demenz herstellt – nämlich dem, dass bei beginnender Demenz nichts getan werden kann. Aus diesen Gründen kann Stigmatisierung durch die Prozesse von Verheimlichung, Bagatellisierung oder Ignorierung früher Symptome zu einer verzögerten Diagnosestellung führen. Sogar in Fällen, in denen ein starker Verdacht auf Demenz besteht, werden Stigmatisierung und der Wunsch, den Menschen zu schützen, von professionell Tätigen häufig als Grund dafür angeführt, die Diagnose nicht offenzulegen (Bamford et al. 2004) – und dies insbesondere deshalb, weil Demenz oft hochgradig emotional mit Ängsten von Angehörigen belastet (Moniz-Cook et al. 2006) und potenziell von einer vorangegangenen «beschützenden Betreuung» beeinflusst ist, wobei Ehepartner möglicherweise davon überzeugt sind, das Selbstbild des anderen, bei dem sich die Demenz entwickelt, zu schützen (Gillies 1995). Deshalb findet man in den frühen Stadien von Demenz häufig bei älteren Betroffenen, ihren Angehörigen und vielen professionell Tätigen wie den Hausärzten die Haltung «schauen und abwarten» oder «warten wir mal, bis sich der Zustand verschlechtert». Zudem werden – unabhängig davon, ob mit einem Antidementivum behandelt wird oder nicht – psychosoziale Interventionen vielleicht auch dadurch verhindert, dass Bemühungen von Angehörigen und professionell Tätigen um Wege zur Vermeidung oder Verringerung zusätzlicher Beeinträchtigungen durch die «Suche nach Heilung» überdeckt werden.

Die in diesem Buch beschriebenen Hilfsangebote befassen sich zum Teil mit den Folgen von Stigmatisierung bei beginnender Demenz. Verbesserte Maßnahmen zur Gesundheitsförderung in einem frühen Stadium von Demenz (Kap. 3) und eine wachsende Beteiligung von Betroffenen an öffentlichen Veranstaltungen und Angeboten (Clare et al. 2008) bieten eine Möglichkeit, um der ersten Form von Stigmatisierung entgegenzuwirken. Praktizierende können auch die Zeit der Diagnosestellung (Kap. 2 f.) als Gelegenheit nutzen, die persönliche und soziale Identität der Menschen mit beginnender Demenz zu stärken. Des Weiteren bieten einige der in Teil III (Kap. 10 ff.) beschriebenen Interventionen bei beginnender Demenz die Möglichkeit, die persönliche und soziale Identität durch den Erhalt wertvoller familiärer und sozialer Beziehungen zu stärken. Die soziale Stigmatisierung im Zusammenhang mit Demenz, die eine Entwicklung von Hilfsangeboten verhindert, wurde in den Niederlanden thematisiert (Kap. 15). Dort stehen heute gut konzipierte Studien zum Fallmanagement bei Demenz in der Grundversorgung zur Verfügung (Jansen et al. 2005). Die Entwicklung von fortgesetzten, frühzeitigen psychosozialen Interventionen für Betroffene (Kap. 3) ist ein erster Schritt in die Richtung, einer Gruppenstigmatisierung entgegenzuwirken. Zusätzlich zeigen aktuelle Studien, dass zu Hause und in Pflegeeinrichtungen lebende Menschen mit Demenz fähig sind, Neues zu lernen (Kap. 4; Bird 2000; Camp et al. 2000; Clare/Woods 2001) und dass sie möglicherweise «kognitive Reserven» besitzen, die auf einen aktiven Versuch des Gehirns schließen lassen, den demenzbedingten Schaden zu kompensieren (Stern 2007). Es sind diese Studien, die die Ansicht (von der wir annehmen, dass sie ihre Wurzeln in der Gruppenstigmatisierung hat), eine Rehabilitation und Besserung von Demenz seien nicht möglich, in Frage stellen. Zudem ist empirisch immer besser nachweisbar (Kap. 13; Mittelman et al. 2003; Mittelman et al. 2006; Moniz-Cook et al. 2008a) und auch durch neue Studien belegt (Joling et al. 2008), dass Angehörige durch rechtzeitige psychosoziale Interventionen und fortwährenden Rückhalt dahingehend geschult und unterstützt werden können, ihr eigenes Wohlbefinden zu bewahren und ihr Leid zu verringern. All diese Belege öffnen die Türen für andere praktische Möglichkeiten, um Gruppenstigmatisierung und ihre negativen Auswirkungen für Menschen mit Demenz zu verringern.

Auffällig war, dass die von uns beschriebenen Prozesse und die Folgen von Stigmatisierung allgemein in den europäischen Ländern, die an der Studie DIADEM teilgenommen haben, ähnlich waren (Vernooij-Dassen et al. 2005). Dies schien in den meisten Fällen nicht eng mit der Investition in Hilfsangebote oder mit der Verfügbarkeit von professioneller Unterstützung in Zusammenhang zu stehen. Die konkrete Form der Stigmatisierung und die damit verbundenen Prozesse sind in den einzelnen Ländern sehr komplex und müssen genauer betrachtet werden, weil das Stigma von Demenz sowohl innerhalb als auch zwischen den einzelnen europäischen Ländern Unterschiede und Gemeinsamkeiten aufweist (Iliffe et al. 2005). So ist beispielsweise die überwiegend zögerliche Haltung im Bereich der Früherkennung bei Hausärzten in einigen Ländern wie Spanien und Portugal, wo Ärzte besonders vorsichtig sind, die Diagnose «Demenz» zu stellen, stärker ausgeprägt (Iliffe et al. 2005). In den Niederlanden und Großbritannien hingegen gibt es Leitlinien, die professionell Tätigen helfen, die bekannten Barrieren hinsichtlich einer frühzeitigen Erkennung und Diagnosestellung zu überwinden (s. NICE/SCIE 2006; SIGN 2006; Wind et al. 2003). In einigen Ländern wie beispielsweise Portugal steht die Vermeidung der Bezeichnung «Demenz» in Beziehung zu den zur Verfügung stehenden Mitteln, weil diese Diagnose den Zugang zu einer Versorgung in einer Pflegeeinrichtung einschränken kann (Iliffe et al. 2005). In anderen Ländern wie Belgien gibt es eine nationale und manchmal polarisiert geführte Debatte über die Rechte zur Behandlungsverweigerung oder zum Behandlungsabbruch. Dabei besteht auf der einen Seite die Ansicht, dass das «Leiden» an Demenz unwürdig ist und auf der anderen die vorwiegend von den Alzheimer Gesellschaften vertretene Meinung, dass die Würde von Menschen mit Demenz gewahrt werden muss. Diese Polarisierung mag durch die stigmatisierte öffentliche Haltung untermauert sein. Ein Überblick über die Literatur zur Perspektive von Menschen mit Demenz weist darauf hin, dass die Betroffenen häufig aktiv daran mitwirken, ihr Leid zu minimieren und versuchen, die Herausforderungen, denen sie gegenüber stehen, zu bewältigen (de Boer et al. 2007). In Ländern wie den Niederlanden (Wind et al. 2003), Schottland (SIGN 2006) und England (NICE/SCIE 2006), in denen Leitlinien für professionell Tätige entwickelt worden sind, besteht die Möglichkeit, den beobachteten Unterschieden und ihren Ursachen die wichtigsten Details zu entnehmen und diese für Vorschläge zum Aufbau von Hilfsangeboten zu verwenden. Leitlinien für professionell Tätige zu entwickeln oder zu aktualisieren, um Barrieren, die einer frühzeitigen Diagnosestellung im Wege stehen, zu thematisieren (z. B. in den Niederlanden), sind Strategien, die etwas verändern und die professionelle Praxis verbessern können. Sie können auch eine größere Debatte um die Spannungen anregen, die in der Praxis dort herrschen, wo einige Leid dadurch verhindern wollen, dass sie eine frühe Diagnosestellung vermeiden, während andere der Meinung sind, dass diese Verweigerungshaltung mit Autonomie und Menschenrechten in Konflikt steht.

Infolge der zweifachen Stigmatisierung von Alter plus Demenz in Kombination mit Ängsten von Angehörigen erkennen Praktizierende, Wissenschaftler und Studenten gleichermaßen schnell, dass die tägliche Arbeit mit demenzkranken Menschen persönlichen und emotionalen Einsatz sowie organisatorische und strategische Fähigkeiten erfordert. Dies bedeutet, dass auch professionell Tätige Unterstützung benötigen, die Teil jeder Arbeit mit Menschen mit Demenz sein sollte. Die Konzentration auf ein wachsendes öffentliches Bewusstsein muss mit einer besseren Unterstützung der in diesem Bereich Tätigen vereinbart werden – unabhängig davon, ob sie nun Teil großer Organisationen sind oder auf sich selbst gestellt direkt für Menschen mit Demenz und ihre Angehörigen arbeiten (Breda et al. 2006).

Die Vielfalt und Bandbreite von Innovation, psychosozialer Praxis und Entwicklung von Hilfsangeboten in Europa wird immer mehr mit Kampagnen verbunden, die darauf abzielen, das öffentliche Bewusstsein für Demenz zu schärfen. In einigen Ländern wie den Niederlanden, Großbritannien und Frankreich, in denen es starke Alzheimer Gesellschaften und Bewegungen von Menschen mit Behinderung gibt, scheint die Macht des Stigmas in der allgemeinen Bevölkerung nachzulassen. Das Schamgefühl in Zusammenhang mit einem demenzkranken Angehörigen lässt in diesen Ländern möglicherweise auch deshalb allmählich nach, weil Angehörigengruppen, aktive Organisationen und die von Demenz betroffenen Menschen selbstbewusster werden (Friedell/Bryden-Boden 2002) und die Öffentlichkeit über das in Kenntnis setzen, was sie brauchen. Jedoch müssen Praktizierende, die in den regulären Einrichtungen für Menschen mit beginnender Demenz arbeiten, auch Führung übernehmen können, wenn die Bestrebungen nach einer schnellen Ausweitung frühzeitiger psychosozialer Interventionen Realität werden sollen. Praxisentwicklungen müssen sowohl in spezialisierten Teams als auch in allgemeinen Strukturen wie in Gemeindezentren, in der Erwachsenenbildung und in der Gesundheits- und Sozialfürsorge stattfinden.

Gut konzipierte frühzeitige psychosoziale Interventionen thematisieren das Stigma von Demenz und nehmen professionell Tätigen die Sorge, Menschen mit dieser Diagnose allein und ohne Unterstützung lassen zu müssen. Dieses Buch liefert Beispiele für derartige Hilfsangebote. Es ist beachtenswert, dass diejenigen, die sie anbieten, weder über mangelndes Interesse noch über fehlenden Bedarf klagen. Die Beispiele in diesem Buch verdeutlichen zum Großteil das, was Menschen mit beginnender Demenz als wichtig erachten (Bryden-Boden 2002).

1.5 Psychosoziale Interventionen bei beginnender Demenz

Wahrscheinlich sind Sie mit vielen der unter dem Begriff «psychosozial» gefassten Interventionen vertraut und sind vielleicht auch Fürsprechern vieler unterschiedlicher Ansätze begegnet. Wir werden die Hilfsangebote, die allgemein als «psychosoziale Interventionen» bezeichnet werden können, im Folgenden kurz beschreiben. Auf diese Weise erhalten Sie einen Überblick über den Inhalt dieses Buches. Es gibt eine Vielfalt unterschiedlicher Angebote. Allen gemeinsam ist jedoch das Ziel, die Risiken zukünftiger Beeinträchtigung durch Demenz zu verringern. Dazu zählen:

- Aufzeigen von Möglichkeiten
- intensive Gesprächsführung
- standardisierte Psychotherapien
- präventive Hilfsangebote zur Verbesserung der Lebensqualität.

1.5.1 Aufzeigen von Möglichkeiten

Dazu zählt beispielsweise, Betroffene und Angehörige auf informative Websites über Demenz und auf den Austausch mit anderen Menschen in der Welt, der über das Internet möglich ist, hinzuweisen. Zudem ist es wichtig, auf die Alzheimer Gesellschaft, die Auskünfte über lokale Hilfsangebote gibt, aufmerksam zu machen und Informationsmaterial auszuhändigen.

1.5.2 Intensive Gesprächsführung

Dies beinhaltet, Betroffenen und Angehörigen die Diagnose mitzuteilen, Angebote therapeutischer Unterstützung aufzuzeigen und allen an der Betreuung und Versorgung Beteiligten eine positive Einstellung gegenüber der Rehabilitation von Menschen mit Demenz zu vermitteln.

1.5.3 Standardisierte Psychotherapien

Zu den standardisierten Psychotherapien zählen:

- kognitive Therapie
- Verhaltenstherapie
- Vermittlung von Techniken zum Umgang mit Angst

- Vermittlung von Entspannungsmethoden
- psychotherapeutische Gruppenarbeit
- persönlicher Lebensrückblick (Life Review).

Sie alle wirken sich erwiesenermaßen positiv auf Menschen mit Demenz und ihre Betreuungspersonen aus (s. Überblick von Moniz-Cook 2008), die häufig unter Angst, Depressionen und Konflikten leiden.

1.5.4 Therapien zur Verbesserung der Lebensqualität

Die meisten der in diesem Buch vorgestellten psychosozialen Interventionen beschäftigen sich nicht mit der Behandlung von bereits bestehenden Problemen, sondern mit der Vorbeugung von Leid, Überlastung, Überforderung und damit in Zusammenhang stehenden zusätzlichen Beeinträchtigungen. Wichtig ist, dem Menschen mit Demenz, seinen Angehörigen und anderen Hilfsnetzwerken eine positive Einstellung gegenüber der Rehabilitation bei Demenz zu vermitteln. Einige der hier beschriebenen psychosozialen Interventionen wurden in randomisierten kontrollierten Studien («Goldstandard») geprüft oder sind Gegenstand derartiger Studien. Die bekanntesten psychosozialen Interventionen, die auch bei beginnender Demenz eingesetzt werden können, sind solche zur Förderung von Kognition (d.h. kognitive Stimulationstherapie, kognitives Training und kognitive Rehabilitation), von psychologischen und sozialen Beziehungen (z.B. die auf Aktivitäten basierende Erinnerungsarbeit) und solche zur Unterstützung von betreuenden Angehörigen oder von betreuenden Angehörigen und dem Menschen mit Demenz. Im Folgenden betrachten wir jede der genannten Interventionen genauer.

Die Effektivität der in Gruppen durchgeführten kognitiven Stimulationstherapie (Realitätsorientierungstraining) wurde in Frankreich schon sehr früh nachgewiesen und bestätigte sich in den nachfolgenden Studien von Spector et al. in Großbritannien (www.cstdementia.com/index.php, Stand 2. August 2008). In diesen Studien zeigte sich eine positive Wirkung auf die Kognition (vergleichbar mit veröffentlichten pharmakologischen Studien über die Wirkung von Acetylcholinesterasehemmern) und auf die Lebensqualität (s. Moniz-Cook 2006). Untersuchungen zur kognitiven Stimulationstherapie mit einzelnen Betroffenen in ihrer häuslichen Umgebung werden erst noch durchgeführt, obwohl sich Onder et al. (2005) in Italien an einem standardisierten Leitfaden orientierten und Sitzungen beschrieben, die über einen Zeitraum von 25 Wochen dreimal wöchentlich für jeweils dreißig Minuten stattfanden (als Realitätsorientierung beschrieben). Im Zusammenhang mit «leichter kognitiver Beeinträchtigung» (Mild Cognitive Impairment, MCI) und dem Bestreben, zum Schutz vor einem Fortschreiten von Demenz Hilfe anzubieten (Tuokko/Hultsch 2006), wurde die Anwendung der kognitiven Stimulationstherapie bei Menschen mit MCI im Broca Krankenhaus in Frankreich (Kap. 5) mit internationalem Interesse verfolgt.

Die Vorstellung von Kognition als einem Muskel, der trainiert werden muss (d. h. kognitives Training), erfreut sich in dem Versuch, das Risiko von Demenz zu minimieren, großer Beliebtheit und spiegelt sich in einer Reihe von Marketing Kampagnen im Internet wider (Butcher 2008). Die Wirksamkeit von kognitivem Training bei beginnender Demenz ist kaum belegt, doch kann die Methode, wird sie auf den Einzelnen abgestimmt, Vorteile mit sich bringen (Kap. 6).

Die kognitive Rehabilitation basiert darauf, Ziele für den Einzelnen aufzustellen, die für diesen Menschen wichtig sind (Kap. 3 und 4) und ihm helfen, neue Möglichkeiten zu finden, die täglichen, durch die Gedächtnisstörungen bedingten Schwierigkeiten zu bewältigen (Clare 2008). Im Cochrane Review [systematische Übersichten, die wissenschaftlich begründete Aussagen über die Wirksamkeit medizinischer Therapien ermöglichen; Anm. d. Übers.] wird die kognitive Stimulationstherapie positiv bewertet, während die Wirkung von kognitivem Training und kognitiver Rehabilitation eher fragwürdig bleibt.

In vielen Bereichen der Betreuung von Menschen mit Demenz wird die Aktivierung der Erinnerung an das eigene Leben gefördert (Erinnerungsarbeit, Schweitzer 1998; Kap. 11), die bei beginnender und mittelgradiger Demenz oft gut erhalten ist. Die Arbeit, bei der Erinnerungen an das eigene Leben verstärkt werden, kann – ähnlich wie kognitive Stimulationstherapie, kognitives Training und kognitive Rehabilitation – unter dem Konzept einer an der Kognition orientierten Behandlung gefasst werden. In diesem Buch jedoch haben wir die Erinnerungsarbeit als eine Therapie aufgeführt, die psychische und soziale Unterstützung bietet (Kap. 11), weil:

- sie sich auf Erlebnisse konzentriert, die angenehme Gefühle erzeugen (Walker et al. 2003);
- sie hauptsächlich auf einem angenehmen Austausch mit anderen beruht (Bassett/Graham 2007);
- sich die zu erwartenden Ergebnisse eher auf die soziale Interaktion und die Lebensqualität auswirken als auf die Kognition (im Gegensatz zur kognitiven Stimulationstherapie).

Obwohl die Wirkung von Erinnerungsarbeit im Cochrane Review von 2005 empirisch nicht eindeutig nachweisbar war, wird derzeit in Großbritannien von Woods et al. in acht Zentren eine cluster-randomisierte Studie mit Paaren durchgeführt, die an einer gruppenbasierten Erinnerungsarbeit teilnehmen (s. auch Kap. 11) (www.controlled-trials.com/ISRCTN42430123, Stand 2. August 2008).

Das im Rahmen einer Studie von Mittelman et al. (2003) in den USA entwickelte Beratungsprogramm für Familien bleibt die am längsten durchgeführte Untersuchung zu psychosozialen Interventionen bei Demenz – mit beeindruckenden Ergebnissen (Mittelman et al. 2006). Derzeit wird diese Studie auf die Niederlande ausgeweitet (Joling et al. 2008). Andere, ähnliche Programme für die Zweierkonstellation Mensch mit Demenz und Angehörige machen ebenfalls deutlich, dass die Belastung von betreuenden Angehörigen durch frühzeitige psychosoziale Interventionen und andauernde Unterstützung verringert werden kann (Kap. 3;

s. Seattle Protocols von Teri et al. 2005; Moniz-Cook et al. 2008a). Ebenfalls beendet wurde die in Großbritannien durchgeführte randomisierte Studie BECCA (Kap. 16) über ein Projekt mit ehrenamtlich tätigen Hilfeleistern für betreuende Angehörige. Insgesamt betrachtet spiegeln individuell zugeschnittene, auf der häuslichen Versorgung basierende Programme, die sowohl den Menschen mit Demenz als auch Angehörige einbeziehen (Kap. 3), den Zeitgeist wider, d.h. die modernste Form der Praxis innerhalb der Betreuung und Versorgung von Menschen mit Demenz (Vernooij-Dassen/Moniz-Cook 2005). Ein aktuelles Beispiel dafür ist die in den Niederlanden innerhalb einer randomisierten Studie in der häuslichen Umgebung von Menschen mit Demenz durchgeführte Ergotherapie, die positive Ergebnisse im Hinblick auf Selbstversorgungsaktivitäten, Fähigkeiten, Stimmung und Lebensqualität des Betroffenen sowie ein verbessertes Kompetenzempfinden der primär betreuenden Angehörigen zeigte (Graff et al. 2006, 2007).

All diese Ansätze haben vieles gemeinsam: Sie zeigen ein umfangreiches Spektrum von psychosozialen Interventionen, deren Kompetenzbasis in vielen Teilen Europas schon gut entwickelt ist. Organisationen wie Alzheimer Europe und INTERDEM (Kontaktadressen am Ende des Kapitels) bieten Gelegenheiten für Menschen mit Demenz, für Pflegende, Praktizierende, Trainer, Wissenschaftler und Politiker, Kompetenzen auszutauschen und Verständnis füreinander zu entwickeln. Eine über lange Zeit entstandene und gut fundierte Psychologie sowie die Geschichte einer auf Gemeinschaft basierenden Gesellschaft sind Merkmale der europäischen Gesundheits- und Sozialfürsorgepraxis, die manchmal übersehen werden. Sie stellen das Arbeitskräftepotenzial, das sich auf die großen Veränderungen im gesundheitlichen und sozialen Versorgungsangebot für Menschen mit Demenz eingestellt und häufig Veränderungen angeregt hat – in besonderem Maße die zunehmende Abwendung von der institutionellen Versorgung hin zu gemeindebasierten oder häuslichen Angeboten.

In einer Zeit, in der die finanziellen Aspekte immer mehr im Vordergrund stehen – wie im Fall der medikamentösen Behandlung von Demenz – ist es möglich, dass die nächste Generation der Menschen, die Praxiskonzepte entwickelt, vielleicht deutlicher die Grundlage für psychosoziale Interventionen herausstellen muss, da der Wettbewerb um Ressourcen innerhalb des Bereichs «Betreuung von Menschen mit Demenz» in Europa zunehmen wird. Bisher ist die Effektivität frühzeitiger Interventionsangebote wissenschaftlich nur wenig belegt, doch werden immer mehr Untersuchungen dazu durchgeführt. Die nachgewiesene Wirksamkeit derartiger Hilfsprogramme wird in Zukunft wahrscheinlich immer wichtiger werden, da die zur Verfügung stehenden Mittel immer mehr hinter der Nachfrage zurückbleiben und immer mehr Menschen mit Demenz oder ihre Vertreter in Teilen Europas beginnen, auf eigene Faust Hilfsangebote zu organisieren. Eine der Herausforderungen der Zukunft wird sein, die Kosten und Vorteile von psychosozialen Interventionen offenzulegen, um Verantwortlichen die Möglichkeit zu geben, eine informierte Entscheidung darüber zu fällen, welche Interventionen finanzierbar sind, da für derartige Projekte oft wenig Gelder zur Verfügung stehen (Macijauskiene 2007). Zurzeit werden immer mehr Studien zu den Kosten-

und Nutzeneffekten (Cost Consequence Analysis) einiger psychosozialer Interventionen wie der gruppenbasierten kognitiven Stimulationstherapie in Großbritannien (Knapp et al. 2006) und der in häuslicher Umgebung stattfindenden Ergotherapie in den Niederlanden durchgeführt (Graff et al. 2008). In den entwickelten Ländern müssen Betreuungsangebote immer häufiger bezahlt werden («Cash for Care», s. Breda et al. 2006) und Praktizierende, die psychosoziale Interventionen anbieten, benötigen genauere Schätzungen zum Personalbedarf und zur idealen Teilnehmerzahl für Gruppen oder Aktivitäten, sodass Organisationen, Menschen mit Demenz und ihre Vertreter die verschiedenen Hilfsangebote miteinander vergleichen können.

1.6 Individuell gestaltete psychosoziale Interventionen

In diesem Buch werden die Möglichkeiten und Grenzen der verschiedenen psychosozialen Interventionen beschrieben, die inner- und außerhalb Europas entwickelt worden sind. Besonders herauszustellen ist, dass die hier vorgestellten Hilfsangebote in die evaluative Herangehensweise an die Betreuung von Menschen mit Demenz und in das Bemühen darum, den Betroffenen und ihren Betreuungspersonen Gehör zu schenken, eingebettet sind (s. auch Innes/McCabe 2007). In jedem Kapitel wird die konzeptionelle Basis für die jeweilige Intervention beschrieben, eine Zusammenfassung der Ergebnisse gegeben und werden Fallbeispiele zur praktischen Umsetzung vorgestellt. Viele der Interventionen sind aus randomisierten Studien oder aus Teilen dieser entstanden, sodass die zur Evaluation der Ergebnisse durchgeführten Messungen auch von Praktizierenden angewendet werden können, um den Erfolg der jeweiligen Maßnahme in der Praxis zu beurteilen (Moniz-Cook et al. 2008b). Die Kapitel konzentrieren sich zudem schwerpunktmäßig auf die frühzeitige aktive Unterstützung von älteren Menschen, um weitere Beeinträchtigungen infolge kognitiver Verluste zu verhindern. Deshalb eignen sich viele der beschriebenen Maßnahmen auch für Menschen, bei denen sich zwar noch keine Demenz entwickelt hat, die aber über einige Jahre hinweg beobachtet werden sollten (Woods et al. 2003), oder für Menschen mit einer leichten kognitiven Beeinträchtigung, da in zunehmendem Maße sowohl medikamentöse als auch psychosoziale Interventionen als mögliche Mittel zur Verzögerung des Beginns einer Demenz betrachtet werden (Tuokko/Hultsch 2006).

In diesem Buch werden drei große Kategorien frühzeitiger psychosozialer Interventionen beschrieben, die sich für die Anwendung in der Praxis eignen: Unterstützung in der Zeit der Diagnosestellung (Kap. 2 f.); Interventionen zur Verbesserung von Kognition und Gedächtnis (Kap. 4 bis 8) und Interventionen zur Verbesserung der psychischen und sozialen Einstellung auf ein Leben mit Demenz (Kap. 9 bis 13). Die aufgeführten Hilfsangebote sind für Betroffene, ihre Betreuungspersonen oder für beide. Es ist jedoch nicht einfach zu entscheiden, welche Interventionsart für die jeweilige familiäre Situation geeignet ist. So kommt eine relativ aktuelle systematische Übersicht über kombinierte Interventionsprogramme für zu Hause lebende Menschen mit Demenz und ihre Angehörigen (Smits et al. 2007) zu dem Schluss: «Professionell Tätige müssen ihre Programmziele und Zielgruppen definieren, bevor sie Menschen beraten» (S. 1181).

1.6.1 Praktische Fragen

Bei der Wahl psychosozialer Interventionen zur Unterstützung von Menschen mit beginnender Demenz und/oder ihren Betreuungspersonen sind einige Punkte zu berücksichtigen. Zunächst sollten die persönlichen Umstände und Wünsche erkundet werden. Hilfreich ist hier der Leitfaden von Moniz-Cook (2008) zur Beurteilung von psychosozialen und rehabilitativen Interventionen bei Verdacht auf oder beginnender Demenz. Vor der Entscheidung, welche Maßnahmen sich für die jeweiligen Umstände eignen, ist in der Regel eine fokussierte Beurteilung des persönlichen Profils, der Biografie, Interessen, Motivationen und Beziehungen des Betroffenen selbst, seiner engen Familienangehörigen oder anderen Betreuungspersonen erforderlich. Immer häufiger erfolgt eine solche Beurteilung gemeinsam mit denjenigen, an die sich die Hilfsangebote richten oder dadurch, dass diese sich selbst einschätzen. Die erhaltenen Informationen sollten Praktizierende befähigen, gemeinsam mit dem anderen Ziele zu erarbeiten, die dieser erreichen möchte, und die Hilfsmaßnahmen zu planen. In **Kasten 1-1** werden einige der persönlichen Ziele vorgestellt, die Menschen mit beginnender Demenz in Memory Clinics und sozialen Einrichtungen formuliert haben (Fallstudien).

Kasten 1-1: Formulierungen von persönlichen Zielen

> «Ich möchte mit meiner Frau eine Kreuzfahrt machen.» (William)
> «Ich möchte den Garten in Ordnung bringen – für die Zeit, wenn ich dazu nicht mehr in der Lage sein werde.» (Maurice)
> «Ich möchte den anderen keine Probleme machen…vor allem nicht meiner Familie.» (Lily)
> «Ich möchte immer gepflegt sein und nicht riechen…das wäre sehr schlimm.» (Kathleen)
> «Ich hoffe, dass ich ein System ausarbeiten kann – können Sie mir dabei helfen – damit sich meine Frau nicht mehr darüber aufregt, dass ich immer etwas verliere. Wenn sie sich aufregt, rege ich mich auf und wo endet das?» (Patrick)
> «Wenn ich weiter meinen Haushalt versorgen und backen könnte…für meine Tochter, die Enkelin und für Freunde und wenn ich weiterhin meine Tochter lieben kann – sie denkt, dass ich zu viel mache…für andere backen…nur für eine Weile wenigstens…das ist das, was ich mir am meisten wünsche.» (Emily)

Im Anschluss an die Formulierung der Ziele müssen die Hilfsangebote geplant und organisiert werden. Die Auswahl erfolgt auf der Basis der im Folgenden aufgeführten Optionen:

■ individuelle Angebote: Die Einzelbetreuung findet häufig bei Besuchen in der häuslichen Umgebung oder in ambulanten Kliniken statt (Kap. 3, 4, 6, 8, 10, 11 und 15).

■ Gruppenangebote: Familienworkshops nach der Diagnosestellung (Kap. 3); Kapitel 5, 7, 9; Gruppenprogramm für Paare: «Die Vergangenheit aufleben lassen – der Gegenwart Impulse geben» (Kap. 11); Kapitel 12 ff.; s. auch Zarit 2004: «Memory club: a group intervention for people with early stage dementia and their care partners.» (Gruppenintervention Memory Club für Menschen mit beginnender Demenz und ihre Betreuungspersonen).

■ Einbindung des betreuenden Angehörigen in die Arbeit mit dem Menschen mit Demenz (Kap. 3, 4, 8, 11, 14, 15; Zarit et al. 2004); Angebote für den Menschen mit Demenz oder für die Betreuungsperson, wobei der jeweils andere dabei nicht anwesend ist (Angebote für den Menschen mit Demenz s. Kap. 3, bis 12; Angebote für die Betreuungsperson s. Kap. 13 und 16); getrennte, parallel stattfindende Gruppenangebote für den Menschen mit Demenz und die Betreuungsperson wie die Hilfsprogramme der Meeting Centres (Kap. 14) und der Memory Club (Zarit et al. 2004). Hier besteht die Möglichkeit, sich gemeinsam oder getrennt zu treffen.

1.6.2 Psychosoziale Interventionen in Gruppen

Die Effektivität von Gruppeninterventionen ist empirisch bisher kaum nachgewiesen. Die einzigen Ausnahmen dazu bilden die kognitive Stimulationstherapie und, noch aktueller, die Erinnerungsarbeit. Jedoch bestehen Chancen, dass sich dies in Zukunft ändert (Kap. 9; für eine Übersicht s. Scott und Clare 2003). Die Entscheidung, psychosoziale Gruppeninterventionsprogramme für Menschen mit Demenz (Kap. 9) oder für betreuende Angehörige (Kap. 13) zu konzipieren, bleibt eine Herausforderung für Praktizierende und für diejenigen, die dafür Mittel zur Verfügung stellen. Bei der Entscheidung, welche Art der psychosozialen Gruppenintervention entwickelt wird, ist zu berücksichtigen, ob:

■ das Gruppenangebot nicht unbeabsichtigterweise die natürlich bestehende Beziehung zwischen dem von Demenz Betroffenen und seiner Betreuungsperson (wobei sich letztere möglicherweise gar nicht als «Betreuungsperson» wahrnimmt) untergräbt, denn diese war der Eckpfeiler vieler erfolgreich durchgeführter psychosozialer Interventionsprogramme (s. Kap. 3 und Seattle Protocols von Teri et al. 2005);

■ die Auswahl der Teilnehmer nach Geschlecht oder kulturellem Hindergrund erfolgen soll (s. Kap. 12; Lees 2006; Rainsford/Waring 2005);

■ sich die Gruppenangebote an jüngere oder ältere Menschen mit Demenz richten oder weiter gefasst werden sollten (Burgess 2005; Randeria/Bond 2006);

■ Betroffene und Betreuungspersonen gemeinsam an den Gruppen oder ob sie an parallel, aber getrennt stattfindenden Gruppen teilnehmen sollen (Rainsford/Waring 2005; Scott et al. 2002);

■ die Unterstützung zeitlich begrenzt (Kap. 12) oder langfristig sein soll (Randeria/Bond 2006); zeitlich begrenzte Gruppen sind möglicherweise deshalb, weil sich neue soziale Beziehungen entwickeln, schwierig zu beenden (Bender 2006);

■ die Gruppentreffen in einer Klinikumgebung (Bender 2006; Rainsford/Waring 2005; Randeria/Bond 2006) oder auf gemeinnütziger Basis stattfinden sollten (Burgess 2005; Pratt et al. 2005).

Für welche Form der Gruppenintervention Sie sich entscheiden, hängt davon ab, welche Funktion diese erfüllen soll und welche Ressourcen zur Verfügung stehen. Dies sollte mit dem von Demenz betroffenen Menschen und/oder seiner Betreuungsperson besprochen werden.

1.7 Aus einer Fülle von Angeboten das Richtige wählen

Gegenwärtig bietet die Forschung zum Thema «Betreuung bei Demenz» Praktizierenden wenig Hilfe bei der Auswahl der richtigen psychosozialen Interventionen. Außerdem ist nicht bekannt, ob zur Erhaltung einer guten Lebensqualität (durch Verringerung von Leid und daraus resultierender Entlastung des Betroffenen und seiner Familie) letztendlich gruppenbasierte oder individuelle, in der häuslichen Umgebung stattfindende, Hilfsangebote effektiver sind. Im letzten Abschnitt dieses Kapitels beschreiben wir anhand eines Stufenmodells psychosoziale Interventionen, deren Wirksamkeit bereits wissenschaftlich belegt ist oder in Studien gerade geprüft wird und stellen Ihnen die Kriterien vor, nach denen Sie Hilfsangebote bei beginnender Demenz auswählen können.

Für detailliertere Hintergrundinformationen zur Beurteilung psychosozialer Interventionen bei beginnender Demenz verweisen wir auf Esme Moniz-Cook (2008), die sich auf das Wissen älterer Menschen und ihrer Familien sowie auf deren Erfahrungen bei der Feststellung der Diagnose stützt und die individuellen, manchmal deutlichen psychischen Stärken und Bedürfnisse beider Seiten berücksichtigt. Werden Betroffene und Angehörige beispielsweise zu früh mit einer psychosozialen Maßnahme konfrontiert, kann dies den Unterstützungsbedarf noch erhöhen. In einem anderen Beispiel verstärkten sich die Ängste von Betreuungspersonen während einer individuell konzipierten Hilfsmaßnahme, die über drei Monate hinweg in häuslicher Umgebung stattfand. Wurde diese jedoch mit angenehmen Aktivitäten verbunden, ließen Stress und Überforderung langfristig nach (Kap. 3).

Bevor wir unser Stufenmodell zur Auswahl von psychosozialen Interventionen bei beginnender Demenz vorstellen, kehren wir zu unserer früheren Diskussion über die Rolle von Einstellungen (manchmal noch untermauert von Stigmatisierung) bei der Konzipierung und Durchführung von Hilfsangeboten zurück. Um negativen Einstellungen entgegenzuwirken regen wir an, dass wir uns in unserer Haltung zu psychosozialen Interventionen von sozialen Modellen von Behinderung leiten lassen, wobei das Krankheitsmodell auf die Beschreibung spezifischer neurologischer Störungen beschränkt bleibt (Kap. 3). Eine solche Perspektive erlaubt dem Praktizierenden einzugreifen, um Gesundheit und Wohlbefinden zu fördern und somit zusätzliche Beeinträchtigungen durch Leid und eine schlechte

Gemütsverfassung bei älteren Menschen mit Verdacht auf Demenz und ihren Angehörigen zu mindern. Um dies durch individuell auf Bedarf und Kontext zugeschnittene Interventionen für Menschen mit Demenz im Frühstadium zu erreichen, empfehlen wir das folgende Stufenmodell:

- *Schritt-1-Interventionen* umfassen die Zeit der Diagnosestellung. Diese sollte als eine Gelegenheit betrachtet werden, um Stigmatisierung zu thematisieren und um Techniken zur Förderung von Gesundheit und Wohlbefinden bei beginnender Demenz anzubieten (Kap. 2 und 3). Programme dazu, wie die Diagnose «Demenz» offengelegt werden kann, sind in der Entwicklung (Derksen et al. 2006), ebenso wie Methoden zum Umgang mit Ängsten durch die Konzentration auf Stärken und Kompetenzen (Kap. 3).
- Ein genereller Grundsatz ist: Förderung von kognitiver Rehabilitation oder kognitivem Training in häuslicher Umgebung (Kap. 3, 4, 6); Angebot von Techniken zur Verbesserung des Gefühls von Kontrolle über die Gedächtnisfunktion (Kap. 8); Intensivierung der regulären familiären und sozialen Hilfsnetzwerke und der damit verbundenen Aktivitäten (Kap. 3 und 16); Einbindung des Menschen mit Demenz und seiner Betreuungsperson, wenn dies möglich ist; Erinnerungsarbeit (Kap. 11) zur Stärkung familiärer Bindungen.
- *Schritt-2-Interventionen* umfassen Gruppenprogramme, deren Effektivität wissenschaftlich nachgewiesen ist. Diese haben einen eher prophylaktischen Charakter, da sie sich an diejenigen richten, die noch nicht so stark belastet sind. Sie eignen sich am besten für Menschen mit beginnender Demenz und ihre Angehörigen, die wenig geistige Anregung und wenig Gelegenheit zu sozialen Aktivitäten oder zur Pflege von Freundschaften in ihrer Umgebung haben. Dazu zählen die kognitive Stimulationstherapie (Kap. 5 ff.) und die Erinnerungsarbeit (Kap. 11).
- *Schritt-3-Interventionen* können unter dem Begriff der «sozialen Inklusion» gefasst werden. Hier liegt der Schwerpunkt auf sozialem Engagement und Unterstützung durch ehrenamtlich Tätige in den Gemeinden. Diese Art der psychosozialen Intervention – wie das Alzheimer Café (Campus 2005; Miesen/ Blom 2001) – ist häufig zeitlich nicht begrenzt und bietet Betroffenen die Gelegenheit zum Austausch von Erfahrungen, um die soziale Identität zu stärken. Wir weisen darauf hin, dass einige der Schwierigkeiten in der zeitlichen Begrenzung von Gruppenprogrammen liegen (Schritt 2 Interventionen eingeschlossen). Diese können durch regelmäßig (evtl. monatlich) stattfindende Treffen in einem Alzheimer Café überwunden werden. Dort haben Menschen mit Demenz und ihre Angehörigen die Möglichkeit, ihre sozialen Kontakte zu pflegen und sich weiterhin gegenseitig zu unterstützen. Manchmal scheinen Alzheimer Cafés das einzige Hilfsangebot zu sein, das Menschen mit Demenz im Frühstadium nach der Diagnosestellung alternativ zur Behandlung mit Antidementiva zur Verfügung steht (Thompson 2006, S. 295). Wenn soziale Beziehungen infolge der Auswirkungen von Demenz nicht mehr stattfinden – wie dies häufig bei jüngeren Menschen mit Demenz der Fall ist – oder wenn Menschen aus

einem anderen Grund sozial isoliert sind und Schritt 1 Interventionen nicht möglich sind, können alternative Hilfsangebote wie der *Talking About Memory Coffee Club* (Pratt et al. 2005) oder die internetbasierte soziale Unterstützung erwogen werden.

■ *Schritt-4-Interventionen* umfassen Einzel- und Gruppentherapien für Menschen mit Demenz, die stark unter ihrer Diagnose leiden. Sie benötigen Unterstützung, um sich an das Wissen um ihre Krankheit zu gewöhnen oder um ihr Gefühl von Identität wiederzuerlangen (Kap. 9 f.; s. Moniz-Cook 2008 für Beispiele von psychologischen Behandlungen zur Bewältigung von Leid durch beginnende Demenz). Zu dieser Kategorie von Interventionen zählen auch:
  – Gruppenangebote zur Verbesserung der Kompetenz, zur sozialen Unterstützung oder Förderung der Lebensfreude für Menschen mit Demenz oder Betreuungspersonen (Kap. 11 ff.);
  – individuelle Angebote durch ehrenamtliche Helfer. Diese bieten soziale Unterstützung für den Menschen mit Demenz oder die Betreuungsperson (Kap. 16; Nicholson 2005);
  – persönliche Beratung, Behandlung und unterstützende Maßnahmen für die Betreuungsperson, wobei fortgesetzte Hilfsprogramme (Teil IV) wichtig sind, um die positiven Ergebnisse dauerhaft aufrechtzuerhalten.

Tabelle 1-2: Leitlinien für die Auswahl psychosozialer Interventionen

Buchab-schnitt	Ziel	Aufgabe von Psychosozialen Interventionen	Leitlinien
Unterstüt-zung zur Zeit der Diagnose-stellung	Stigma neutra-lisieren	Trennung von «Gehirn und Geist»	Informieren Sie dementiell erkrankte Menschen und ihre Betreuungspersonen mündlich und schriftlich über noch erhaltene kognitive Bereiche, über Auswirkungen defizitärer Bereiche auf das tägliche Leben und über Möglichkeiten, um subtilen Veränderungen in der Funktionsfähigkeit entgegenzuwirken (Kap. 3).
		Thematisierung negativer Sichtweisen bezüglich rehabilitativer Maßnahmen bei Demenz	Thematisieren Sie Fragen, Unsicherheiten und Bedenken von Angehörigen und/oder Mitarbeitern im Gesundheits- und Sozialsektor bezüglich der Art und Weise, wie die Diagnose «Demenz»mitgeteilt werden kann. Der Schwerpunkt der Gespräche liegt auf dem Verständnis der Bedeutung von Demenz für Betroffene, Angehörige oder andere Hilfspersonen. Geben Sie Informationen über Möglichkeiten zur Überwindung von Ängsten und negativen Sichtweisen bezüglich Erhaltung von Wohlbefinden und Lebensqualität (Kap. 2; s. auch Moniz-Cook 2008). Erwägen Sie Möglichkeiten von psychosozialer Intervention (Kap. 2).

Buchab-schnitt	Ziel	Aufgabe von Psychosozialen Interventionen	Leitlinien
			Nutzen Sie Gespräche zur Erörterung der in Teil 2 bis 4 aufgeführten Hilfsangebote zur Verringerung von Ängsten, Depressionen, Einschränkungen und Leid für Betroffene und betreuende Angehörige. Versuchen Sie, behutsam zu ermitteln, ob die Teilnahme an einer «Gruppe» als sinnvolle Aktivität angesehen wird und ob eine Gruppenaktivität wie die kognitive Stimulation (Kap. 7) oder eine Therapie (Kap. 9, 10, 12, 13), die außerhalb der häuslichen Umgebung stattfinden, geeignete Methoden sind. Voraussetzung dafür ist, dass diese beide Seiten – Betroffene wie Betreuende – nicht zu sehr belasten.
Unterstützung von Kognition und Gedächtnis	Interventionen zur Vorbeugung von weiteren Einschränkungen individuell gestalten	Verbesserung der Kontrolle und Verringerung der Sorgen des Menschen mit Demenz	Wenn Sie beobachten, dass der Betroffene ein starkes Bedürfnis hat, seine kognitiven Fähigkeiten zu erhalten und davon überzeugt ist, das Training kognitiver Fähigkeiten stärke die Gedächtnisfunktion («Use it or lose it»), sollten Sie Strategien zum Erhalt der Kognition (Kap. 3), kognitive Rehabilitation, kognitives Training (Kap. 4, 6) oder, falls möglich, technische Hilfsmittel (Kap. 8) in Erwägung ziehen, um sinnvolle persönliche Ziele bezüglich Rehabilitation oder kognitiver Stimulation in häuslicher Umgebung zu erreichen (Onder et al. 2005).
			Wenn der Betroffene selbstbewusst ist und schon früher an Maßnahmen der Erwachsenenbildung und an Gruppenaktivitäten teilgenommen hat, ist er wahrscheinlich für die Teilnahme an einer Gruppe zu gewinnen. Dann können Sie eine strukturierte, zeitlich begrenzte kognitive Stimulation in der Gruppe in Erwägung ziehen (Kap. 5, 7).
			Besprechen Sie mit dem Betroffenen und der Betreuungsperson, ob Kreuzworträtsel oder andere geistige Aktivitäten geeignete Methoden zum Gedächtnistraining sind und Vergnügen bereiten.
psychologische, emotionale und soziale Unterstützung		Einbindung der Betreuungsperson	Im Allgemeinen wird die Einbindung der Betreuungsperson in psychosoziale Interventionen für den Betroffenen positiv aufgenommen (Kap. 3, 4; s. Onder et al. 2005). Wenn Angehörige mit den subtilen Veränderungen des anderen allerdings nicht umgehen können, vermeiden Sie ihre Einbindung in frühzeitige kognitionsorientierte Programme. Hier ist die Erinnerungsarbeit in häuslicher Umgebung oder in Gruppen vielleicht eher geeignet (Kap. 11).
		Unterstützung des Betroffenen und/oder der Betreuungsperson	Beraten und unterstützen Sie die Betreuungsperson (Kap. 13, 16). Geeignet ist eventuell auch das in den Niederlanden entwickelte Hilfsprogramm der Meeting Centres (Kap. 14). Hier können Betroffene beispielsweise an einer kognitiven Stimulation in der Gruppe teilnehmen. Eine weitere Möglichkeit ist die persönliche Unterstützung des Betroffenen außerhalb der Familie (Kap. 5, 7, 12) in der Zeit, in der die Betreuungsperson an einer Gruppe teilnimmt (Kap. 13).

Buchab-schnitt	Ziel	Aufgabe von Psycho-sozialen Interventionen	Leitlinien
	mit Belastung umgehen	psychosoziale Unterstützung zur Linderung von Leid	Leidet der Betroffene, weil er Angst hat, den «Verstand zu verlie-ren», ist möglicherweise eine individuelle Therapieform (Kap. 10), eine Gruppentherapie (Kap. 9) oder eine unterstützte Ver-haltensaktivierung zur Vorbeugung von Depressionen (Kap. 3) geeignet.
			Sind die Ängste nicht so stark ausgeprägt, sondern eher subtil, besteht die Gefahr eines sozialen Rückzugs. Dies äußert sich darin, dass der Betroffene nicht mehr am sozialen Leben teil-nimmt. Hier kann die individuelle Unterstützung hilfreich sein, um Betroffene durch kognitive Rehabilitation (Kap. 4), Verhal-tensaktivierung (Kap. 3) oder durch neue Gruppenangebote zur Resozialisation (Kap. 12) wieder für angenehme Aktivitäten zu gewinnen.
			Bei jüngeren Menschen mit Demenz ist die Erinnerungsarbeit als frühzeitige psychosoziale Intervention oft ungeeignet. Hier ist eher die Psychotherapie (Kap. 9, 10), die Unterstützung in der Gruppe (Kap. 12) oder die individuelle Beratung zu empfehlen (s. Moniz-Cook 2008).
		Erhalt starker familiärer Beziehungen	Erwägen Sie die von der Familie unterstützte Erinnerungsarbeit. Sie ist häufig eine gute Möglichkeit, die Identität des Betroffe-nen zu erhalten und ihn sowie Angehörige zu einer angenehmen Tätigkeit zu animieren (Kap. 11).
Entwicklung von evidenz-basierten psycho-sozialen Hilfsange-boten	Ergebnisse frühzeitiger psychosozi-aler Inter-ventionen erhalten	Vermeidung von Überlastung und Erhalt einer langfristig guten Lebensqualität	In den meisten Fällen sollten Sie eine Art der Unterstützung in Erwägung ziehen, die sich an beide Seiten – Betroffene und Betreuende (Kap. 14, 15) – oder an die Betreuungsperson allein (Kap. 13,16) wendet.
			Bei stark ausgeprägten Ängsten vor Demenz oder Hinweisen auf eine «beschützende Betreuung» (Gillies 1995) eignen sich Arbeitsgruppen für Paare oder für die Familie (Kap. 3) und Erin-nerungsarbeit (Kap. 11).

Damit Praktizierende in der Lage sind, eine informierte Entscheidung darüber zu treffen, welche Interventionen für Menschen mit beginnender Demenz und ihre Familien geeignet sind und die persönlichen, oft unterschiedlichen Bedürfnisse berücksichtigen können, bietet Tabelle 1-2 eine Zusammenfassung der Leitlinien zur Auswahl psychosozialer Interventionen.

1.8 **Fazit**

Die vier Teile dieses Buches bilden eine Einheit, denn sie beinhalten die Forderung, psychosoziale Interventionen individuell nach Zielen, Bedürfnissen und Kontext zu konzipieren. Sicherlich erkennen die Autoren dieses Buches die Bedeutung von Behinderungsmodellen und Organisationssystemen an, doch beschäftigen sie sich immer wieder mit den Gefühlen, Sorgen und Anliegen der Betroffenen und ihrer Familien – vielleicht auch deshalb, weil die meisten von ihnen wissenschaftlich Praktizierende sind, die oft mit den Menschen mit Demenz und ihren Betreuungspersonen in Kontakt stehen. Organisatorische Zusammenhänge bleiben allerdings weiterhin wichtig, was auch der multidisziplinäre Hintergrund der an den Kapiteln Mitwirkenden deutlich macht, die – wie in Teil IV ersichtlich – häufig bereichs- und länderübergreifend arbeiten. Schließlich birgt dieses Thema die Möglichkeit, die Qualität unserer Antworten auf Demenz über die Ländergrenzen hinweg zu verbessern.

Praktizierende und Wissenschaftler haben die Herausforderung angenommen, ihre Hilfsangebote und Aktivitäten Lesern nahezubringen, die vielleicht mit den besonderen nationalen Zusammenhängen nicht vertraut sind. Wir können von anderen lernen und ihre Ergebnisse auf andere Länder Europas und darüber hinaus übertragen, wie das Beispiel der von Mary Mittelman aus New York beschriebenen psychosozialen Interventionen zeigt, das nun in den Niederlanden getestet wird.

Dieses Buch ist das Ergebnis von Kommunikation zwischen Menschen unterschiedlichster Berufsgruppen, die in ihrem Bemühen, Betroffene mit beginnender Demenz und ihre Angehörigen zu unterstützen, entdeckt haben, dass es zwischen den Ländern mehr Gemeinsames als Trennendes gibt. Aus diesen Gesprächen entstand auch das kreative, multiprofessionelle Netzwerk europäischer Forschungspraxis INTERDEM, das sich weiterhin der psychologischen Erforschung von Hilfsmaßnahmen für Menschen mit Demenz widmet. Wir wünschen uns, dass der Inhalt des vorliegenden Buches diese Gespräche belebt und denen Anregungen bieten kann, die dem Hilferuf von Praktizierenden und Menschen mit beginnender Demenz in Europa eine Stimme geben, oder, wie in Frankreich formuliert: «Wir benötigen Hilfsangebote, die sich aus vielen verschiedenen Elementen zusammensetzen, um den Prozess von Behinderung zu verlangsamen» (der Neurologe Jacques Touchon 2007 in einem Gespräch mit Dorenlot, S. 11).

Literaturhinweise

Bamford, C., Lamont, S., Eccles, M., Robinson, L., May, C. and Bond, J. (2004) Disclosing a diagnosis of dementia: a systematic review. International Journal of Geriatric Psychiatry 19, 151–169.

Bassett, R. and Graham, J. E. (2007) Memorabilities: enduring relationships, memories and abilities in dementia. Ageing and Society 27, 533–554.

Beavis, D. (2007) The Alzheimer's Medication Service: Developing an Early Intervention Service in a Rural Community. In J. Keady, C. Clarke and S. Page (eds) Partnerships in Community

Mental Health Nursing and Dementia Care: Practice Perspectives. Maidenhead: Open University Press.

Benbow, S. and Reynolds, D. (2000) Challenging the stigma of Alzheimer's disease. Hospital Medicine 61, 174–177.

Bender, M. (2006) The Wadebridge Memory Bank Group and beyond. PSIGE – Psychology Specialists Promoting Psychological Wellbeing in Late Life – Newsletter 95, 28–33.

Bird, M. (2000) Psychosocial Rehabilitation for Problems arising from Cognitive Deficits in Dementia. In R. D. Hill, L. Backman and A. S. Neely (eds) Cognitive Rehabilitation in Old Age. Oxford: Oxford University Press.

Breda, J., Schoenmaekers, D., Van Landeghem, C, Claessens, D. and Geerts, J. (2006) When Informal Care becomes a Paid Job: The Case of Personal Assistance Budgets in Flanders. In C. Glendinning and P. Kemp (eds) Cash and Care: Policy Challenges in the Welfare State. Bristol: The Policy Press.

Brodaty, H., Green, A. and Koschera, A. (2003) Meta-analysis of psychosocial interventions for caregivers of people with dementia. Journal of the American Geriatrics Society 51, 657–664.

Bryden-Boden, C. (2002) A person-centred approach to counselling, psychotherapy and rehabilitation of people with dementia in the early stages. Dementia 1, 141–156.

Burgener, S. C. and Berger, B. (2008) Measuring perceived stigma in persons with progressive neurological disease: Alzheimer's dementia and Parkinson's disease. Dementia 7, 31–53.

Buntinx, F., De Lepeleire, J., Fontaine, O. and Ylieff M. (2002) Qualidem Final Report 1999–2002, version 1.1, Qualidem: Leuven/Liège.

Burgess, R. (2005) The Deep Thinkers Group. Journal of Dementia Care 13, 22–25.

Butcher, J. (2008) Mind games: do they work? British Medical Journal 336, 246–248.

Cameron, C. and Moss, P. (2007) Carework in Europe. London: Routledge.

Camp, C. J., Bird, M. and Cherry, K. E. (2000) Retrieval Strategies as a Rehabilitation Aid for Cognitive Loss in Pathological Aging. In R. D. Hill, L. Backman and A. S. Neely (eds) Cognitive Rehabilitation in Old Age. Oxford: Oxford University Press.

Campus, J. (2005) The Kingston Dementia Cafe: the benefits of establishing an Alzheimer's café for carers and people with dementia. Dementia 4, 588–591.

Clare, L. (2008) Neuropsychological Rehabilitation and People with Dementia. Hove: Psychology Press.

Clare, L. and Woods, R. T. (eds) (2001) Cognitive Rehabilitation in Dementia. Hove: Psychology Press.

Clare, L., Rowlands, J. and Quin, R. (2008) Collective strength: the impact of developing a shared social identity in early-stage dementia. Dementia 7, 9–30.

de Boer, M. E., Hertogh, C. M. P., Droes, R., Ripinhagen, I. I., Jonker, C. and Eefsting, J. A. (2007) Suffering from dementia – the patient's perspective; a review of the literature. International Psychogeriatrics 19, 1021–1039.

Derksen, E., Vernooij-Dassen, M., Scheltens, P. and Olde Rikkert, M. (2006) A model for disclosure of the diagnosis of dementia. Dementia 5, 462–468.

Di Carlo, A., Baldereschi, M., S. et al. for the Ilsa Group (The Italian Longitudinal Study on Aging Working Group) (2002). Incidence of dementia, Alzheimer's disease and vascular dementia in Italy. Journal of the American Geriatrics Society 50, 41–48.

Friedell, M. and Bryden-Boden, C. (2002) Guest editorial: a word from two turtles. Dementia 1, 131–133.

Gillies, B. (1995) The subjective experience of dementia – a qualitative analysis of interviews with dementia suffers and their carers and the implications for service provision. PhD thesis, University of Dundee, UK.

Goffman, G. E. (1963) Stigma: Notes on the Management of Spoiled Identity. New York, NY: Prentice Hall.

Graff, M.J.L., Vernooij-Dassen, M., Thijssen, M., Dekker, J., Hoefnagels, W.H.L. and Olde Rik-kert, M.G.M. (2006) Community based occupational therapy for patients with dementia and their caregivers: randomised controlled trial. British Medical Journal 333, 1196–2002.

Graff, M.J.L, Vernooij-Dassen, M., Thijssen, M., Dekker, J., Hoefnagels, W.H.L. and Olde Rik-kert, M.G.M. (2007) Effects of community occupational therapy on quality of life, mood, and health status in dementia patients and their caregivers: a randomized controlled trial. Journals of Gerontology Series A: Biological Sciences; Medical Sciences 62, 1002–1009.

Graff, M.J.L., Adang E.M.M., Vernooij-Dassen, M.J.M., Jönsson, J.L., et al. (2008) ‚Community. occupational therapy for older patients with dementia and their care givers: cost effectiveness study.‘ British Medical Journal 336, 134–138.

Heller, T. and Heller, L. (2003) Editorial. First among equals? Does drug treatment claim more than its fair share of resources? Dementia 2, 7–19.

Iliffe, S. and Manthorpe, J. (2004) Editorial. The hazards of early recognition of dementia: a risk assessment. Aging and Mental Health 8, 99–105.

Iliffe, S., De Lepeleire, J., van Hout, H., Kenny, G., Lewis A., Vernooij-Dassen, M. and the DIADEM group (2005) Understanding obstacles to the recognition of and response to dementia in different European countries: a modified focus group approach using multina-tional, multi-disciplinary expert groups. Aging and Mental Health 9, 1–6.

Ilsa Group (The Longitudinal Study on Aging Working Group) (1997) Prevalence of Chronic diseases in older Italians: comparing self-reported and clinical diagnoses. International Jour-nal of Epidemiology 26,995–1002.

Innes, A. and McCabe, L. (eds) (2007) Evaluation in Dementia Care. London: Jessica Kingsley Publishers.

Jansen, A.P., van Hout, H.P., van Marwijk, H.W., Nijpels, G., et al. (2005) Cost-effectiveness of case-management by district nurses among primary informal caregivers of older adults with dementia symptoms and the older adults who receive informal care: design of a randomized controlled trial. PMID: 16343336. BMC Public Health 12, 5, 133.

Joling, K.J., van Hout, H.P., Scheltens, P., Vernooij-Dassen, M. et al. (2008) Cost-effectiveness of family meetings on indicated prevention of anxiety and depressive symptoms and disorders of primary family caregivers of patients with dementia: design of a randomized controlled trial. PMID: 18208607. BMC Geriatrics 8, 1, 2.

Katsuno, T (2005) Dementia from the inside: how people with early-stage dementia evaluate their quality of life. Ageing and Society 25, 197–214.

Keady, J., Clarke, C. and Page, S. (eds) (2007) Partnerships in Community Mental Health Nur-sing and Dementia Care: Practice Perspectives. Maidenhead: Open University Press.

Keogh, F. and Roche, A. (1996) Mental disorders in older Irish People. National Council for the Elderly, Dublin, Report No. 45.

Knapp, M., Thorgrimsen, L., Patel, A., Spector, A. et al. (2006) Cognitive Stimulation Therapy for dementia: is it cost effective? British Journal of Psychiatry 188, 574–580.

Launer, L.J., Anderson, K., Dewey, M.E., Letemeur, L., Ott, A., Amadueci, L.A. et al. Rates and risk factors for dementia and Alzheimer‘s disease: results from EURODEM pooled analyses. EURODEM Incidence Research Group and Work Groups. European Studies of Dementia. Neurology 52, 1, 78–84.

Lees, K. (2006) Gentlemen who lunch: developing self-help groups for people with early dia-gnosis of dementia. PSIGE-Psychology Specialists Promoting Psychological Wellbeing in Late Life-Newsletter 96, 33–37.

Lobo, A., Saz, P., Marcos, G., Dia, J.L., de la Ca‘mara, C. (1995) The Prevalence of Dementia and Depression in the Elderly Community in a South European Population: The Zaragoza study. Arch Gen Psychiatry 52: 497–506.

Macijauskiene, J. (2007) Evaluation of dementia care in resource-scarce settings. In A. Innes and L. McCabe (eds) Evaluation in Dementia Care. London: Jessica Kingsley Publishers.

Miesen, B. M. L. and Blom, M. (2001) The Alzheimer Café: A Guideline Manual for Setting One Up. Translated and adapted from the Dutch Alzheimer's Society document by G. M. M. Jones. Available at www.alzheimercafeuk.co.uk, accessed 5 August 2008.

Mittelman, M. S., Epstein, C. and Pierzchala, A. (2003) Counseling the Alzheimer's Caregiver: A Resource for Health Care Professionals. Chicago: American Medical Association Press.

Mittelman, M. S., William, P. H., Haley, E., Clay, O. and Roth, D. (2006) Improving caregiver well-being delays nursing home placement of patients with Alzheimer disease. Neurology 67, 1592–1599.

Moise, P., Schwarzinger, M., Myung-Yong, U. and the Dementia Expert Group. (2004) Dementia Care in 9 OECD countries: A Comparative Analysis. Paris: OECD Health Working Papers 13.

Moniz-Cook, E. (2006) Editorial: Cognitive stimulation in dementia. Aging and Mental Health 10, 207–210.

Moniz-Cook, E. D. (2008) Assessment and Psychosocial Intervention for Older People with Suspected Dementia: A Memory Clinic Perspective. In K. Laidlaw and B. Knight (eds) Handbook of Emotional Disorders in Late Life: Assessment and Treatment. Oxford: Oxford University Press.

Moniz-Cook, E. D., Manthorpe, J., Carr, I., Gibson, G. and Vernooij-Dassen, M. (2006) Facing the future: a qualitative study of older people referred to a memory clinic prior to assessment and diagnosis. Dementia 5, 375–395.

Moniz-Cook, E. D., Elston, C, Gardiner, E., Agar, S., et al. (2008a) Can training community mental health nurses to support family carers reduce behavioural problems in dementia? An exploratory pragmatic randomised controlled trial. International Journal of Geriatric Psychiatry 23,185–191.

Moniz-Cook, E., Vernooij-Dassen, M., Woods, R., Verhey, F., et al. (2008b) A European consensus on outcome measures for psychosocial intervention research in dementia care. Aging and Mental Health 12, 3–19.

National Institute of Health and Clinical Excellence (NICE) and Social Care Institute for Excellence (SCIE) (2006) Dementia: Supporting People with Dementia and their Carers. Clinical Guideline 42. London: NICE.

Nicholson, L. (2005) The value of enjoying life side by side: a befriending scheme in Nottinghamshire, UK. Journal of Dementia Care 13, 3, 14–16.

Onder, G., Zanetti, O., Giacobini, E., Frisoni, G., et al. (2005) Reality orientation therapy combined with cholinesterase inhibitors in Alzheimer's disease: randomised controlled trial. British Journal of Psychiatry 187, 450–455.

Ott, A., Breteler, M. M. B., Harskamp van, F., Claus, J. J., Cammen van der T. J.M., Grobbee, D. E., Hofman, A. (1995) Prevalence of Alzheimer's disease and vascular dementia: association with education. The Rotterdam study. British Medical Journal 310, 970–97.

Page, S. (2007) Nurse Prescribing and the CMHN: Assuming New Responsibilities in Dementia Treatment. In J. Keady, C. Clarke and S. Page (eds) Partnerships in Community Mental Health Nursing and Dementia Care: Practice Perspectives. Maidenhead: Open University Press.

Parahoo, K., Campbell, A. and Scoltock, C. (2002) An evaluation of a domiciliary respite service for younger people with dementia. Journal of Evaluation in Clinical Practice 8, 4, 377–385.

Pratt, R., Clare, L. and Aggarwal, N. (2005) The talking about memory group: a new model for support for people with early-stage dementia and their families. Dementia 4, 143–148.

Rainsford, C. and Waring, J. (2005) Support groups offer a lifeline. Journal of Dementia Care 13, 3, 13–14.

Ramaroson, H., Helmer, C, Baberger-Gateau, P., Letenneur, L., Dartigues, J-F. (2003) Prevalence of dementia and Alzheimer's disease among subjects aged 75 years or over: updated results of PAQUID cohort. Revue Neurologique 159, 4, 405–411.

Randeria, L. and Bond, J. (2006) The Phoenix Group – living again after a diagnosis of dementia. PSIGE-Psychology Specialists Promoting Psychological Wellbeing in Late Life-Newsletter 93, 26–29.

Ruitenberg, A., Ott, A., Swieten, van J.C., Hofman, A., Breteler, M.M.B., (2001) Incidence of dementia: does gender make a difference? Neurobiological Aging 22, 575–580.

Schweitzer, P. (ed.) (1998) Reminiscence in Dementia Care London: Age Exchange.

Scott, J. and Clare, L. (2003) Do people with dementia benefit from psychological interventions offered on a group basis? Clinical Psychology and Psychotherapy 10, 186–196.

Scott, J., Clare, L., Charlesworth, G. and Luckie, M. (2002) Parallel groups for people with dementia and their partners. PSIGE – Psychology Specialists Promoting Psychological Well-being in Late Life – Newsletter, 80, 18–22.

Scottish Intercollegiate Guidelines Network (SIGN) (2006) Management of Patients with Dementia: A National Clinical Guideline. Edinburgh: SIGN.

Smits, C.H.M., de Lange, J., Droes, R.M., Meiland, F., Vernooij-Dassen, M. and Pot, A.M. (2007) Effects of combined intervention programmes for people with dementia living at home and their caregivers: a systematic review. International Journal of Geriatric Psychiatry 22, 1181–1193.

Stern, Y. (ed.) (2007) Cognitive Reserve: Theory and Applications. New York, NY: Taylor and Francis.

Teri, L., McCurry, S.M., Logsdon, R. and Gibbons, L.E. (2005) Training community consultants to help family members improve dementia care. Gerontologist 45, 802–811.

Thompson, A. (2006) Qualitative Evaluation of an Alzheimer café as an Ongoing Support Group Intervention. In B.M.L. Miesen and G.M.M Jones (eds) Care-giving in Dementia: Research and Applications, Vol. 4. London and New York, NY: Routledge.

Touchon, J. and Dorenlot, P. (2007) We need multi-component interventions to effectively slow down the disablement process. In P. Dorenlot and M. Frémontier (eds) Non-Pharmacological Interventions in Dementia. Paris: Les Cahiers de la Fondation Médéric Alzheimer, 3, 10–13.

Tuokko, H.A. and Hultsch, D.F. (2006) Mild Cognitive Impairment: International Perspectives. New York, NY: Taylor and Francis.

Vernooij-Dassen, M. and Moniz-Cook, E. (2005) Improving the quality of in home interventions in dementia care. Dementia 4, 165–169.

Vernooij-Dassen, M., Moniz-Cook, E., Woods, R., De Lepeleire, J., et al. (2005) Factors affecting timely recognition and diagnosis of dementia across Europe: from awareness to stigma. International Journal of Geriatric Psychiatry 20, 377–386.

Vilalta-Franch, J., Lopez-Pousa, S., Llinas-Regla, J. (2000) La prevalencia de demencias en un area rural. Un estudio en Gerona. Revue Neurologique 11, 1026–1032.

Walker, W.R., Skowronski, J.J. and Thompson, C.P. (2003) Life is pleasant – and memory helps to keep it that way! Review of General Psychology 7, 203–210.

Warner, M., Furnish, S., Longley, M. and Lawlor, B. (eds) (2002) Alzheimer's Disease: Policy and Practice across Europe. Oxford: Radcliffe Medical Press.

Wind, A., Gussekloo, J., Vernooij-Dassen, M., Bouma, M., Boomsma, L.J. and Boukes, F.S. (2003) NHG-Standaard Dementie (tweede herziening) Dutch Dementia Guidelines (second revision). Huisarts Wet 46, 754–766.

Woods, B. (2003) Evidence-based practice in psychosocial intervention in early dementia: how can it be achieved? Aging and Mental Health 7, 5–6.

Woods, R.T., Moniz-Cook, E.D., Iliffe, S., Campion, P., et al. (2003) Dementia: issues in early recognition and intervention in primary care. Journal of the Royal College of Medicine 96, 320–324.

Ylieff, M., Fontaine, O., De Lepeleire, J., and Buntinx, F. (2002) Qualidem Final Report 1999–2002: Qualidem: Liège/Leuven.

Zarit, S.H, Femia, E.E., Watson, J., Rice-Oeschger, L. and Kakos, B. (2004) Memory club: a group intervention for people with early stage dementia and their care partners. The Gerontologist 44, 262–269.

Websites

Alzheimer's Disease International. www.alz.co.uk (accessed 5 August 2008)

Alzheimers Europe. www.alzheimers-europe.org (accessed 5 August 2008)

Cognitive stimulation. www.cstdementia.com/index.php (accessed 5 August 2008)

DASNI – the international internet-based Dementia Advocacy and Support Network. www.dasninternational.org (accessed 5 August 2008)

INTERDEM. http.//interdem.alzheimer-europe.org (accessed 5 August 2008)

REMCARE. www.controlled-trials.com/ISRCTN42430123 (accessed 5 August 2008)

Table 1.1. www.who.int/mental_health (accessed 5 August 2008)

Topic Dementia and Cognitive Improvement. www.mrw.interscience.wiley.com/cochrane

Cochrane Protocols und Reviews

Clare, L., Woods, R. T., Moniz-Cook, E. D., Orrell, M. and Spector, A. (2003) Cognitive rehabilitation and cognitive training interventions targeting memory functioning in early stage Alzheimer's disease and vascular dementia (review). In *The Cochrane Library Database of Systematic Reviews*, Issue 4. Chichester: Wiley.

Martin, M., Clare, L. Altgassen, M. and Cameron, M. (2006) Cognition-based interventions for older people and people with mild cognitive impairment. (protocol). In *The Cochrane Library Database of Systematic Reviews*, Issue 4. Chichester: Wiley.

Vernooij-Dassen, M. and Downs, M. (2005) Cognitive and behavioural interventions for carers of people with dementia (protocol). In *The Cochrane Library Database of Systematic Reviews*, Issue 2. Chichester: Wiley.

Woods, B., Spector, A., Jones, C, Orrell, M. and Davies, S. (2005) Reminiscence therapy for people with dementia, (review). In *The Cochrane Library Database of Systematic Reviews*, Issue 2. Chichester: Wiley.

Woods, B., Spector, A., Prendergast, L. and Orrell, M. (2005) Cognitive stimulation to improve cognitive functioning in people with dementia (protocol). In *The Cochrane Library Database of Systematic Reviews*, Issue 4. Chichester: Wiley.

Weiterführende Literatur

Bender, M. (2004) *Therapeutic Groupwork for People with Cognitive Losses: Working with People with Dementia.* Milton Keynes: Speechmark.

Bender, M., Bauchham, P. and Norris, A. (1999) *The Therapeutic Purposes of Reminiscence.* London: Sage.

Spector, A., Thorgrimsen, L., Woods, B. and Orrell, M. (2006) *Making a Difference: An Evidence-based Group Programme to offer Cognitive Stimulation Therapy (CST) to People with Dementia. The Manual for Group Leaders.* London: Hawker Publications.

Woods, R. T. and Clare, L. (2006) Cognition-based Therapies and Mild Cognitive Impairment. In H. A. Tuokko and D.F Hultsch (eds) *Mild Cognitive Impairment: International Perspectives.* New York, NY: Taylor and Francis.

Woods, R. T. and Clare, L. (2008) Psychological Intervention and Dementia. In R. T. Woods and L. Clare (eds) *Handbook of the Clinical Psychology of Ageing*, 2nd edn. Chichester: Wiley.

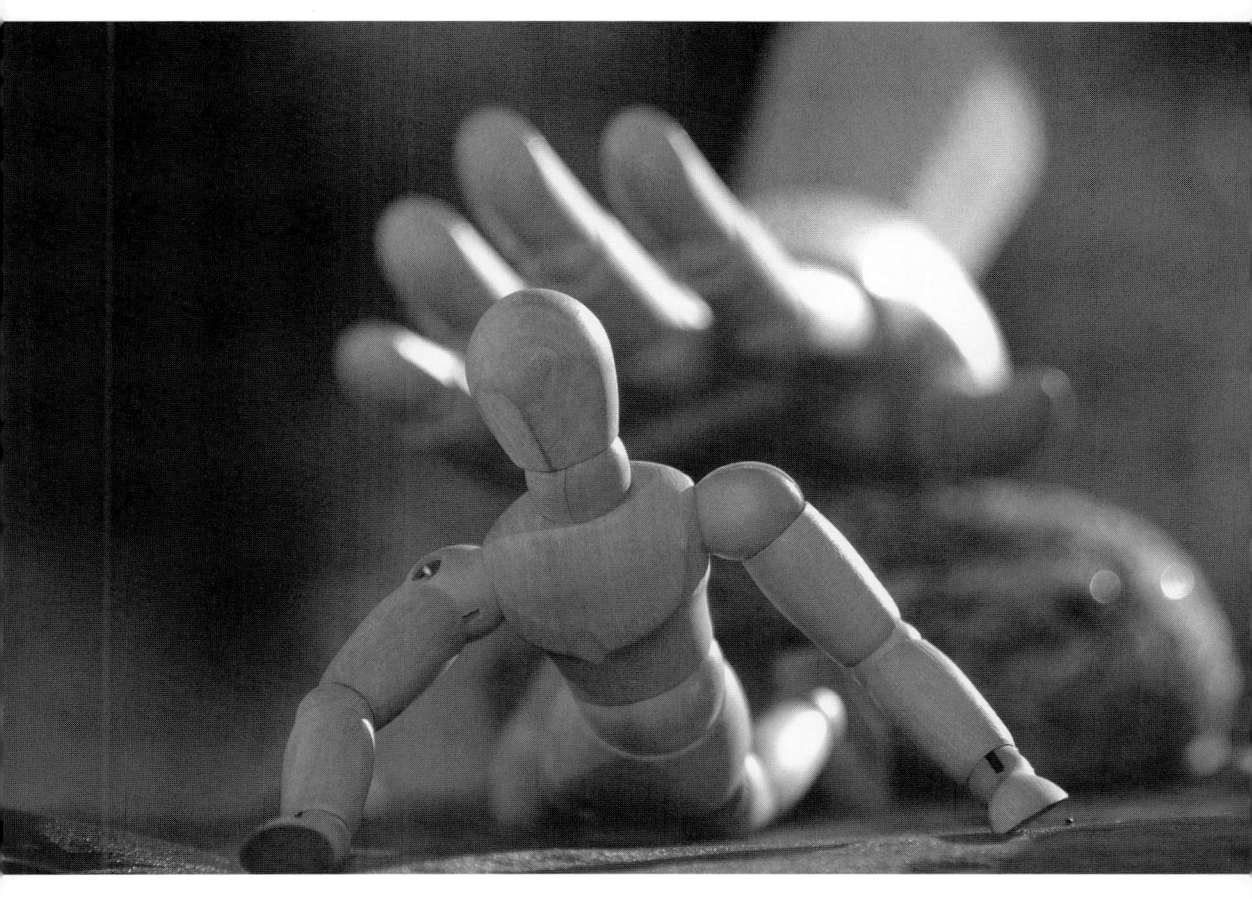

Teil I
Unterstützung zur Zeit
der Diagnosestellung

2

Werden Menschen mit Demenz über ihre Diagnose informiert und wenn ja, in welcher Form?

Hilary J. Husband

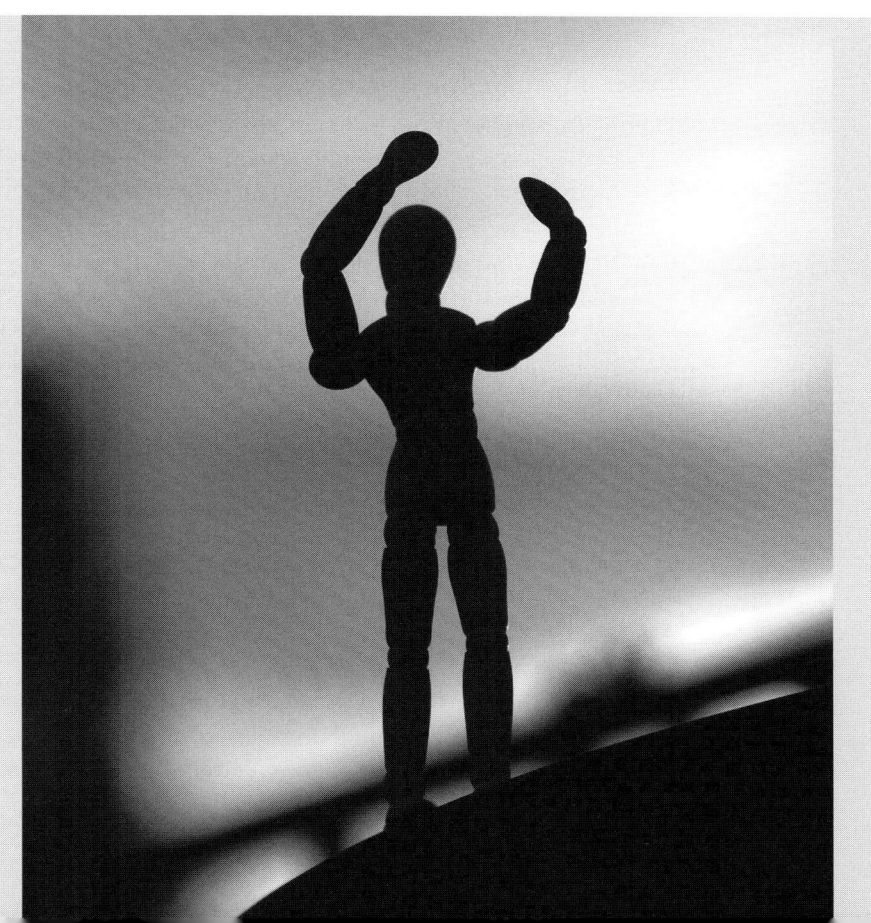

2.1 Überblick

Einem Menschen die Diagnose «Demenz» mitzuteilen, ist verständlicherweise für viele im Gesundheitssektor Tätige schwierig. Anschließend empfindet der Betroffene vielleicht Gefühle von Verlust, Stigmatisierung, Hoffnungslosigkeit und hat Probleme, mit dem Wissen um seinen Zustand umzugehen. Erst in jüngster Zeit ziehen Mitarbeiter im Gesundheitssektor in Erwägung, Betroffenen ihre Diagnose mitzuteilen. In diesem Kapitel werden die Probleme erörtert, denen sowohl professionell Tätige als auch Betreuungspersonen dabei gegenüberstehen. Zudem verdeutlicht ein Fallbeispiel die Vorteile einer frühzeitigen Bekanntgabe der Diagnose.

> **Es fühlt sich so an, als ob mir Stück für Stück mein Gehirn weggenommen wird. Das macht mir Angst und dann fällt mir ein, dass das an meiner Alzheimer-Krankheit liegt. (Kathryn, eine 72-jährige Frau mit Demenz)**

Demenz zählt zu den Erkrankungen, vor denen Menschen die größte Angst haben – und hierbei vor allem die ältere Generation, die am ehesten gefährdet ist. Einer dementiellen Erkrankung haftet ein soziales Stigma an. Sie verläuft progressiv und ist mit einer zunehmenden Abhängigkeit von anderen verbunden. Möglicherweise geht das Gefühl für das eigene Selbst allmählich verloren. Daher überrascht es nicht, dass es für Mitarbeiter im Gesundheitssektor, die sich der durch Demenz verursachten Verluste nur allzu bewusst sind, schwierig ist, mit den Betroffenen darüber zu sprechen.

Der person-zentrierte Ansatz zur Versorgung und Betreuung von Menschen mit Demenz ermittelt die mit diesem Zustand verbundene «maligne Sozialpsychologie». Darunter fallen Grundeinstellungen von Betreuungspersonen, die den von Demenz Betroffenen handlungsunfähig machen und sein Gefühl von Personsein untergraben (z. B. Kitwood 1997). Dieser Prozess kann sehr früh im Verlauf einer Demenz beginnen, wenn unterstellt wird, dass einem Betroffenen die Ursache für seinen Gedächtnisschwund und andere kognitive Probleme nicht mitgeteilt werden kann. Wenn den Betroffenen niemand erklärt, was mit ihnen geschieht, sind sie auch nicht in der Lage, ihre Wünsche zu ihrer Betreuung und Versorgung zu äußern. Zudem kann ihnen nicht geholfen werden, ihre eigene Situation zu verstehen.

2.2 Hat sich die Situation verändert?

> **Wir haben ihre Gedächtnisprobleme und alles, was damit zu tun hatte, unter den Teppich gekehrt, aber jetzt nicht mehr. Jetzt können wir darüber reden. (Ron, 78 Jahre alt und Betreuer seiner an Demenz erkrankten Frau)**

Die Frage, ob Menschen mit Demenz ihre Diagnose mitgeteilt werden sollte, wurde von Gesundheitsexperten in Großbritannien erst in jüngster Zeit erörtert. Wir stimmen zwar darin überein, dass Betreuungspersonen so vollständig wie möglich über Demenz aufgeklärt werden sollten, doch sind wir deutlich unsicherer, wenn es darum geht, den Betroffenen selbst zu informieren. Diese Frage wird allerdings immer dringlicher, da Menschen Hilfsangebote immer früher wahrnehmen – dann, wenn ihre kognitiven Fähigkeiten noch nicht zu stark eingeschränkt sind und es noch möglich ist, diagnostische Fragen zu besprechen. Das zunehmende öffentliche Bewusstsein für Demenz ist ein Hauptfaktor dafür, dass Betroffene heute früher einen Arzt konsultieren. Möglicherweise haben sich auch die Erwartungen an Mitarbeiter im Gesundheitssektor bezüglich der Informationsvermittlung geändert. Hier wird heute eine größere Offenheit gewünscht.

Die Situation hinsichtlich der Offenbarung der Diagnose «Demenz» ist mit der in den sechziger Jahren vergleichbar, als es darum ging, Menschen mit einer Krebserkrankung ihre Diagnose mitzuteilen. Damals zeigte eine Studie, dass 90 % der Ärzte ihre Patienten nicht wie normalerweise üblich über ihre Erkrankung informierten. Es herrschte die Meinung, dass die Diagnose zu hoffnungslos und erschreckend sei. Ihre Bekanntgabe würde dazu führen, dass die Patienten «aufgäben» und vielleicht Suizidgedanken hegten (Oken 1961). Bis 1979 hatte sich die Situation allerdings vollkommen geändert. Nun waren über 90 % der Ärzte der Ansicht, man müsse den Patienten auf jeden Fall ihre Diagnose mitteilen (Novak et al. 1979). Vielleicht ist diese Veränderung der Grund dafür, dass Krebserkrankungen heute kaum noch stigmatisiert sind. Novak et al. stellten fest, dass gerade gegenüber den Patienten, die als alt, nicht sehr gebildet und intellektuell weniger befähigt galten, am ehesten gezögert wurde, die Diagnose zu offenbaren. Diese Situation weist auf interessante Parallelen zu Menschen mit Demenz hin, die ebenfalls überwiegend alt sind, als Gruppe vielleicht weniger Zugang zu Bildung hatten und deren kognitive Einschränkungen sie eventuell weniger kompetent erscheinen lassen.

Natürlich gibt es bedeutende ethische Prinzipien, die zu berücksichtigen sind. Dazu zählt auch das «Recht auf Wissen» eines Patienten sowie das Recht darauf, zur Vorbeugung von Schaden Informationen zurückzuhalten (Gillon 1985). Mitarbeiter im Gesundheitssektor und Betreuungspersonen haben insofern begründete Bedenken hinsichtlich der Bekanntgabe der Diagnose «Demenz», als dass die Kenntnis des eigenen Zustands zu Leid, Stigmatisierung und Depression führen kann, obwohl es nur wenige empirische Belege für die Erhärtung dieser Meinung gibt (Meyers 1997).

Folgende Argumente sprechen dafür, Betroffenen die Diagnose nicht mitzuteilen:

- Die Diagnose kann falsch oder noch nicht gesichert sein.
- Dem Betroffenen kann keine Behandlung angeboten werden.
- Der Betroffene kann die Informationen vielleicht nicht verstehen oder behalten.
- Der Betroffene weigert sich möglicherweise, die Diagnose zu akzeptieren oder leugnet sie.
- Die Diagnose belastet den Betroffenen eventuell zu sehr und führt zu depressivem Rückzug oder birgt Suizidgefahr.

Folgende Argumente sprechen für die Bekanntgabe der Diagnose.

Der Betroffene:

- bittet um die Mitteilung der Diagnose.
- hegt vielleicht schon einen Verdacht bezüglich seiner Diagnose.
- kann zu Entscheidungen, die seine Betreuung und Versorgung betreffen, herangezogen werden.
- weiß nun um die Gründe für seine Probleme und kann sie verstehen.
- hat die Möglichkeit, offen mit den Menschen zu sprechen, die ihn betreuen und damit Geheimnistuerei und Ausschluss vermeiden.
- möchte möglicherweise sein Testament aufsetzen, eine Patientenverfügung erstellen oder Familienfragen regeln, solange er dies noch kann.

2.3 Wie viele Menschen mit Demenz werden über ihre Diagnose informiert?

Mama weinte unaufhörlich und fragte, was mit ihr los sei. Die Schwester meinte nur, man solle ihr sagen, dass sie Gedächtnisprobleme hat. (Karen, 37 Jahre alt, über die Situation ihrer an Demenz erkrankten Mutter)

Es ist schwierig, den Anteil der Menschen mit Demenz, die über ihre Diagnose informiert wurden, zuverlässig zu schätzen. Die meisten Studien stützen sich auf die Berichterstattung der Betroffenen selbst. Menschen mit Demenz, die an Umfragen teilnehmen, haben jedoch eventuell ein schlechtes Erinnerungsvermögen, sie unter- oder überschätzen vielleicht Aspekte ihres Verhaltens oder geben die Antwort, die ihnen als gesellschaftlich am ehesten wünschenswert erscheint. Die direkte Beobachtung dessen, was Gesundheitsexperten einem Betroffenen über seine Diagnose mitteilen, wäre sicherlich außerordentlich schwierig, da sich derjenige, der sich beobachtet fühlt, oft anders verhält. Menschen mit Demenz sind unterschiedlich und es ist wenig über die charakterlichen Eigenschaften derjenigen bekannt, die ihre Diagnose erhalten haben im Vergleich zu denjenigen, die sie nicht erhalten haben.

In den 1990er Jahren wurde in einigen Studien die Frage untersucht, wie häufig Gesundheitsexperten die Diagnose «Demenz» offenlegen. Bei einer Befragung von Gerontopsychiatern sagten 48 % aus, sie würden Patienten mit leichter Demenz in etwa 80 % der Fälle über die Diagnose informieren. Bei einer schwergradigen Demenz hingegen würden nur 10 % die Diagnose mitteilen. Das lässt darauf schließen, dass weniger als die Hälfte der Menschen mit leichter Demenz ihre Diagnose von einem Facharzt erfahren. Alle Befragten dieser Studie berichteten hingegen, sie würden die Betreuungsperson immer über die Diagnose des Patienten informieren (Rice/Warner 1994). In einer Untersuchung zum Verhalten von Allgemeinmedizinern sagten 5 % von ihnen aus, sie würden den Betroffenen immer die

Diagnose mitteilen, 34 % teilten sie häufig mit und 42 % gelegentlich, was erneut darauf hindeutet, dass die Diagnose oft zurückgehalten wird (Vassilas 1999).

Eine Studie in zwanzig Memory Clinics, die auf die Diagnosestellung von Demenz spezialisiert sind, machte deutlich, dass nur 45 % die Diagnose mit den Patienten besprachen. Schriftliche Richtlinien zum Umgang mit der Problematik existierten bei lediglich 37,5 % der Kliniken (Gilliard/Gwilliam 1996). Geht man davon aus, dass Memory Clinics Spezialzentren sind, überraschen diese Zahlen.

Nicht immer erhält der Betroffene die Diagnose von einem Gesundheitsexperten. Eine Studie mit 42 Betreuungspersonen zeigte, dass der Mensch mit Demenz in nur zwei Fällen von einem Gesundheitsexperten informiert worden war. Neun Betreuungspersonen (21,4 %) hatten die Diagnose selbst mitgeteilt und nur vier von ihnen (9,5 %) hatten dazu irgendeine Form von Anleitung oder Ratschläge von einem Gesundheitsexperten erhalten (Husband 1996). In einer weiteren Studie mit Betreuungspersonen wurde verglichen, inwieweit sich die Offenlegung der Diagnose bei früh und bei spät beginnender Demenz unterscheidet. Die Ergebnisse zeigten, dass insgesamt 48 % der Betroffenen über ihre Diagnose informiert worden waren, wobei es generell keinen Unterschied machte, ob sie jünger oder älter waren. Allerdings waren Gesundheitsexperten deutlich eher bereit, einem jüngeren Menschen die Diagnose mitzuteilen (Heal/Husband 1998).

2.4 Wonach entscheiden Betreuungspersonen, ob sie den Betroffenen über die Diagnose informieren?

Wie kann man ihm so etwas mitteilen? Er war immer ein so stolzer Mann. Es wäre, als würde man ihm sagen, dass er nichts mehr wert ist. Er würde daran vollkommen zerbrechen. (Joan, 70 Jahre alt und Betreuerin ihres an Demenz erkrankten Mannes)

Die von Betreuungspersonen am häufigsten angeführten Gründe dafür, warum sie dem Betroffenen seine Diagnose mitteilen, lauten, dieser habe gefragt und sie wollten dem anderen eine Erklärung für das geben, was er erlebt. Informationen wurden dann zurückgehalten, wenn die Betreuungsperson das Gefühl hatte, eine Offenbarung würde Leid, Ängste, Depressionen oder Wut auslösen. Ein weiterer Hauptgrund war, der Betroffene sei kognitiv zu eingeschränkt, um die Diagnose zu verstehen. Eine geringe Anzahl der Betreuenden ist vielleicht auch davon überzeugt, dass die Diagnose falsch ist (Heal/Husband 1998; Husband 1996). Von Meyers (1997) wurde darauf hingewiesen, dass es für Menschen wichtig ist, ihre Diagnose zu kennen, damit sie in der Lage sind, ihre «Angelegenheiten in Ordnung zu bringen», indem sie ihr Testament aufsetzen, eine Patientenverfügung erstellen oder einen Bevollmächtigten bestimmen, der für sie entscheidet.

Es gibt interessante Unterschiede im Verhalten von Menschen bezüglich der Offenlegung einer Diagnose, und zwar in dem Punkt, ob es sich um sie selbst oder um andere handelt. Eine Studie in einer Memory Clinic zeigte, dass 83 % der Menschen, die einen Angehörigen begleiteten, nicht wollten, dass diesem die Diagnose

«Demenz» mitgeteilt wurde. Jedoch wünschten sich 71 % für sich selbst, über ihre Diagnose informiert zu werden, wenn sie betroffen wären (Maguire et al. 1996). In einer Studie mit kognitiv gesunden Erwachsenen in einem Zentrum der Grundversorgung sagten 91,9 % der Befragten aus, sie wollten wissen, wenn bei ihnen Demenz diagnostiziert würde (Erde et al. 1988). In der Studie von Heal und Husband (1998) wollten 58 % der Betreuungspersonen darüber informiert werden, 15 % waren sich nicht sicher. Es ist bedeutend wahrscheinlicher, dass die 58 %, die selbst ihre Diagnose erfahren wollten, sie auch demjenigen mitgeteilt hatten, um den sie sich kümmerten.

Betreuungspersonen sollten, wenn möglich, zu Rate gezogen werden, wenn es um die Problematik der Diagnosemitteilung geht – auch wenn sich der Gesundheitsexperte eventuell über ihre Wünsche hinwegsetzen muss. Dies kann beispielsweise dann der Fall sein, wenn der Betroffene selbst den Wunsch äußert, über seine Diagnose zu sprechen. Allerdings erhalten nur wenige Betreuende die Gelegenheit, das Für und Wider einer Offenlegung mit einem Gesundheitsexperten zu besprechen. Dort, wo die Diagnose von professionell Tätigen mitgeteilt worden war, hatten 8 % der Betreuenden den Eindruck, das Ergebnis sei eher negativ gewesen – insbesondere dann, wenn der Betroffene mit wütender Ablehnung oder mit Anschuldigungen von Verrat reagiert hat. Wichtig ist, daran zu denken, dass es der Betreuende ist und nicht der Gesundheitsexperte, der mit den Folgen der Offenlegung leben muss.

2.5 Wie bewältigen Betroffene das Wissen um ihre Diagnose?

Es ist wirklich wichtig für mich, zu wissen, was los ist. Ich will, dass die Ärzte mir mitteilen, was vor sich geht. Ich möchte eine Stimme haben und nicht so behandelt werden, als sei das, was ich sage, nichts wert. (Vera, eine 66-jährige Frau mit Alzheimerdemenz)

Erfährt ein Mensch, dass er an Demenz leidet, dann ist das etwas sehr Negatives in seinem Leben. Der Betroffene muss nicht nur seine Ängste bezüglich des Krankheitsverlaufs bewältigen, sondern auch mit dem Stigma leben, das dem Wort «Demenz» anhaftet. Wir sollten davon ausgehen, dass Betroffene Ängste haben und sich Sorgen machen, denn derartige Reaktionen sind bis zu einem gewissen Grad völlig normal. Zudem ist zu bedenken, dass die Offenlegung der Diagnose nicht ein einzelnes Ereignis ist, sondern einen Prozess darstellt. Wird dem Betroffenen die Diagnose mitgeteilt, dann sollte dies eher in Form einer Bestätigung geschehen und nicht «wie ein Blitz aus heiterem Himmel» erfolgen. Der Prozess der Offenlegung beginnt, sobald der Betroffene vorstellig wird. Prüfende Fragen helfen bei der Ermittlung, inwieweit er schon einen Verdacht hegt oder befürchtet, dementiell erkrankt zu sein und inwieweit er versteht, was mit ihm geschieht und wie wichtig ihm dies ist. Betroffene benötigen eventuell wiederholt Gelegenheit, um darüber zu reden. Oft sprechen sie erst dann offen über ihre Ängste, wenn eine vertrauensvolle Beziehung hergestellt ist. Leugnen oder bagatellisieren Menschen ihre Probleme, ist es besonders wichtig, mit den Angehörigen zu sprechen, um ihre Meinung darüber zu erfahren, inwieweit der Betroffene die Situation erfasst und ob es sein Wunsch ist, informiert zu werden. Mitarbeiter im Gesundheitssektor dürfen nicht mit der Bagatellisierung des Zustands «konspirieren» und sie sollten erklären, welche Informationen Testverfahren (z. B. neuropsychologische Untersuchungen, MRT) geben können und welche nicht.

Eine kleine Studie mit zehn an Demenz erkrankten Menschen, bei denen die Diagnose gerade gestellt worden war, zeigte, dass ihre größte Sorge der Befürchtung galt, andere Menschen könnten ihre Beeinträchtigung bemerken (Husband 2000). Sie beschrieben ihre Angst davor, bemitleidet zu werden, sich zu schämen und gedemütigt zu fühlen oder von anderen ausgelacht zu werden. Diese Ängste standen in Bezug zu der gleichermaßen präsenten Befürchtung, sich in der Öffentlichkeit bloßzustellen. Die Betroffenen hatten Sorge, sie können etwas Peinliches tun oder dumm, inkompetent und langweilig erscheinen. Sie äußerten auch Ängste hinsichtlich der Aussicht, für andere eine zunehmende Behinderung und Belastung zu sein. Von den zehn Studienteilnehmern fürchteten sieben, dass sie nicht mehr länger einbezogen und dass Entscheidungen für sie getroffen würden. Sie waren davon überzeugt, andere würden denken, sie wüssten nicht, was sie wollten. Hinzu kamen auch ganz persönliche Sorgen. Einer Frau beispielsweise, die in einem abgelegenen Dorf wohnte, hatte man gesagt, sie dürfe nicht mehr Auto fahren. Ein Mann wiederum hatte Angst davor, dass ihn seine jüngere Frau verlassen könnte.

Die Reaktion auf die empfundene Notwendigkeit, die Diagnose geheim halten zu müssen, war in allen Fällen ein Rückzug vom gesellschaftlichen Leben. Die Betroffenen nahmen nicht mehr an sozialen Aktivitäten teil, an denen sie sich vorher gern beteiligt hatten und sie mieden Menschen. Die einzige Ausnahme waren enge Freunde. Der Rückzug zeigte sich vor allem bei Aktivitäten, die bestimmte Fähigkeiten forderten, wie das Singen in einem Chor oder die Protokollführung bei einer Veranstaltung. Angehörige und enge Freunde wurden gebeten, nichts zu sagen. Die Betroffenen beschrieben, dass sie Orte wie Arztpraxen und Krankenhäuser mieden, an denen man etwas über ihre Demenz wusste.

Eine weitere Folge des Wissens um den eigenen Zustand war eine übermäßige Wachsamkeit gegenüber der eigenen Gedächtnisfunktion. Gedächtnislücken wurden dramatisiert und Erfolge bagatellisiert. Jeder Fehler erhöhte die Ängste und löste katastrophale Gedanken über das Fortschreiten des geistigen Abbaus aus. Die negativen Auswirkungen von Ängsten auf die Gedächtnisfunktion sind hinreichend bekannt: Je ängstlicher ein Mensch ist, desto schlechter funktioniert sein Gedächtnis.

Positiv zu vermerken ist, dass Betroffene, die über ihre Diagnose informiert wurden, über eine gewisse Erleichterung hinsichtlich dessen berichteten, eine Erklärung für ihre Probleme zu haben. Einige hatten sich vorher gefragt, ob sie «verrückt» würden oder ob sie sich ihre Probleme einbildeten. Sie sagten aus, es sei hilfreich, sich auf kurzfristige Ziele zu konzentrieren. Über die Hälfte von ihnen nahm «alternative Heilmittel» wie Ginkgo biloba (verschreibungspflichtige Medikamente zur Verlangsamung des Krankheitsverlaufs standen zu der Zeit, als die Studie durchgeführt wurde, in dem Gebiet nicht zur Verfügung). Es gab den meisten von ihnen zudem ein beruhigendes Gefühl, mit engen Freunden oder Angehörigen über das sprechen zu können, was sie sich für die Zukunft wünschten.

2.6 Bietet die Offenlegung der Diagnose Möglichkeiten zur Unterstützung der Betroffenen?

Ich war am Boden zerstört, wenn mir etwas nicht gelingen wollte. Ich saß dort und weinte, als wäre dies das Ende der Welt. Jetzt gehe ich in den Garten, gehe einfach weg und komme später zurück. Was macht es schon, dass ich keinen Kuchen backen kann? Doch gelingt es mir dann häufig doch, wenn ich mich beruhigt habe. (Joan, eine 69-jährige Frau mit Demenz)

Ein Problem, das angesprochen werden muss, wenn wir uns in Richtung einer offeneren Herangehensweise an die Offenlegung der Diagnose «Demenz» bewegen wollen, ist die Verfügbarkeit von Hilfsangeboten nach der Diagnosestellung. Bis vor Kurzem gab es fast keine Beratung für Menschen, die ihre Diagnose gerade erhalten hatten. Auch wenn sich die Bedürfnisse von Betroffenen und ihren Betreuungspersonen nach Informationen, Ratschlägen und emotionaler Unterstützung zum Teil decken, so muss doch dem Umstand Rechnung getragen werden, dass auch unterschiedliche Bedürfnisse bestehen können.

Nicht jeder Mensch mit Demenz braucht individuelle Beratung, jedoch benötigt er Informationen über seinen Zustand und eine einfühlsame Besprechung der Prognose. Er muss verstehen, inwiefern seine kognitiven Probleme das tägliche Leben beeinflussen. Zudem sollten einfache Strategien erwogen werden, um diese Probleme zu minimieren. Vielleicht müssen auch Bedenken hinsichtlich des Autofahrens oder andere Fragen zum eigenständigen Leben besprochen werden. Möglicherweise möchte der Betroffene wissen, was er anderen Menschen sagen soll und wie er mit sozialen Situationen umgehen kann. Des Weiteren stellen sich eventuell auch Fragen zur finanziellen Situation oder zum Anspruch auf Beihilfe.

Ein weiterer wichtiger Problembereich ist die emotionale Situation. Wie kann man Menschen dabei unterstützen, ihr Gefühl von Selbstachtung und Selbstwirksamkeit zu bewahren, nachdem sie eine solche Diagnose erhalten haben? Menschen mit Demenz müssen den Verlust von Unabhängigkeit und Kompetenz verkraften und sehen sich einer zunehmenden Abhängigkeit von anderen gegenüber. Hier ist Unterstützung und Ermutigung erforderlich, um den Betroffenen dabei zu helfen, sich auf angenehme Erlebnisse zu konzentrieren, ihnen ein Gefühl zu geben, im Leben noch etwas erreichen zu können und um ihre Überzeugungen hinsichtlich der eigenen Stigmatisierung zu hinterfragen. Möglicherweise sollte für Betroffene mit Ängsten und Depressionen eine Einzel- oder Gruppentherapie in Erwägung gezogen werden, die speziell auf ihre Bedürfnisse zugeschnitten ist (Kap. 7 und 9).

Trotz der These, dass kognitive Einschränkungen ein zu großes Hindernis sind, um sich mit einem therapeutischen Prozess auseinanderzusetzen oder diesen zu verstehen, wurden psychologische Ansätze für Menschen mit Demenz genutzt. In einer US-amerikanischen Studie wurde der Einsatz der kognitiven Verhaltenstherapie bei Menschen mit leichter bis mittelgradiger Demenz untersucht. Dabei zeigte sich durchaus eine positive Wirkung hinsichtlich der Überwindung des depressiven Rückzugs und der Dramatisierung der Erkrankung (Teri/Gallagher-Thompson 1991; Thompson et al. 1990). In der psychodynamischen Psychotherapie hingegen war die Ansprache der Problematik von Verlust und Trauer hilfreich (z.B. Hausman 1992; Solomon/Szwabo 1992). Selbsthilfegruppen für Menschen mit Demenz und Beratung zur Diagnose stehen in westlichen Gesellschaften immer häufiger zur Verfügung (Barton et al. 2001; Hawkins/Eagger 1998; Yale 1998). Aktuellere Arbeiten haben die potenziellen Vorteile der kognitiven Verhaltenstherapie für die Verbesserung der Gemütsverfassung, der psychosozialen Einstellung auf die Situation und der kognitiven Rehabilitation demonstriert. Sie ist hilfreich, um sich an den kognitiven Abbau zu gewöhnen und sich darauf einzustellen (Clare et al. 2000; Clare/Woods 2001; Husband 1999; Kipling et al. 1999). In einer Übersichtsarbeit von Cheston (1998) werden die Probleme angesprochen, denen sich Therapeuten gegenübersehen, die psychologische Ansätze bei Menschen mit Demenz nutzen (Kap. 9).

Fallbeispiel Jacquie

Jacquie, eine noch relativ junge Frau im Alter von 57 Jahren, klagte über Probleme mit ihrem Gedächtnis und mit organisatorischen Fähigkeiten. Sie arbeitete Vollzeit als Krankenschwester in einem ländlich gelegenen Gesundheitszentrum, in dem viel zu tun war. Jacquie hatte Schwierigkeiten mit der elektronischen Aktenführung, mit Verwaltungsaufgaben und damit, sich persönliche Informationen über Patienten (z.B. Namen der Kinder oder Berufe) zu merken. Erst kürzlich war es für sie sehr mühsam gewesen, das Weihnachtsessen für ihre große Familie vorzubereiten, obwohl sie diese Aufgabe viele Jahre lang erfolgreich bewältigt hatte. Sie hatte Angst, bei der Arbeit Fehler zu machen und sich deshalb krankgemeldet.

Jacquie glaubte anfangs, sie hätte einen Hirntumor, obwohl dies mithilfe neurologischer Untersuchungen schnell ausgeschlossen werden konnte. Als ihr die Diagnose «Alzheimer-Krankheit» mitgeteilt wurde, beschrieb sie sich selbst als «nur halb vorbereitet». Als Erstes reichte sie schriftlich ihre Kündigung ein und schickte ihren Mann zu ihrem Arbeitsplatz, um ihre persönlichen Sachen abzuholen. Sie war der festen Überzeugung, dass sie ihre Diagnose hatte wissen wollen, doch empfand sie die Art und Weise, wie sie darüber informiert worden war, als unsensibel und hoffnungslos. Sie fühlte sich nicht dazu ermutigt, weitere Informationen einzuholen.

Jacquie hatte weder ihren Söhnen noch anderen Freunden oder Familienangehörigen ihre Diagnose mitgeteilt und ging sozialen Kontakten, wenn immer möglich, aus dem Weg. Man hatte ihr angeboten, an einer Studie über das Antidementivum Donepezil teilzunehmen, doch war sie unentschieden, da sie das Gefühl hatte, dies wäre sinnlos. Sie beschrieb ihre Unfähigkeit, an irgendetwas Gefallen zu finden, ihre fehlende Motivation und ein Gefühl von Benommenheit. Kurz nach der Diagnosestellung setzte sie ein neues Testament auf, erstellte eine Patientenverfügung und übergab die Befugnisse dauerhaft einem Bevollmächtigten.

Jacquie wurde zur Teilnahme an Maßnahmen zur psychischen Unterstützung aufgefordert, um ihr zu helfen, mit der Diagnose umzugehen. Anfangs hatte sie tiefe Gefühle von Hoffnungslosigkeit und erhebliche Ängste, was die Zukunft anbelangte. Sie litt unter häufig aufkommenden, beherrschenden Gedanken und Vorstellungen, in einem fortgeschrittenen Demenzstadium elendig in einem Pflegeheim dahinzusiechen. Sie beschrieb auch Gefühle von Wut darüber, warum gerade sie davon betroffen war. Sie war verzweifelt, wann immer sie über die Diagnose nachdachte oder in irgendeiner Form daran erinnert wurde. Eine Behandlung mit Antidepressiva hatte sie jedoch abgelehnt.

Ziel der Hilfsangebote war herauszufinden, welches Verständnis Jacquie von Demenz hatte und wie sie auf die Diagnose reagierte. Sie sollte einen Leitfaden zur Bewältigung ihrer Probleme entwickeln und wurde ermutigt, ihre Gedanken und Überzeugungen über Demenz sowie ihre Vorstellungen von Langzeitpflege als unausweichliche und leidvolle Erfahrung wirklich zu ergründen. Sie erhielt Unterstützung dabei, etwas über ihren Zustand herauszufinden und im Laufe dieses Prozesses wurde ihr klar, dass es viele Jahre dauern konnte, bis sie tatsächlich sehr stark beeinträchtigt sein würde. Sie hatte einige falsche Informationen verinnerlicht, die auf ihre viele Jahre zurückgehenden Erfahrungen als Krankenschwester beruhten. Jacquie wurde vorgeschlagen, mit ihr gemeinsam einen Plan zu entwickeln, der darauf abzielte, ihre Funktionsfähigkeit so gut und so lange wie möglich zu erhalten. An diesem Punkt entschied sie sich, Donepezil zu nehmen und erkannte, dass eine medikamentöse Behandlung sinnvoller Teil einer generellen Bewältigungsstrategie sein könnte. Ein Mini-Mental-Status-Test vor Beginn der medikamentösen Therapie ergab eine Punktzahl von 30/30 – einen Wert, den sie als beruhigend empfand (Folstein et al. 1975).

Jacquie musste lernen, selbst zu ermitteln, wie stark sie sich belasten konnte. Wenn sie die sozialen und intellektuellen Anforderungen ihres täglichen Terminplans zu hoch setzte, wurde sie sehr müde und daher für ein Versagen anfällig. Setzte sie sie zu niedrig an und war ihr langweilig, kam es zu Frustration und einem Gefühl, «dumm» zu sein. Ihr wurde empfohlen, die Diagnose anderen Familienangehörigen und engen Freunden mitzuteilen, da der Versuch, kognitive Probleme zu vertuschen, sehr erschöpfte und zu sozialem Rückzug führte. Sie wurde dazu ermutigt, ihre Aktivitäten einzuteilen und sich nicht zu viel an einem Tag vorzunehmen, jeweils immer nur eine Aufgabe auszuführen, sich Zeit für die Planung zu nehmen und weiterhin die Aktivitäten zu unternehmen, die ihr wichtig waren und von denen sie wusste, dass sie sie bewältigen konnte. Sie protokollierte auch die Tätigkeiten, die ihr schwer fielen und wir fanden gemeinsam heraus, welche Hilfe sie benötigte, um sie weiterzuführen. Ihr Mann nahm an einigen dieser Sitzungen teil, da er in der Regel derjenige war, der sie unterstützte. Schließlich wurde vorgeschlagen, dass Jacquie an einer Gruppe für jüngere Menschen mit Demenz, die von der örtlichen Alzheimer Gesellschaft organisiert wurde, teilnehmen sollte.

Jacquies Verzweiflung über ihre Diagnose ließ allmählich nach. Sie hatte das Gefühl, mehr Kontrolle über ihr Befinden zu haben. Sie hatte immer noch Angst vor der Zukunft, doch waren diese Ängste realistischer und weniger lähmend. Sie sprach gut auf Donepezil an und wollte das Medikament weiternehmen, so lange es sich als nützlich erwies. Die Elemente des hier beschriebenen Hilfsangebots basieren hauptsächlich auf einer vereinfachten Version der kognitiven Verhaltenstherapie (Beck et al. 1979).

2.7 Fazit

Die Offenlegung der Diagnose «Demenz» bietet Mitarbeitern im Gesundheitssektor die Chance, frühzeitig zu intervenieren – zum einen, um Problemen vorzubeugen und zum anderen, um aufkommende Probleme besser zu bewältigen. Die Verbesserung des Dialogs mit den Betroffenen gibt uns die Möglichkeit, in geeigneter Form über die Herausforderungen, die die Betreuung von Menschen mit Demenz darstellt, nachzudenken und auf sie zu reagieren. Es bleibt zu hoffen, dass

ein frühzeitiger Aufbau von Vertrauen und Offenheit die Bereitschaft, Hilfsangebote in Anspruch zu nehmen, verbessert. Nun ist weitere Forschung vonnöten, um
die Wirkung von Beratung oder Psychotherapie über längere Zeiträume hinweg
betrachten zu können und die hilfreichen Prozesse, die durch die Hilfsangebote in
Gang gesetzt werden, zu untersuchen.

Literaturhinweise

Barton, J., Piney, C, Berg, M. and Parker, C. (2001) Coping with Forgetfulness Group. PSIGE –
Psychology Specialists Promoting Psychological Wellbeing in Late Life – Newsletter 77, 19–25.

Beck, A. T., Rush, A. J., Shaw, B. F. and Emery, G. (1979) The Cognitive Therapy of Depression. New
York, NY: Guilford Press.

Cheston, R. (1998) Psychotherapeutic work with people with dementia: a review of the literature. British Journal of Medical Psychology 71, 211–231.

Clare, L., Wilson, B. A., Carter, G., Breen, E. K., Gosses, A. and Hodges, J. R. (2000) Intervening
with everyday memory problems in dementia of the Alzheimer's type: an errorless learning
approach. Journal of Clinical and Experimental Neuropsychology 22, 132–146.

Clare, L. and Woods, R. T. (2001) Cognitive Rehabilitation in Dementia. Hove: Psychology Press.

Erde, E., Nadal, E. and Scholl, T. (1988) On truth telling and the diagnosis of Alzheimer's disease.
Journal of Family Practice 26, 401–406.

Folstein, M. F., Folstein, S. E. and McHugh, P. R. (1975) Mini-mental state: a practical method for
grading the cognitive state of patients for the clinician. Journal of Psychiatric Research 12,
607–614.

Gilliard, J. and Gwilliam, C. (1996) Sharing the diagnosis: a survey of memory disorders clinics,
their policies on informing people and their families and the support they offer. International
Journal of Geriatric Psychiatry 11, 1001–1003.

Gillon, R. (1985) Telling the truth and medical ethics. British Medical Journal 291, 1556–1557.

Hausman, C. D. (1992) Dynamic Psychotherapy with Elderly Demented Patients. In G. Jones
and B. Mieson (eds) Caregiving in Dementia. London: Routledge.

Hawkins, D. and Eagger, S. (1998) Group therapy: sharing the pain of diagnosis. Journal of
Dementia Care 6, 12–14.

Heal, H. C. and Husband, H. J. (1998) Disclosing a diagnosis of dementia: is age a factor? Aging
and Mental Health 2, 144–150.

Husband, H. J. (1996) Sharing the diagnosis – how do carers feel? Journal of Dementia Care 4,
18–20.

Husband, H. J. (1999) The psychological consequences of learning of a dementia diagnosis:
three case examples. Aging and Mental Health 3, 179–183.

Husband, H. J. (2000) Diagnostic disclosure in dementia: an opportunity for intervention?
International Journal of Geriatric Psychiatry 15, 544–547.

Kipling, T., Bailey, M. and Charlesworth, G. (1999) The feasibility of a cognitive behavioural
therapy group for men with mild/moderate impairment. Behavioural and Cognitive Psychotherapy 27, 189–193.

Kitwood, T. (1997) The experience of dementia. Aging and Mental Health 1, 13–23.

Maguire, CP., Kirby, M., Coen, R., Coakley, D., Lawler, B. A. and O'Neil, D. (1996) Family members' attitudes toward telling the patient with Alzheimer's disease their diagnosis. British
Medical Journal 314, 375–376.

Meyers, B. S. (1997) Telling patients they have Alzheimer's disease. British Medical Journal 314,
321–322.

Novak, D.H., Plumer, R., Smith, R.L., Ochitill, H., Morrow, G.R. and Bennett, J.M. (1979) Changes in physicians' attitudes toward telling the cancer patient. *Journal of the American Medical Association 241*, 897–900.

Oken, D. (1961) What to tell cancer patients. *Journal of the American Medical Association 175*, 1120–1128.

Rice, K. and Warner, N. (1994) Breaking the bad news: what do psychiatrists tell patients with dementia about their illness? *International Journal of Geriatric Psychiatry 9*, 467–471.

Solomon, K. and Szwabo, P. (1992) Psychotherapy for People with Dementia. In J.E. Morley, R.M. Coe, R. Strong and G.T. Grossberg (eds) *Memory Functions and Ageing Related Disorders*. New York, NY: Springer.

Teri, L. and Gallagher-Thompson, D. (1991) Cognitive behavioral intervention for the treatment of depression in Alzheimer's patients. *Gerontologist 31*, 413–416.

Thompson, L.W., Wenger, G., Zeuss, J.D. and Gallagher, D. (1990) CBT with early stage Alzheimer's Disease Patients: An Exploratory View of the Utility of this Approach. In E. Light and B.D. Lebowitz (eds) *Alzheimer's Disease – Treatment and Family Stress*. New York, NY: Hemisphere.

Vassilas, C.A. (1999) How often do GPs tell people with dementia about the truth about their diagnosis? *Alzheimer's Disease Society National Newsletter*, February 1999, 5.

Yale, R. (1998) *Developing Support Groups for Individuals with Early-stage Alzheimer's Disease*. Baltimore, MD: Health Professions Press.

Weiterführende Literatur

Bamford, C, Lamont, S., Eccles, M., Robinson, L., May, C. and Bond, J. (2004) Disclosing a diagnosis of dementia: a systematic review. *International Journal of Geriatric Psychiatry 19*, 151–169.

De Lepeleire, J. and Heyrman, J. (1999) Diagnosis and management of dementia in primary care at an early stage: the need for a new concept and an adapted procedure. *Theoretical Medicine and Bioethics 20*, 215–228.

Pratt, R. and Wilkinson, H. (2003) A psychosocial model of understanding the experience of receiving a diagnosis of dementia. *Dementia 2*, 181–199.

Robinson, L., Clare, L. and Evans, K. (2005) Making sense of dementia and adjusting to loss: psychological reactions to a diagnosis of dementia in couples. *Aging and Mental Health 9*, 337–347.

Wilkinson, H. and Milne, A.J. (2003) Sharing a diagnosis of dementia – learning from the patient perspective. *Aging and Mental Health 7*, 300–307.

3 Frühzeitige psychosoziale Interventionen in einer Memory Clinic

Esme Moniz-Cook, Gillian Gibson, Jas Harrison und Hannah Wilkinson

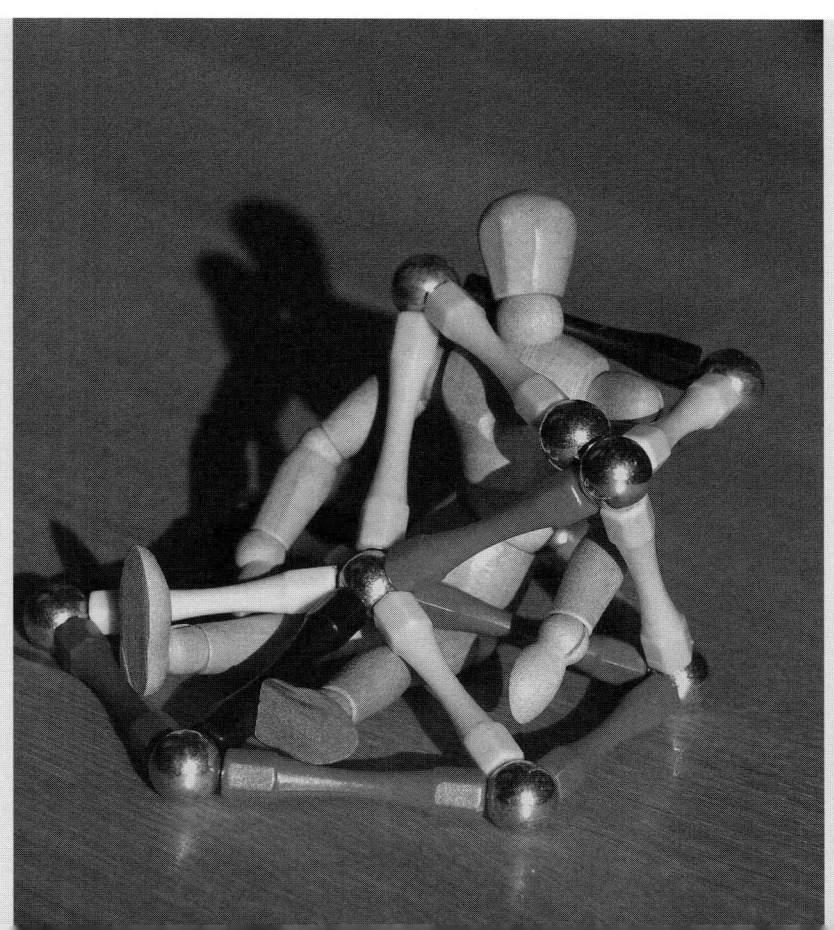

3.1 Überblick

In diesem Kapitel werden Maßnahmen erläutert, die hilfreich sind, um Beeinträchtigung und Leid infolge beginnender Demenz zu verhindern oder zu verringern. Das im Folgenden beschriebene Programm wurde während zwei kontrollierter Studien über psychosoziale Interventionen in Memory Clinics konzipiert. Hierbei wurden Protokolle zur Förderung von gesundheitlichem und psychosozialem Wohlbefinden bei älteren Menschen mit Verdacht auf Demenz entwickelt. Zunächst werden die Ergebnisse und Auswirkungen der beiden Studien zusammengefasst. Im Anschluss daran begründen wir die Auswahl der Programmprotokolle und schließlich stellen wir vier von ihnen besonders heraus:

- Kommunikationsstrategien zur Unterscheidung zwischen neurologischen Störungen und Lebensqualität (nach Beurteilung der Gedächtnisleistung)
- Gesundheitsförderung
- Erhalt von Zielen, Lebensfreude und wertvollen Beziehungen durch Vorbeugung von negativen Auswirkungen infolge kognitiver Verluste
- Unterstützung von Angehörigen.

Anonymisierte Fallbeispiele veranschaulichen die praktische Anwendung derartiger Protokolle.

3.2 Hintergrund: Studien über frühzeitige psychosoziale Interventionen in Memory Clinics

Das Programm für frühzeitige psychosoziale Interventionen wurde in kontrollierten und Implementationsstudien entwickelt, die über zehn Jahre hinweg in einer Memory Clinic in Großbritannien durchgeführt wurden. Zunächst wurde in der Clinic die Gedächtnisleistung der Patienten mit Verdacht auf Demenz beurteilt. Im Anschluss daran konnten Betroffene an der ersten Studie teilnehmen. Diese beinhaltete eine individuell gestaltete psychosoziale Intervention unter Anwendung kognitiver Rehabilitationsmethoden in der häuslichen Umgebung des Menschen mit Demenz, bei der die Betreuungspersonen insofern eingeschlossen wurden, dass sie den Betroffenen über drei Monate hinweg bei der Nutzung externer Erinnerungshilfen unterstützten. Bei der Verlaufskontrolle nach sechs Monaten zeigte sich, dass sich die Betreuungspersonen der Versuchsgruppe im Vergleich zur Kontrollgruppe mit regulärer Behandlung stärker belastet fühlten (Moniz-Cook et al. 1998). Bei der Verlaufskontrolle nach 18 Monaten wurde jedoch deutlich, dass sich die kognitive Rehabilitation sowohl positiv auf das Gedächtnis des Menschen mit beginnender Demenz ($F = 14{,}49$, $df = 1{,}28$, $P = 0{,}001$) als auch auf die Psyche der Betreuungsperson auswirkte (Rückgang von depressiven Verstimmungen [$F = 17{,}03$, $df = 1{,}18$, $P = 0{,}001$] und Ängsten [$F = 15{,}58$, $df = 1{,}18$, $P = 0{,}001$]). Zudem lebten in der Versuchsgruppe mehr Menschen mit Demenz länger in der eigenen häuslichen Umgebung.

In einer zweiten Studie wurden dem ursprünglichen kognitiven Rehabilitationsprogramm zusätzlich zur Verhaltensaktivierung (angenehme Aktivität), Gesundheitsförderung und Unterstützung der Betreuungsperson weitere Interventionen hinzugefügt, um damit psychosoziale Maßnahmen in der häuslichen Umgebung der Betroffenen und ihrer Angehörigen anzubieten, die aus vielen Elementen bestanden. Im Vergleich zur Kontrollgruppe mit regulärer Behandlung fühlten sich die Betreuungspersonen nach sechs Monaten etwas stärker belastet (Moniz-Cook et al. 2001a, 2001b). Dieses Mal war die Belastung in der Anfangszeit jedoch nicht so erheblich, was vielleicht darin begründet war, dass zusätzliche Programmprotokolle einbezogen worden waren, die den empfundenen Stress minderten. Diese zweite Studie zeigte mit der Zeit ebenfalls positive Ergebnisse. Bei der Verlaufskontrolle nach zwölf Monaten waren die Menschen mit Demenz weniger depressiv ($F = 7,870$, $df = 1,42$, $P = 0,0076$). Die Betreuungspersonen berichteten, der Angehörige sei weniger verhaltensauffällig, habe geringere Gedächtnisprobleme ($F = 8,883$, $df = 1,42$, $P = 0,0048$) und sie selbst könnten die Situation besser bewältigen ($F = 6,84$, $df = 1,41$, $P = 0,0124$). Zudem wurden mehr Menschen mit Demenz weiterhin zu Hause betreut.

Wie sich frühzeitig eingeleitete psychosoziale Interventionen bei beginnender Demenz auf betreuende Angehörige auswirken, ist bisher noch nicht hinreichend verständlich geworden. In einer britischen Studie berichteten Angehörige beispielsweise, mit der siebenwöchigen Gruppenmaßnahme zur Verbesserung der Gedächtnisfunktion des Menschen mit beginnender Demenz sehr zufrieden gewesen zu sein (James/Sabin 2005) – allerdings mit der Folge, dass sie begannen, sich auf die Defizite des anderen zu konzentrieren und somit fortfuhren, die Rolle des Fürsorgenden einzunehmen.

Eine andere Gruppe zur frühzeitigen Verbesserung der Gedächtnisfunktion für Menschen mit Verdacht auf Demenz und betreuende Angehörige berichtete über negative Auswirkungen auf die Stimmung der Betreuungspersonen (Zarit et al. 1982). Noch ein anderes Beispiel ist ein Gruppenschulungsprogramm für betreuende Angehörige (Russell et al. 1989), das die Ängste hinsichtlich Zukunft, Prognose und Verschlechterung des Zustands noch zu verschlimmern schien. Wichtig ist, sich der Gefahr der eventuell auftretenden schlechten Gemütsverfassung oder Depressivität von betreuenden Angehörigen bei frühzeitigen psychosozialen Interventionsprogrammen bewusst zu sein, da die Stimmung der Betreuungsperson ein guter Prädiktor für die Beteiligung der Familie an häuslichen Maßnahmen ist und ihre Motivation bestimmt (Gitlin et al. 1999).

In den beiden beschriebenen Studien wurde die Problematik der Gemütsverfassung nach der dreimonatigen Anfangsphase einer zu Hause stattfindenden psychosozialen Intervention möglicherweise durch den regelmäßigen Kontakt der Praktizierenden mit dem Betroffenen und seinen Angehörigen gemindert. Dass die Herstellung von Kontakt mit der Familie hierbei eine große Rolle spielt, macht eine weitere Studie deutlich. Hier waren Familien, bei denen nur die Angehörigen mit beginnender Demenz über zwölf Monate hinweg an einer gruppenbasierten Intervention in einer Tagesklinik teilgenommen hatten, zwar sehr zufrieden mit der Maßnahme, jedoch verschlechterte sich die Stimmung der Familien im Vergleich zu ähnlichen Gruppen, die zu Hause oder ambulant für Betroffene und Angehörige gemeinsam stattgefunden hatten, deutlich (Richards et al. 2003). Die hier beschriebenen Studien zeigen, dass die Familie ein wichtiger Teil des sozialen Gefüges eines Menschen mit Demenz darstellt und dass es von diesem Gefüge abhängt, inwieweit eine psychosoziale Intervention erfolgreich ist. Eine wesentliche Voraussetzung für das Gelingen derartiger Hilfsmaßnahmen ist, dass sich Betroffene und Betreuende ebenso wie andere unterstützende Familienmitglieder und Freunde darauf einlassen, die Ziele psychosozialer Interventionen erreichen zu wollen. Um zu beurteilen, welches das richtige Interventionsprogramm für die jeweilige Situation ist, müssen die persönlichen Umstände, Beziehungen, Sorgen und Hoffnungen sowohl des Menschen mit Demenz als auch seiner Familie genau betrachtet werden (Leitfaden zur Beurteilung, s. Moniz-Cook 2008).

3.3 Warum sollten psychosoziale Interventionen frühzeitig eingeleitet werden?

Die in den Studien durchgeführten frühzeitigen Interventionsprogramme basieren konzeptionell und empirisch auf:

- den Modellen psychosozialer Störungen bei Demenz (Gilliard et al. 2005)
- den Modellen von Gesundheitsförderung (Naidoo/Willis 2000; Nutbeam 1998)
- psychosozialem Wohlbefinden.

Wir schlagen vor, das Modell der Gesundheitsförderung in das einzubinden, was mit frühzeitigen psychosozialen Interventionen – die auch als «sekundäre Interventionen zur Gesundheitsförderung» beschrieben werden können – in einer Memory Clinic erreicht werden soll (s. Naidoo/Willis 2000), da sie zum Ziel haben, das Fortschreiten eines Zustands von zunehmender Beeinträchtigung zu verzögern und somit Wohlbefinden zu erhalten. Die Ziele der Arbeit mit Menschen mit beginnender Demenz können sein:

- Vorbeugung zukünftigen Leids durch die Behandlung langfristiger Ursachen für «übermäßige Beeinträchtigung» (Sabat 1994). Dies bedeutet, den zusätzlichen gesundheitlichen und psychosozialen Störungen, unter denen ältere Menschen mit Verdacht auf Demenz häufig leiden und die nicht direkt mit einer Hirnschädigung oder mit kognitiven Verlusten in Zusammenhang stehen, vorzubeugen.
- Erhalt von Zielen, Lebensfreude, sinnstiftender Aktivität, wertvollen Beziehungen und Lebensqualität.

Die von uns definierten Ziele frühzeitig eingeleiteter psychosozialer Interventionen erfüllen also auch immer eine vorbeugende Funktion und beinhalten Strategien zur Prävention von Leid und Beeinträchtigung sowie zur Förderung von gesundheitlichem und psychosozialem Wohlbefinden. Derartige Hilfsangebote können auch unabhängig von einer Demenzdiagnose in Anspruch genommen werden – also dann, wenn die Diagnose noch nicht gesichert ist, jedoch ein «wachsames Auge» hilfreich wäre oder wenn eine leichte kognitive Beeinträchtigung vorliegt.

3.3.1 «Prävention» und Gesundheitsförderung bei beginnender Demenz

In den letzten Jahren tauchte im Zusammenhang mit vaskulären kognitiven Störungen (Vascular Cognitive Impairment, Bowler/Hachinski 2003), leichter kognitiver Beeinträchtigung (Mild Cognitive Impairment, Tuokko/Hultsch 2006), epidemiologisch belegten Risikofaktoren, Neuroprotektion und Verbesserung der «neuronalen Reserve» (Purandare et al.2005) immer häufiger der Begriff der «vermeidbaren Demenz» auf. In der Fachliteratur wird die Behandlung vaskulärer Risikofaktoren wie Hypertonie, hoher Cholesterinspiegel, Diabetes, Verengung der Hauptarterien zum Gehirn, Herzkrankheit und Rauchen als wichtige vorbeugende Strategie anerkannt, die auch für ältere Menschen mit beginnender Demenz hilfreich ist. Zudem eignen sich Maßnahmen zur Vorbeugung von Demenz wie die Behandlung mit Folsäure, Vitamin B_{12} oder Antioxidanzien (Vitamin C und E, Alkohol) gleichermaßen auch dann, wenn bereits die Diagnose «Demenz» vorliegt. So kann ein niedriger Vitamin B_{12}-Spiegel im Serum bei Menschen mit frontotemporaler Demenz beispielsweise für die Entwicklung von Halluzinationen und Schlafstörungen verantwortlich sein (Engelborghs et al. 2004). Ein weiterer interessanter Bereich zur Prävention von Demenz ist das, was als «Verbesserung der neuronalen Reserve» beschrieben worden ist (häufig von Menschen im mittleren Alter praktiziert) und vermehrte kognitive, körperliche und angenehme soziale Aktivitäten umfasst (Purandare et al. 2005). Die positive Wirkung einer «Verbesserung der neuronalen Reserve» ist auch bei beginnender Demenz empirisch immer besser belegt. So gibt es beispielsweise Hinweise darauf, dass Menschen mit Alzheimer-Krankheit kognitive Ausfälle in einem Hirnareal durch verstärkte Aktivität eines anderen Hirnareals kompensieren können (Grady 2007). Die kognitive Stimulation kann einen kognitiven Abbau bei Demenz verzögern (Spector et al. 2003) und frühzeitige körperliche und angenehme soziale Aktivitäten beugen möglicherweise einer extremen Verschlechterung der Gemütsverfassung bei Menschen mit Demenz (Eggermont/Scherder 2006; Moniz-Cook et al. 2001a, 2001b; Teri et al. 1997) und ihren Betreuungspersonen vor (Moniz-Cook et al. 1998; 2001a, 2001b; Teri et al. 1997).

Die Fachliteratur zum Thema «Gesundheitsförderung» stellt die Risiken heraus, die die funktionelle Unabhängigkeit, Gesundheit und das Wohlbefinden von älteren Menschen gefährden können, wozu auch die Wirkung von Medikamenten und gesundheitsgefährdende Stürze zählen (Nutbeam 1998). Medikamente, die häufig mit Stürzen in Zusammenhang stehen, sind dämpfend wirkende Schmerzmittel, Antiepileptika, Antidepressiva (Kelly et al. 2003) sowie Beruhigungs- und Schlafmittel (Oliver et al. 2004). Die Maßnahmen zur Gesundheitsförderung bei beginnender Demenz in dem hier beschriebenen frühzeitigen Interventionsprogramm der Memory Clinic waren:

- Kontrolle der für die Entwicklung von Demenz bekannten Risikofaktoren und Angebot rechtzeitiger Behandlung, falls erforderlich
- Ansprache der bekannten Gefahren, die zu einer funktionellen Abhängigkeit von älteren Menschen führen können (insbesondere Stürze, Verordnung von und Umgang mit Medikamenten)
- Angebot und Betreuung psychosozialer Interventionen wie kognitive, körperliche und angenehme soziale Aktivitäten zur Erhaltung psychosozialen Wohlbefindens.
- Bei der Ausführung des Programms arbeitete der Hausarzt des Betroffenen (Allgemeinmediziner) als Case Manager mit dem Arzt der Memory Clinic zusammen (Moniz-Cook et al. 1997).

3.3.2 «Prävention» und psychosoziale Störungen in Memory Clinics

Im einführenden Kapitel dieses Buches wurde herausgestellt, welche Auswirkungen die zweifache Stigmatisierung durch Alter und Demenz haben kann. Sie schürt bei vielen älteren Menschen Ängste von Kontrollverlust, führt zu Missverständnissen und verhindert oft eine Verbesserung der Situation. Sie ist in manchen Fällen der subtile, aber bedeutende Grund dafür, dass ältere Menschen keine Memory Clinic aufsuchen und ihre Familien nicht an gesundheitsfördernden und psychosozialen Interventionen teilnehmen, die vor den bekannten negativen Auswirkungen einer Demenz auf das Befinden und die Lebensqualität schützen können.

Es ist anzunehmen, dass einige Verfahren in speziellen, ambulanten Memory Clinics das Engagement von älteren Menschen und ihren Angehörigen, sich an Programmen zur Gesundheitsförderung und zu psychosozialem Wohlbefinden zu beteiligen, untergraben. So kann beispielsweise die Beratung eines Menschen vor der Diagnosestellung, die von ihm die Entscheidung fordert, ob er die Diagnose erfahren will oder nicht, bei jemandem, der zum ersten Mal eine Memory Clinic aufsucht, die Ängste vor Kontrollverlust noch verstärken. Protokolle zur Medikation mit Acetylcholinesterasehemmern, Informationen über persönliche Angelegenheiten wie Vorsorgevollmacht (in England und Wales), Patientenverfügung, Sozialleistungen, Fahrerlaubnis, Fragen zur Sicherheit und Verweise auf örtliche und nationale Organisationen haben nach der Diagnosestellung ihren Platz, doch können sie auch die aktive Beteiligung an vorbeugenden, gemeinschaftlichen psychosozialen Interventionen untergraben. Wenn die Funktion einer Memory Clinic in erster Linie in der Evaluation der Wirkung von Acetylcholinesterasehemmern besteht und diese Medikamente sich für den Betroffenen nicht eignen, sind andere prophylaktische Maßnahmen infolge enttäuschter Angehöriger (Moniz-Cook et al. 1997), unzureichend ausgestatteter oder nicht hinreichend kompetenter Praktizierender und ungeeigneter Protokolle eventuell gar nicht durchführbar. Werden schließlich die Ängste der Familien nicht gleich zu Beginn einer Konsultation angesprochen, verhindern Angehörige möglicherweise unbeabsichtigt Aktivitäten zur Förderung von Gesundheit und Wohlbefinden oder unterstützen diese nicht aktiv.

3.4 Protokolle frühzeitiger Interventionen in der Hull Memory Clinic

Nach dem sozialen Modell von Behinderung im Zusammenhang mit der Betreuung von Menschen mit Demenz (Gilliard et al. 2005) sollten frühzeitige psychosoziale Ansätze folgende Merkmale aufweisen: Konzentration auf verbliebene Fähigkeiten und Beachtung der Sprache zur Vermeidung einer negativen Stereotypisierung; Angebot von Aktivitäten zur Förderung von Autonomie; Unterstützung von Aktivitäten, die individuell zugeschnitten sind und auf der Kenntnis von früheren Vorlieben, Werten und Interessen beruhen; Beaufsichtigung des Prozesses, um zu verhindern, dass andere (z. B. Angehörige, Mitarbeiter) dem Menschen mit Demenz den Zugang zu Interventionen versperren. In der Hull Memory Clinic wurden für die psychosoziale Betreuung vier Protokolle entwickelt, die explizit aufeinander aufbauen, um das zum Zeitpunkt der Beurteilung des Patienten bestehende Gefühl von Stigmatisierung abzubauen, Gesundheit und psychosoziales Wohlbefinden zu fördern und Angehörige zu unterstützen. Diese vier Protokolle reflektieren ein Programm zum Selbstmanagement von Demenz, das aus vielen Elementen besteht, langfristig angelegt ist und, wie dies für viele sekundäre gesundheitsfördernde Interventionen üblich ist (Naidoo/ Willis 2000), an der Schnittstelle von gemeindebasierter Grund- und Sekundärversorgung umgesetzt wird.

Das Programm setzt sich aus den folgenden vier, aufeinander aufbauenden Teilen zusammen:

1. Zusammentreffen mit dem Betroffenen und seinen Angehörigen zur Besprechung der Gedächtnisfunktionstests.
2. Einladung von Betroffenen, Angehörigen, weiteren Familienmitgliedern und Freunden zur Teilnahme an einem halbtägigen Workshop zum Thema «Das Gedächtnis verstehen und Probleme im Alter meistern» (s. **Kasten 3-1**).
3. Einjährige Durchführung von sechs bis acht zu Hause oder ambulant stattfindenden Behandlungssitzungen mit Elementen psychosozialer Interventionen.
4. Nach einem Jahr: Beginn einer langfristig angelegten Verlaufskontrolle mit Unterstützung des Arztes der Memory Clinic und des Hausarztes, wenn dies erforderlich war (Strategie der Grundversorgung, bei der ein Case Manager den Verlauf der Behandlungsmaßnahmen bei Menschen mit langfristigen Gesundheitsproblemen routinemäßig beobachtet und erfasst).

In den vorher beschriebenen Studien wurden dementiell erkrankte Menschen in der Grundversorgung von einem Arzt der Memory Clinic und ihrem Hausarzt betreut (Moniz-Cook et al. 1997). Dies änderte sich nur, wenn Betroffene oder betreuende Angehörige deutlich überlastet waren und somit eine Entlastungspflege oder langfristige externe Versorgung erforderlich wurde. In solchen Fällen wurde der Betroffene an spezielle psychiatrische und soziale Einrichtungen überwiesen. In Großbritannien wird diese Form der Betreuung in der Regel innerhalb der sekundären (d. h. gemeindebasiert) oder tertiären (d. h. stationärer Aufenthalt in einer Psychiatrie) Versorgung koordiniert und gewährleistet.

3.4.1 Eine Sprache zur Unterscheidung zwischen neurologischen Störungen und Lebensqualität

Die Beurteilung der Gedächtnisleistung kann hilfreich sein, um verbliebene Fähigkeiten zu fördern und eine negative Stereotypisierung zu verhindern. Hierzu:

- wird abklärt, welche Stärken der Mensch mit Demenz hat und wie diese maximiert werden können
- werden die Ursachen der Gedächtnisprobleme erklärt
- werden Strategien zur Kompensation besonderer Schwierigkeiten infolge kognitiver Verluste angeboten.

In der Hull Memory Clinic kamen nach einer Prüfung der Gedächtnisleistung drei Methoden zum Einsatz. Jede zielte darauf, kognitive Stärken zu fördern und herauszustellen, wie diese maximiert werden können. Des Weiteren wurden Gedächtnisprobleme erklärt und zu den Kompensationsstrategien beraten. Der Psychologe verwendete beim ersten Gespräch mit den Betroffenen und ihren Angehörigen nach der Beurteilung der Gedächtnisleistung zunächst eine vereinfachte Darstellung der kognitiven Funktion (kognitive Landkarte, s. **Abb. 3-1**). Im Anschluss daran wurde das anhand der kognitiven Landkarte Besprochene auf Wunsch schriftlich zusammengefasst (s. **Abb. 3-2**). Schließlich wurden die Familien eingeladen, an einem monatlich stattfindenden Workshop zur Vermittlung der Grundsätze kognitiver Rehabilitation teilzunehmen (s. **Kasten 3-1**), die die Grundlage für die später beschriebenen ersten Elemente psychosozialer Intervention bildeten. Die folgenden Fallbeispiele von Donald, Fleur und Sandra veranschaulichen, wie die Methoden in der Praxis umgesetzt wurden.

1 Frontallappen
Kontrolle: zielgerichtetes Verhalten wie planen, organisieren, Abläufe koordinieren; Verhaltensweisen beginnen und beenden, Selbstkontrolle und «Motivation» («in Schwung kommen»); Sprach- und Gedankenfluss, Aufmerksamkeit; Konzentration und Flexibilität im Denken; Arbeitsgedächtnis.
Mögliche Schwierigkeiten:
– verbale und Verhaltensimpulsivität
– «Enthemmung»; «Verharren» (Perseveration)
– Wechsel von Strategien
– geteilte/selektive Aufmerksamkeit
– Überwachung (Scanning)

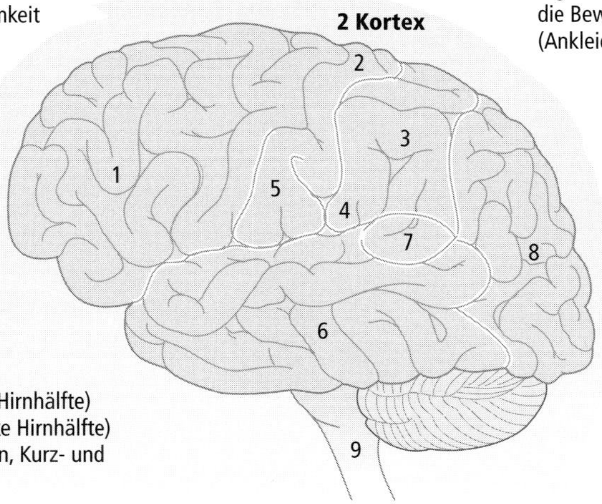

4 Diskonnektion
Sprachstörungen
(Aphasie)

5 Broca-Zentrum
Worte
Sprachbildung
expressive Aphasie

6 Temporallappen
– visuelles Gedächtnis (rechte Hirnhälfte)
– auditorische Gedächtnis (linke Hirnhälfte)
– erkennen, abrufen, neu lernen, Kurz- und Langzeitgedächtnis

3 Partiallappen
Visuell-räumliche Störungen:
– Tiefenwahrnehmung (3D)
– räumliche Wahrnemung
– visuelle und sensorische Wahrnehmung
Dyspraxie (Störungen bei willentlich kontrollierten Bewegungen):
– Koordination
– Schwankungen bei der Durchführung täglicher Aufgaben, die Bewegung erfordern (Ankleiden, Laufen)

7 Wernicke-Zentrum
aufnehmen und
verstehen
Aphasien

8 Okzipitallappen
Defizite in der Wahrnehmung:
– falsches Erkennen
– Störung des Erkennens (Agnosie):
Objekte, Gesichter, sensorisch und auditorisch
– sensorische Störungen: Unfähigkeit, Farben zu sehen oder Strukturen/ Wärme zu empfinden

2 Kortex

9 Mittelhirn

Abbildung 3-1: Vereinfachte kognitive Landkarte zur Besprechung der Ergebnisse von Gedächtnisfunktionstests.

Fallbeispiel Donald
Donald war 78 Jahre alt. Vier Jahre zuvor war bei ihm eine «Alzheimerdemenz» diagnostiziert worden, doch führte er bis vor Kurzem ein relativ aktives Leben. Seine Frau berichtete, dass er jetzt häufiger ungeschickt sei, Tassen umwerfe und unsicher gehe, was zu einer Reihe von Stürzen geführt hatte. Diese Unsicherheit hatte Auswirkungen auf Donalds Leben, da er sich nun nicht mehr traute, spazierenzugehen oder seinen Garten zu versorgen. Seine Frau glaubte, er sei dafür jetzt zu gebrechlich und er selbst hatte Angst davor, zu fallen – mit der Folge, dass Donald depressiv geworden war. Eine erneute Beurteilung seiner Gedächtnisfunktion deutete eher auf spezielle Probleme mit der Tiefenwahrnehmung hin – wahrscheinlich infolge eines Infarktes, da Alzheimerpatienten auch gefäßbedingte Gedächtnisprobleme entwickeln können – als auf eine Gebrechlichkeit an und für sich. Mithilfe der vereinfachten kognitiven Landkarte (s. Abb. 3-1) wurden Donald und seinen Angehörigen die mögliche Ursache für die berichteten Probleme erklärt. Die Familie fühlte sich beruhigt und beteiligte sich an den Rehabilitationsmaßnahmen zur Kompensation seiner Schwierigkeiten. Auch später versuchte Donald mithilfe erlernter Strategien, seine «Unbeholfenheit» zu bewältigen. Sturzvorbeugende Maßnahmen verringerten seine verständliche Angst vor dem Fallen, sodass er wieder seine regelmäßigen Spaziergänge machen und seinen Garten versorgen konnte. Im Anschluss berichtete Donald, dass er sich nun viel besser fühle.

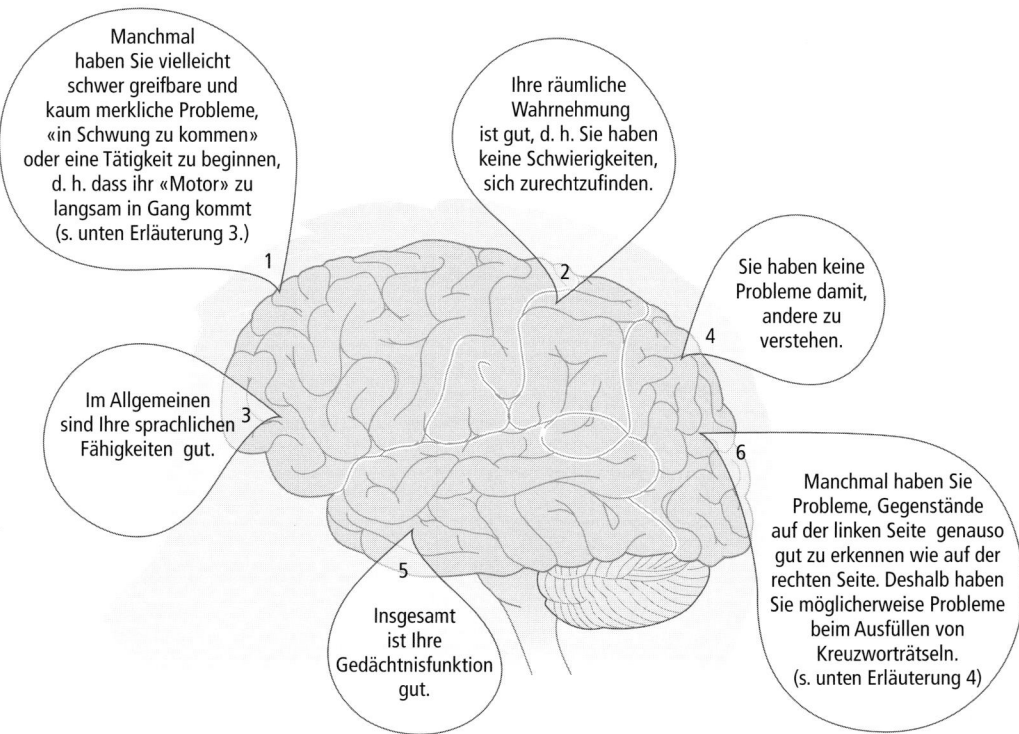

Abbildung 3-2: Beispiel schriftlicher Informationen für Fleur und ihre Angehörigen.

Kasten 3-1: Familienworkshop: «Das Gedächtnis verstehen und Probleme im Alter meistern»

Was ist das Gedächtnis?
- Kurzzeitgedächtnis/Arbeitsgedächtnis; Langzeitgedächtnis; prospektives Gedächtnis.
Übungen zu jeder dieser Gedächtnisfunktionen, z. B.: **Wie lautete die Zahl, die wir Ihnen vor einigen Minuten gezeigt haben? (Kurzzeitgedächtnis)**

- Semantisches Gedächtnis (Erinnerung an Fakten); episodisches/autobiografisches Gedächtnis (persönliche Informationen); prozedurales/implizites Gedächtnis (Fähigkeiten).
Übungen zu jeder dieser Gedächtnisfunktionen, z. B.: **Wie heißt die Hauptstadt von Frankreich? (Fakten); Was haben Sie zum Frühstück gegessen? (episodisches Gedächtnis); Binden Sie Ihre Schuhe zu (prozedurales/implizites Gedächtnis).**

- Verbales und visuelles Gedächtnis.
Übungen zu jeder dieser Gedächtnisfunktionen, z. B.: **Wie heißt der Arzt? (verbales Gedächtnis); Welche Haarfarbe hat die Arzthelferin? (visuelles Gedächtnis)**

- Erinnerungs- und Wiedererkennungsvermögen.
Übungen zu jeder dieser Gedächtnisfunktionen, z. B.: **Wie hieß die bekannte Schauspielerin, die Fürst Rainier von Monaco geheiratet hat? (Erinnerungsvermögen); Wen in diesem Raum haben Sie schon einmal gesehen? Wer ist die Frau auf diesem Foto? (Wiedererkennungsvermögen)**

- Phasen des Gedächtnisprozesses:
  - enkodieren (Informationen aufnehmen und einspeichern)
  - abspeichern (Informationen aufbewahren)
  - abrufen (Informationen wiedergeben).

Andere kognitive Funktionen

- Sprache: sprechen und verstehen
- Wahrnehmung
- Praxis: willentlich kontrollierte Bewegungen
- exekutive Funktionen.

Kompensation von Gedächtnisproblemen

- Pro und Kontra der Vorstellung «Use it or lose it»
- Warum externe Gedächtnishilfen?
- Überblick über Strategien zur Kompensation spezieller Gedächtnisprobleme
- effiziente Strategien zum Erlernen neuer Dinge.

Fallbeispiel Fleur

Die 78-jährige Fleur war eine aktive Frau, die die Memory Clinic aufsuchte, weil ihr Mann der Überzeugung war, sie sei an Alzheimer erkrankt. Er hoffte, dass ihr eine medikamentöse Behandlung mit Acetylcholinesterasehemmern helfen könnte. Fleur selbst nahm generell nicht gern Medikamente ein und antwortete, er solle sie «mit Medikamenten in Ruhe lassen». Sie war der Meinung, ihr Gedächtnis funktioniere «ausgezeichnet». Fleur und John hatten im Internet nach Informationen über Demenz recherchiert, bevor sie die Klinik aufsuchten. Beide stimmten darin überein, dass Fleur in den letzten drei Monaten in ihren Handlungen «irgendwie zögerlich» geworden war und sich insbesondere bei häuslichen Tätigkeiten nichts mehr zutraute. John hatte das Gefühl, er müsse jetzt mehr bei der Zubereitung der Mahlzeiten und im Haushalt helfen. Fleur hatte sich in jüngster Zeit zudem entschieden, nicht mehr Auto zu fahren. Bei dem Gespräch nach der Beurteilung ihrer Gedächtnisfunktion wurde die Diagnose «vaskuläre Demenz» besprochen. John wollte weiterhin, dass seine Frau mit Acetylcholinesterasehemmern behandelt wird und war bereit, die Kosten dafür zu übernehmen, da diese vom staatlichen Gesundheitsdienst Großbritanniens nicht übernommen wurden. Fleur weigerte sich jedoch immer noch, Medikamente einzunehmen und bat um eine schriftliche Zusammenfassung des Gesprächs, nachdem ihre täglichen Probleme herausgearbeitet worden waren (s. Abb. 3-2). Sie wollte sich mit ihrem Sohn und ihrer Schwiegertochter besprechen, die bei dem Gespräch nicht anwesend waren. Im Anschluss daran nahm ihr Sohn gemeinsam mit seiner Mutter an dem halbtägigen Familienworkshop teil (s. Kasten 3-1) und ermutigte seinen Vater, Fleur bei den zu Hause durchgeführten Rehabilitationsmaßnahmen zur Kompensation ihrer Gedächtnisstörungen zu unterstützen. John war weiterhin der Meinung, dass seine Frau von einer Medikamenteneinnahme profitieren würde, doch unterstützte er sie trotzdem in ihren Bemühungen, wichtige soziale Aktivitäten zu erhalten und brachte sie auch zum Chorsingen, obwohl er selbst nicht daran teilnahm.

Hier einige Erklärungen zu den Fragen, die Sie uns bei dem Gespräch gestellt haben:

1. **Was sind TIAs/kleine Schlaganfälle?** Transitorische ischämische Attacken (TIAs) und «kleine» Schlaganfälle sind die zweithäufigste Ursache für Gedächtnisprobleme bei Menschen über 65 Jahren. Zu derartigen Geschehnissen kommt es, wenn ein Teil des Gehirns vorübergehend nicht mit Blut, welches den Sauerstoff zum Gehirn transportiert, versorgt wird. Sie können plötzlich eintreten und kurze Zeit andauern (fünf bis dreißig Minuten, im Falle einer TIA auch viel kürzer). Manchmal – insbesondere bei einer TIA – sind sich die Menschen dessen nicht bewusst, andere haben vielleicht ein «merkwürdiges Gefühl» und wieder andere berichten über zeitweilige Störungen wie Doppeltsehen, Taubheit, Schwäche oder ein Kribbeln im Arm, im Bein, in der Hand oder im Fuß und über Schwindel. Meistens haben die Menschen den Eindruck, sich von diesen Episoden nach einer gewissen Zeit wieder «erholt» zu haben. Ein «kleiner» Schlaganfall kann in jeder Hirnregion auftreten. In Ihrem Fall war eher die hintere Region betroffen. Dies bedeutet, dass der größte Teil des Gehirns für Ihr Alter relativ normal arbeitet und manche Areale zeitweise die Funktion von Regionen übernehmen, die sich nicht vollständig von dem «kleinen» Schlaganfall erholt haben. Einige der Probleme, über die Sie berichtet haben, sind Auswirkungen dieses Geschehnisses (s. unten 3. und 4.).

2. **Wie kann ich verhindern, dass sich die Situation verschlechtert?** Wir haben Ihrem Hausarzt eine medikamentöse Behandlung mit Aspirin empfohlen, um die Wahrscheinlichkeit, dass ein solcher «kleiner» Schlaganfall erneut auftritt, zu verringern. Wichtig ist, dass Sie keine Medikamente ohne Zustimmung Ihres Hausarztes einnehmen, da bestimmte Medikamente (auch Aspirin) Ihre allgemeine Gesundheit beeinflussen können. Auch ein hoher Blutdruck kann zu einer Verschlechterung der Situation beitragen, doch erhalten Sie von Ihrem Hausarzt bereits blutdrucksenkende Medikamente. Sie sollten Ihren Blutdruck regelmäßig kontrollieren lassen. Auch Ihr Blut sollte mindestens einmal pro Jahr untersucht werden, damit sichergestellt wird, dass sich keine anderen Krankheiten wie eine Anämie oder Diabetes entwickeln. Alkohol, Fett und Salz sollten Sie nur in geringen Mengen zu sich nehmen, weil sie den Blutdruck erhöhen. Da Sie bereits einen hohen Blutdruck haben, sollten Sie auch die Koffeinzufuhr (Kaffee, Tee) reduzieren und sich ausgewogen ernähren. Zudem kann sportliche Betätigung sinnvoll sein. Besprechen Sie dies mit Ihrem Hausarzt oder mit unseren Beratern in der Anlaufstelle. Gehen Sie täglich regelmäßig 15 bis 20 Minuten spazieren. Das reicht in der momentanen Situation wahrscheinlich aus, doch passen Sie auf, dass Sie nicht fallen (s. unten 4.).

3. **Warum fällt es mir schwer, «in Schwung zu kommen»?** Möglicherweise fällt es Ihnen manchmal schwer, dass, was Sie tun wollen, auch umzusetzen. Obwohl Sie genau wissen, wie Sie etwas tun müssen und dies auch anderen beschreiben können, haben Sie Schwierigkeiten, die Handlung oder Tätigkeit auszuführen, d. h. Ihr «Motor kommt nicht in Gang». Es kann passieren, dass andere Menschen denken, Sie seien zögerlich, trauten sich nicht oder wären langsam. Wichtig ist jedoch zu erkennen, dass dem nicht so ist. Wenn Sie merken, dass Sie hier Probleme haben, bitten Sie Ihren Mann, Sie körperlich «in Schwung zu bringen» – so, wie wir es Ihnen in der Klinik gezeigt haben. Wenn Sie einmal «in Gang» sind, dürfte es für Sie nicht zu schwierig sein, das zu tun, was Sie tun wollen.

4. **Warum fällt es mir schwer, Kreuzworträtsel auszufüllen?** Unsere Tests haben gezeigt, dass Sie häufig Dinge, die sich rechts von Ihnen befinden, besser sehen als das, was auf der linken Seite ist. Sie kompensieren diese Schwäche schon, indem Sie Gegenstände so verschieben, bis Sie diese richtig sehen können. Tun Sie dies weiterhin, es ist eine sehr gute Strategie. Aus demselben Grund passiert Ihnen möglicherweise, dass Sie: (a) eher gegen etwas laufen, wie Türen oder Möbel, weil sie gelegentlich Gegenstände in Ihrer Umgebung nicht sehen oder falsch wahrnehmen; (b) über Bordsteinkanten, Fliesen oder Teppiche stolpern. Hierbei besteht die Gefahr, dass Sie fallen. Ebenso große Sturzgefahr besteht, wenn Sie sich auf einen Stuhl setzen oder aus diesem aufstehen, wenn Sie ins Bett gehen oder wieder aufstehen und wenn Sie ins Bad bzw. auf die Toilette gehen. Wir werden mit Ihnen und Ihrem Mann bei unserem Hausbesuch besprechen, wie Sie das Sturzrisiko verringern können.

5. **Sollte ich einige meiner sozialen Aktivitäten einstellen?** Wichtig ist, dass Sie keine Ihrer sozialen Aktivitäten oder Hobbys aufgeben, auch wenn Ihnen die offensichtlichen «Fehler», die Sie machen, peinlich sind. Hier gilt die Regel «Use it or lose it», was bedeutet, dass Sie Ihre Fähigkeiten nutzen sollten, sonst gehen sie verloren. Das, was Sie gerne tun, regt Ihr Gedächtnis an. Unternehmen Sie etwas mit Menschen, denen Sie vertrauen. Diese werden Ihre gelegentlichen «Fehler» übersehen und Sie darin bestärken, weiterzumachen. Singen Sie weiterhin im Chor, gehen Sie tanzen, halten Sie den Kontakt zu Ihren Enkelkindern. Gehen Sie weiterhin in klassische Konzerte, ins Theater und tun Sie das, was Sie auch vorher gern getan haben.

Fallbeispiel Sandra

Die 67-jährige Sandra hatte die letzten zwanzig Jahre mit ihrer Tochter Brenda zusammengelebt und diese dabei unterstützt, ihre Söhne großzuziehen und den Haushalt zu versorgen. Sie berichtete, dass sie über ihr nachlassendes Gedächtnis besorgt sei. Brenda hatte nicht den Eindruck, ihre Mutter habe Gedächtnisprobleme, sondern eher, dass sie «fauler» geworden war und das Interesse an häuslichen Angelegenheiten verloren hatte. Brenda empfand, sie müsse ständig an ihrer Mutter «herumnörgeln», um sie dazu zu bringen, etwas zu tun. Beide waren sich einig, dass diese Situation zu vermehrten Spannungen im Haus geführt hatte. Die Beurteilung der Gedächtnisleistung ergab, dass Sandra das entwickelte, was Psychologen als «dysexekutives Syndrom» (Frontalhirnsyndrom) bezeichnen. Hierbei zeigen sich mehrere kognitive Defizite in Zusammenhang mit dem Vorderhirn (s. Abb. 3-1) sowie Schwierigkeiten, mit einer Aufgabe zu beginnen. Die meisten anderen Gedächtnisfunktionen waren bei Sandra jedoch nicht weiter beeinträchtigt. Mithilfe der kognitiven Landkarte wurden Mutter und Tochter die Folgen der Defizite in Zusammenhang mit dem dysexekutiven Syndrom erklärt. Zudem wurden sie über Möglichkeiten informiert, bestehende Startschwierigkeiten («den Motor in Gang setzen») beim Ausführen einer Aufgabe zu überwinden. Brenda blieb jedoch skeptisch und wollte die Ergebnisse des MRT abwarten. In der Zwischenzeit nahmen sie und ihre Mutter an dem halbtägigen Familienworkshop teil, den auch Fleur und ihr Sohn (s. vorheriger Fall) besuchten. Die beiden hatten das Konzept verstanden, um das es beim Überwinden von Startschwierigkeiten ging und beschrieben ihre Erfolge, die sich durch die Umsetzung der Ratschläge eingestellt hatten. Ihre Erfahrungen motivierten Brenda, Rehabilitationstechniken zu nutzen, um damit ihrer Mutter zu helfen, sich wieder aktiver an der Versorgung des Haushalts zu beteiligen. Nachfolgend wurde bei Sandra eine Demenz aufgrund einer Erkrankung des Frontalhirns diagnostiziert.

3.4.2 Gesundheitsförderung bei beginnender Demenz

Die Maßnahmen, die in dieses Protokoll eingeschlossen wurden, basieren, wie bereits vorher erwähnt, auf dem Prinzip der Gesundheitsförderung bei beginnender Demenz und umfassten folgende Inhalte, die routinemäßig von einer spezialisierten Pflegefachkraft (Memory Nurse) oder von einem anderen Gesundheitsexperten (s. Klammern) besprochen wurden:

- Medikamente (Apotheker)
- Ernährung oder Diät (Diätberater)
- körperliche und sportliche Aktivitäten (Therapeut)
- Verletzungsgefahr aufgrund des Sturzrisikos (Therapeut).

Die Behandlung erfolgte durch den Hausarzt, der auch den Gesundheitszustand auf eventuell neu auftretende Probleme wie Infektionen, eine Anämie oder Diabetes überprüfte. Durch das langfristig angelegte System zur Verlaufskontrolle war es dem Case Manager der Memory Clinic – in der Regel der Memory Nurse – möglich, den Betroffenen und die Betreuungsperson an den Hausarztbesuch zur Prüfung des Gesundheitszustands zu erinnern, falls dies erforderlich war, wobei dies sowieso einmal jährlich geschehen sollte.

3.4.3 Förderung von Autonomie und Lebensfreude bei beginnender Demenz

Die in dieses Protokoll eingeschlossenen Interventionen können unter dem Gesichtspunkt der Verbesserung der neuronalen Reserve mittels kognitiver, sozialer und freizeitorientierter Aktivitäten betrachtet werden und umfassen die dritte Gruppe der von Purandare et al. (2005, S. 176) herausgestellten Strategien. Die Fachliteratur, die sich mit der Entwicklung von Einschränkungen bei älteren Menschen mit Verdacht auf Demenz auseinandersetzt, bietet jedoch stärkere Argumente für dieses Protokoll. Die darin eingeschlossenen Interventionen können zwei Ziele verfolgen:

Vermittlung von Kontrolle und Autonomie mittels kognitionsorientierter Aktivitäten, die Ängsten in Zusammenhang mit einem nachlassenden Gedächtnis im Alter entgegensteuern (Moniz-Cook et al. 2006), da Angst erheblich mit einem Fortschreiten von Beeinträchtigung korreliert (Brenes et al. 2005).

Normalisierung der Situation und Förderung von sozialer Integration (Carter/Everitt 1998), d.h. von zielgerichteten, sinnstiftenden Aktivitäten und von Freundschaften. Beides sind die Kernelemente von geistiger Gesundheit und Wohlbefinden und mindern bekanntermaßen das Gefühl von Hoffnungslosigkeit und Depressivität im Alter (Pinquart 2002; Takahasi et al. 1997).

3.4.4 Kognitionsorientierte Aktivitäten

Das Protokoll umfasste drei kognitionsorientierte Interventionen. Zwei von ihnen betrafen die Rehabilitation des Betroffenen und eine dritte bot Strategien zur Maximierung kognitiver Stärken bei Gesprächen sowie bei Selbstversorgungs- und Freizeitaktivitäten. Die drei Interventionen werden im Folgenden vorgestellt.

1. *Prophylaktische kognitive Rehabilitation.* Dazu zählt das Üben der Verwendung externer Gedächtnishilfen (s. Moniz-Cook et al. 1998, Tabelle 1, S. 202; Orani et al. 2003) zur Verbesserung der Orientierung, um einem zukünftigen Abbau des prospektiven (sich an künftige Termine, Aufgaben etc. erinnern) und episodischen (Erinnerung an historische bzw. autobiografische Ereignisse) Gedächtnisses entgegenzuwirken. In der Regel werden die betreuenden Angehörigen und ein

Psychologe in das aktive Training einbezogen. Dieses umfasst ein Programm zum fehlerfreien Lernen, welches auf der Spaced Retrieval Technik basiert, bei der sich der Zeitabstand zwischen den einzelnen Wiederholungsdurchgängen sukzessive vergrößert (Camp et al. 2000) und die Ziele (d.h. implizierter Gebrauch von externen Gedächtnishilfen zur Unterstützung der Gedächtnisfunktion) in maximal zwei Wochen erreicht sein sollten. In einer frühen Studie ist bereits belegt, dass die Mehrheit der Menschen mit beginnender Demenz im Vergleich zu den üblichen Gruppenbehandlungen bei der Verlaufskontrolle nach 18 Monaten weiterhin zu Hause leben konnte, weil den Betroffenen der Gebrauch eines «Wegweisers» Kontrolle vermittelte und sie nicht ständig von ihren Angehörigen beaufsichtigt werden mussten (Moniz-Cook et al. 1998, S. 207). Das Fallbeispiel von Bob zeigt, dass ein größeres Netzwerk der Grundversorgung auch den vorbeugenden Gebrauch von externen Gedächtnishilfen unterstützen kann.

Fallbeispiel Bob

Bob war 77 Jahre alt, von Beruf Buchhalter und hatte bis zu seiner Pensionierung eine Firma geleitet. Sein ausgezeichnetes Gedächtnis war sein ganzer Stolz und seine beginnende Demenz bereitete weder ihm noch seiner Frau Probleme. Er wollte nicht an einer prophylaktischen kognitiven Rehabilitationsmaßnahme zur Bestimmung von geeigneten Orientierungshilfen teilnehmen, da er glaubte, dies sei der «faule Weg». Er war der Meinung, er müsse sein Gedächtnis täglich trainieren und ein kognitives Rehabilitationsprogramm sei nur dann erforderlich, wenn es sich verschlechtere. Sechs Monate später machte sein Hausarzt einen Besuch, weil Bob «unter dem Wetter litt». Dabei bemerkte Bob, dass sein Hausarzt, dessen Meinung er schätzte, Gedächtnishilfen benutzte, um seine eigene Gedächtnisleistung zu verbessern. Durch seinen Hausarzt bestärkt und mit Unterstützung seiner Frau und eines Psychologen beteiligte sich Bob an einem vorbeugenden Gedächtnistraining und verwendete externe Gedächtnishilfen seiner Wahl. Bob lebte acht weitere Jahre zu Hause mit seiner Frau, bis er aufgrund einer Krebserkrankung im Endstadium zwei Monate lang in einem Pflegeheim versorgt werden musste.

---

2. *Kognitive Rehabilitation* zur Kompensation oder Beseitigung von Alltagsproblemen (Kap. 4) oder von Vergesslichkeit, worüber erwachsene Töchter und Söhne von Elternteilen, die allein lebten, häufiger klagten. Sie berichteten über ständig wiederholte Fragen und anstrengende Telefongespräche (Moniz-Cook et al. 1998). Die Fallstudien von Charles und Janet zeigen, wie älteren, allein lebenden Menschen durch eine schwerpunktmäßige kognitive Rehabilitationsmaßnahme bei der Überwindung ihrer Gedächtnisprobleme geholfen werden kann und sie so die Möglichkeit erhalten, weiterhin zu Hause zu leben (Strategien und Messung der Ergebnisse s. Moniz-Cook et al. 1998, Tabelle 1, S. 202).

Fallbeispiel Charles

Charles war 81 Jahre alt. Er hatte vor Kurzem Jugendliche, die dafür bekannt waren, mit Drogen zu experimentieren, in sein Haus gelassen. Sein Sohn und die Nachbarn waren besorgt, da Charles größere Geldsummen unbedingt zu Hause aufbewahren wollte. Er war ein freundlicher älterer Herr, der sich jungen Menschen wie auch seinen jugendlichen Enkelkindern gegenüber großzügig zeigte. Charles war ein aktiver Mann, der relativ selbständig lebte und lediglich bei der Vorbereitung der Mahlzeiten und beim Wäschewaschen Hilfe benötigte. Abgesehen davon versorgte er sich selbst und fuhr gern mit dem Fahrrad zu seinem Schrebergarten. Gemeinsam mit seinem Sohn besuchte er die Memory Clinic, doch beharrte er darauf, dass es ihm gut gehe und weigerte sich, an den Tests zur Überprüfung seiner Gedächtnisfunktion teilzunehmen. Für ihn stellte die Unterbringung in einer Senioreneinrichtung zu seiner Sicherheit keine Alternative dar, da er «lieber tot wäre», wie sein demenzkranker Bruder, der vor einigen Jahren offenbar nur zwei Monate nach seinem Umzug in eine Pflegeeinrichtung verstorben war. In Kooperation mit seinem Nachbarn und seinem Sohn wurde ein Programm zum Wiedererkennen von Gesichtern durchgeführt, bei dem Charles Besuch von sechs ihm bekannten und von sechs ihm unbekannten Menschen erhielt, die ihn anfangs täglich zu Hause aufsuchten. Die Besuche wurden innerhalb von acht Wochen so weit reduziert, bis Charles Fremden den Zutritt zu seinem Haus über drei Wochen hinweg verweigerte. Charles lebte bis zu seinem Tod infolge eines Herzinfarktes etwa vier Jahre später zu Hause.

Fallbeispiel Janet

Die 75-jährige Janet rief ihre Tochter bis zu 26-mal täglich und auch nachts zu Hause an. Ihre überforderte Tochter war davon überzeugt, ihre Mutter leide an Demenz, obwohl sie ihren Haushalt gut bewältigte und die Befunde in der Memory Clinic allenfalls eine leichte kognitive Beeinträchtigung infolge vaskulärer Demenz ergaben. Der Psychologe erstellte mithilfe des Sohnes, der im Ausland arbeitete, jedoch seinen dreiwöchigen Heimaturlaub bei seiner Familie verbrachte, ein intensives Programm zur kognitiven Rehabilitation, das bei Janet zu Hause durchgeführt werden sollte. Über sechs Wochen hinweg erhielt Janet ein intensives Training zum Umgang mit externen Gedächtnishilfen (z. B. Uhr mit automatischer Wochentags- und Datumsanzeige in Kombination mit einem Kalender und einem Schwarzen Brett zur Kontrolle des prospektiven Gedächtnisses sowie einem «Orientierungsort» für wichtige Dinge wie ihr Sparbuch und Briefe). In dieser Zeit reduzierten sich Janets ängstliche Telefonanrufe. Sie rief nur noch dreimal täglich und nachts gar nicht mehr an. Nach zwölf Wochen hatte sich die Situation so weit gebessert, dass sie ihre Tochter nur noch einmal täglich anrief. Auch die Verlaufskontrolle nach acht weiteren Monaten ergab keine häufigeren Telefonanrufe, doch wurde Janet vier Monate später nach einem Sturz beim Einkaufen in ein Krankenhaus eingeliefert. Während des Aufenthalts wurde ihrer Tochter die Diagnose «Demenz» mitgeteilt, weshalb mit Unterstützung des Sozialdienstes der Umzug in eine Pflegeeinrichtung arrangiert wurde. Janet war über die Unterbringung in dem Pflegeheim erbost und versuchte immer wieder, wegzulaufen. Sie erhielt Beruhigungsmittel und erlitt nach einem Sturz und einer erneuten Klinikeinweisung sechs Wochen später einen tödlichen Schlaganfall.

---

1. *Maximierung kognitiver Stärken* durch Anwendung der Prinzipien von Kompensation. Zu den Strategien zählen: Anwendung schwerpunktmäßig orientierter Aufmerksamkeitstechniken, Verminderung der kognitiven Last und Erhalt angenehmer geistiger Aktivitäten. Beispiele hierfür sind: Verwendung kurzer Sätze oder geschlossener Fragen (ja/nein) und Vermeidung von Pronomen im Gespräch; verminderte Konversation bei den Selbstversorgungsaktivitäten (z. B. bei den Mahlzeiten); Verbesserung der Gedächtnisfunktion mithilfe visueller und verbaler Signale; Entwicklung von individuell konzipierten Plänen für angenehme geistige Aktivitäten, die auf früheren Interessen und Werten des Menschen mit Demenz basieren und durchführbar sind.

Viele der hier vorgestellten Strategien werden in der jüngeren Fachliteratur beschriebenen (s. Clare 2008; Clare/Woods 2001; Hill et al. 2002; Woods/Clare 2008).

3.4.5 Zielgerichtete angenehme und soziale Aktivitäten

Maßnahmen zur Aktivierung des Menschen mit Demenz und seines Partners hatten den Zweck, auf beiden Seiten Depressivität zu verhindern, da Betroffene, die depressiv sind, häufig auch depressiv verstimmte Partner haben (Teri/Truax 1994). Die durchgeführten Aktivitäten sollten für den Menschen mit Demenz und seine Betreuungsperson eine Bedeutung haben, einen Zweck erfüllen und als angenehm empfunden werden. Die Erkenntnis, dass ältere Menschen mehr von sozialer Unterstützung als von Verhaltensmaßnahmen profitieren – die, werden sie allein eingesetzt, möglicherweise nachteilig sein können (Jané-Llopis et al. 2002) – ist ein wichtiges zusätzliches Leitprinzip für Programme zur Aktivierung von Betroffenen. Wie erreicht werden kann, dass sich Menschen aktiver verhalten, wird im Seattle Depression Protocol herausgestellt (Teri et al. 1997; Teri et al. 2002, S. 647). Zu den Methoden des Seattle Programms, die im Protokoll der Hull Memory Clinic zum Einsatz kamen, zählen:

- Angebot von angenehmen Aktivitäten, die auf früheren Interessen und Gefallen daran basieren, eventuell jedoch abgewandelt werden müssen
- Angebot von Hilfeleistungen (z.B. Transportmöglichkeiten; ehrenamtlich Tätige, die Aktivitäten unterstützen)
- Einbindung des Partners, wenn dies möglich ist
- Erinnerungsarbeit und Gestaltung von Lebensbüchern und Kollagen (Kap. 11)
- Planung von angenehmen sozialen Aktivitäten und Kontakten sowie Bereitstellung von Strukturen (wenn sie nicht existieren, Kap. 12).
- Menschen mit Demenz und ihre Partner fanden an vielen Aktivitäten Gefallen. Dazu zählten: Gestaltung des Heims und Versorgung des Haushalts
- Spaziergänge und sportliche Betätigung
- Urlaub
- regelmäßiges Singen und Tanzen mit Freunden
- Musikhören
- Pubquiz (Kneipenquiz, eine weit verbreitete Tradition in britischen Pubs; Anm. d. Übers.)
- Nutzung des Computers
- Essen mit Freunden
- ehrenamtliche Tätigkeit in einem Geschäft oder in einer Kindergruppe, wobei der Erlös für wohltätige Zwecke bestimmt war
- Beaufsichtigung der Enkelkinder
- Backen für Nachbarn
- Gespräche mit Menschen, die gerade die Diagnose «Demenz» erhalten haben
- Spendenaktionen für die Alzheimer Gesellschaft.

Diese Aktivitäten wurden von einem Case Manager der Memory Clinic innerhalb des langfristig angelegten Systems zur Verlaufskontrolle beobachtet und betreut.

3.4.6 Unterstützung des betreuenden Angehörigen

Das letzte Protokoll richtete sich an die langfristigen Bedürfnisse von betreuenden Angehörigen und beinhaltete folgende Methoden:

- Problemlösung (Moniz-Cook et al. 2008);
- psychoedukative Gruppenworkshops, an denen die Betreuungsperson allein oder mit dem Betroffenen gemeinsam teilnehmen konnte. Die Workshops umfassten erweiterte Maßnahmen wie eine Ergänzung zum ersten Familienworkshop, Training von Kommunikationsfähigkeiten und Gesprächsführung, Einführung in die Prinzipien von emotionsorientierter Kommunikation, bei der Ängste anerkannt werden, um so Episoden von Desorientiertheit zu verringern (Finnema et al. 2000). Das letzte Fallbeispiel von Peter und seiner Frau Agnes zeigt, wie hilfreich ein solcher Workshop sein kann.

Fallbeispiel Peter und Agnes
Peters Frau Agnes war besorgt, da ihr Mann unter visuellen Halluzinationen litt. Häufig hielt Peter seinen Bademantel, der an der Schlafzimmertür hing, für eine Person, die im Zimmer stand. Er hatte jedoch keine Angst vor diesem Menschen und «sprach» oft mit ihm. Jedoch hatte Agnes große Angst davor, dass ihr Mann «den Verstand verliert» und machte sich Sorgen darüber, dass er sie in Zukunft vielleicht nicht mehr erkennen könnte. Mithilfe der vereinfachten kognitiven Landkarte wurde den beiden erklärt, warum eine Schädigung des Okzipitallappens Sehstörungen verursachen kann und sich diese oft vorübergehend verschlimmern, wenn das Gehirn – zum Beispiel nachts – überstimuliert ist. Während des Workshops beschrieb eine Frau, deren Vater unter vaskulärer Demenz litt, wie sie und ihr Vater mit Unterstützung des Psychologen die Häufigkeit solcher «Fehlwahrnehmungen» verringert hatten. Eine andere Frau wiederum, die ihre Mutter betreute, berichtete, dass sie das Buch Der Mann, der seine Frau mit einem Hut verwechselte (Oliver Sacks 1970) hilfreich gefunden habe, um ähnliche Schwierigkeiten ihrer Mutter verstehen zu können. Agnes fühlte sich beruhigt, dass die «Halluzinationen» ihres Mannes eher mit «Tricks des Gehirns» in Zusammenhang standen als mit einem bedeutenden «Verlust des Verstands».

3.5 Fazit

Die in diesem Kapitel beschriebenen Programme konzentrieren sich auf die in Kapitel 1.7 beschriebenen Schritte 1 bis 3 des Stufenmodells psychosozialer Interventionen für Menschen mit beginnender Demenz. Sie haben Gesundheitsförderung, Wohlbefinden und soziale Integration zum Ziel, um einer «erlernten Hilflosigkeit» entgegenzuwirken, für die Menschen mit Verdacht auf Demenz besonders anfällig sind (Flannery 2002). Unter «erlernter Hilflosigkeit» ist ein psychischer Zustand zu verstehen, der mit Stimmungsstörungen einhergeht und zu dem es dann kommt, wenn ein Mensch, der eine Situation nicht kontrollieren kann, fälschlicherweise annimmt, er könne auch in anderen Situationen keine Kontrolle ausüben.

Das Stufenmodell psychosozialer Interventionen umfasst noch einen vierten Schritt zur Verminderung übermäßiger Beeinträchtigung bei beginnender Demenz, der die psychologische Behandlung von Betroffenen und Betreuungspersonen mit depressiven Verstimmungen und Ängsten umfasst. Dieser Schritt 4 wird in diesem Kapitel jedoch nicht behandelt, da in dieser auf der Grundversorgung basierenden Memory Clinic die Anzahl der Menschen mit Ängsten und Depressionen niedrig geschätzt wurde (14 % Ängste, 2 % Depressionen) – möglicherweise deshalb, weil die örtlichen Hausärzte die Problematik aufgrund des Systems schon früh erkennen konnten (Moniz-Cook et al. 2001a, 2001b). Im Gegensatz dazu berichteten Clare et al. (2002) über häufiger auftretende Ängste und Depressionen bei Besuchern einer Memory Clinic. Hier litten 40 % der Betroffenen, bei denen erst vor Kurzem Demenz diagnostiziert worden war, unter Ängsten und 17 % unter Depressionen.

Wenn Menschen mit Demenz und ihre Angehörigen eine erlernte Hilflosigkeit entwickelt hatten und/oder unter Stimmungsschwankungen litten, kamen verschiedene Formen von Psychotherapie zum Einsatz. Dazu zählten die kognitive Verhaltenstherapie, einzeln durchgeführte Entspannungsmaßnahmen (Balasubramanyam et al.2007; Flannery 2002; James 2002; Scholey/Woods 2003; Suhr et al. 1999; Walker 2004), in Gruppen durchgeführte Entspannungsmaßnahmen (Kipling et al. 1999), die interpersonale Therapie (James et al. 2003) und die Gruppenpsychotherapie (Kap. 9), die alle mit einem gewissen Erfolg, d. h. einem Nachlassen von Angst und Depression, durchgeführt wurden (Marriott et al. 2000). Über die Kurzfassung einer psychodynamischen interpersonalen Therapie wurde eine randomisierte kontrollierte Studie durchgeführt, die keinen Beleg für die Rechtfertigung einer allgemeinen Einführung von kurzen Psychotherapien bei Demenz im Frühstadium erbrachte (Burns et al. 2005).

Wie einige der aufgeführten Fallbeispiele gezeigt haben, ist es bei Menschen mit beginnender Demenz oder bei Betroffenen, bei denen die Demenz noch nicht offenkundig ist, nicht einfach, sie in frühzeitige psychosoziale Interventionen einzubinden. Eine aktive Beteiligung hängt häufig von den Einstellungen, Überzeugungen und Ambitionen des Betroffenen, seines Partners und den anderen Angehörigen oder Unterstützungssystemen ab. Dort, wo diese voneinander abweichen oder wo Spannungen existieren, können vielleicht psychoedukative Familienkonferenzen (Woolford 1998) helfen oder sind getrennte Interventionen erforderlich, um die Bedürfnisse des Menschen mit Demenz und der Betreuungsperson zu erfüllen. Die in diesem Kapitel beschriebenen Studien und ähnliche Interventionsprogramme in Nordamerika deuten jedoch darauf hin, dass es für kompetente Praktizierende möglich ist, den meisten Familien prophylaktische psychosoziale Interventionen innerhalb eines langfristig angelegten Systems zur Verlaufskontrolle anzubieten (s. Callahan et al. 2006; Mittelman et al. 2006; Teri et al. 2005).

Literaturhinweise

Balasubramanyam, V., Stanley, M. and Kunik, M. (2007) Cognitive behavioural therapy for anxiety in dementia. *Dementia 6*, 299–307.

Bowler, J. and Hachinski, V. (eds) (2003) *Vascular Cognitive Impairment: Preventable Dementia.* Oxford: Oxford University Press.

Brenes, G., Guralnik, J., Williamson, J., Frief, L., et al. (2005) The influence of anxiety on the progression of disability. *Journal of the American Society of Geriatric Medicine 53*, 34–39.

Burns, A., Gutherie, E., Marino-Francis, F., Busby, C, et al. (2005) Brief psychotherapy in Alzheimer's disease: randomised controlled trial. *British Journal of Psychiatry 187*, 143–147.

Callahan, C., Boustani, M., Unverzagt, F., Austrom, M., et al. (2006) Effectiveness of collaborative care for older adults with Alzheimer's disease in primary care: a randomised controlled trial. *Journal of the American Medical Association 295*, 2148–2157.

Camp, C, Bird, M. and Cherry, K. (2000) Retrieval Strategies as a Rehabilitation Aid for Cognitive Loss in Pathological Aging. In R. D. Hill, L. Backman and A. S. Neely (eds) *Cognitive Rehabilitation in Old Age.* Oxford: Oxford University Press.

Carter, P. and Everitt, A. (1998) Conceptualising practice with older people: friendship and conversation. *Ageing and Society 18*, 79–99.

Clare, L. (2008) *Neuropsychological Rehabilitation and People with Dementia.* Hove: Psychology Press.

Clare, L. and Woods, R. T. (eds) (2001) *Cognitive Rehabilitation in Dementia.* Hove: Psychology Press.

Clare, L., Wilson, B., Carter, G., Breen, K., Berrios, G. and Hodges, J. (2002) Depression and anxiety in memory clinic attendees and their carers: implications for evaluating the effectiveness of cognitive rehabilitation interventions. *International Journal of Geriatric Psychiatry 17*, 962–967.

Eggermont, L. and Scherder, E. (2006) Physical activity in dementia: a review of the literature and implications for psychosocial Intervention in primary care. *Dementia 5*, 411–428.

Engelborghs, S., Vloeberghs, E., Maertens, K., Marien, P., et al. (2004) Correlations between cognitive, behavioural and psychological findings and levels of vitamin B_{12} and folate in patients with dementia. *International Journal of Geriatric Psychiatry 19*, 365–370.

Finnema, E., Dröes, R. M., Ribble, M. and Van Tillberg, W. (2000) The effects of emotion-orientated approaches in the care for persons suffering from dementia: a review of the literature. *International Journal of Geriatric Psychiatry 15*, 141–161.

Flannery, R. (2002) Treating learned helplessness in the elderly dementia patient: preliminary inquiry. *American Journal of Alzheimer's Disease and Other Dementias 17*, 6, 345–349.

Gilliard, J., Means, R, Beattie, A. and Daker-White, G. (2005) Dementia care in England and the social model of disability: lessons and issues. *Dementia 4*, 571–586.

Gitlin L., Corcoran, M., Winter, L., Boyce, A. and Marcus, S. (1999) Predicting participation and adherence to a home environmental Intervention among family caregivers of persons with dementia. *Family Relations 48*, 4, 363–372.

Grady, C. (2007) Cognitive Reserve in Healthy Ageing and Alzheimer's Disease: Evidence for Compensatory Organisation of Brain Networks. In Y. Stern (ed.) *Cognitive Reserve: Theory and Applications.* New York, NY: Taylor and Francis.

Hill, R. D., Backman, L. and Neely, A. S. (eds) (2002) *Cognitive Rehabilitation in Old Age.* Oxford: Oxford University Press.

James, A. and Sabin, N. (2005) An evaluation of a memory remediation group: do carers benefit? *PSIGE-Psychology Specialists Promoting Psychological Wellbeing in Late Life-Newsletter 91*, 22–27.

James, I. (2002) Treatment of Distress in People with Severe Dementia using Cognitive-behavioural Concepts. In S. Benson (ed.) *Dementia Topics for the Millennium and Beyond.* London: Hawker Publications.

James, I., Postma, K. and Mackenzie, L. (2003) Using an IPT conceptualization to treat a depressed person with dementia. *Behavioural and Cognitive Psychotherapy 31*,451–456.

Jané-Llopis, E., Hosman, C, Jenkins, R. and Anderson, P. (2002) Predictors of efficacy in depression programmes: meta-analysis. *British Journal of Psychiatry 183*, 384–397.

Kelly, K., Pickett, W., Yiannakoulias, N., Rowe, B., et al. (2003) Medication use and falls in community dwelling older persons. *Age and Ageing 32*, 503–509.

Kipling, T., Bailey, M. and Charlesworth, G. (1999) The feasibility of a cognitive behavioural therapy group for men with mild/moderate cognitive impairment. *Behavioural and Cognitive Psychotherapy 27*, 189–193.

Marriott, A., Donaldson, C, Tarrier, N. and Burns, A. (2000) Effectiveness of cognitive-behavioural family intervention in reducing the burden of care in carers of patients with Alzheimer's disease. *British Journal of Psychiatry 176*, 557–562.

Mittelman, M., William, P., Haley, E., Clay, O. and Roth, D. (2006) Improving caregiver well-being delays nursing home placement of patients with Alzheimer disease. *Neurology 67*, 1592–1599.

Moniz-Cook, E. D. (2008) Assessment and Psychosocial Intervention for Older People with Suspected Dementia: A Memory Clinic Perspective. In K. Laidlaw and B. Knight (eds) *Handbook of Emotional Disorders in Late Life: Assessment and Treatment.* Oxford: Oxford University Press.

Moniz-Cook, E., Gibson, G. and Win, T. (1997) Memory clinics in general practice in Hull: is there a role for crisis prevention and early psychosocial practice? *PSIGE-Psychology Specialists Promoting Psychological Wellbeing in Late Life – Newsletter 60*, 15–20.

Moniz-Cook, E., Gibson, G., Win, T., Agar, S. and Wang, M. (1998) A preliminary study of the effects of early intervention with people with dementia and their families in a memory clinic. *Aging and Mental Health 2*, 166–175.

Moniz-Cook, E., Wang, M., Campion, P., Gardiner, E., et al. (2001a) Early psychosocial intervention through a memory clinic – a randomised controlled trial. *Gerontology 47*, 526.

Moniz-Cook, E., Campion, P., Wang, M., et al. (2001b) Early psychosocial intervention through a memory clinic: a randomised controlled trial (PCC1040). *The Research Findings Register.* Summary number 541 (www.controlled-trials.com/mrct/trials/%7C/1053/31809.html, accessed 6 August 2008).

Moniz-Cook, E. D., Manthorpe, J., Carr, I., Gibson, G. and Vernooij-Dassen, M. (2006) Facing the future: a qualitative study of older people referred to a memory clinic prior to assessment and diagnosis. *Dementia 5*, 375–395.

Moniz-Cook, E. D., Elston, C, Gardiner, E., Agar, S., et al. (2008) Can training community mental health nurses to support family carers reduce behavioural problems in dementia? An exploratory pragmatic randomised controlled trial. *International Journal of Geriatric Psychiatry 23*,185–191.

Naidoo, J. and Willis, J. (2000) *Health Promotion: Foundations for Practice.* London: Ballière Tindall.

Nutbeam, D. (1998) Comprehensive strategies for health promotion for older people: past lessons and future opportunities. *Australasian Journal on Ageing 17*, 3, 120–127.

Oliver, D., Daly, F., Martin, F. and McMurdo, M. (2004) Risk factors and risk assessment tools for falls in hospital in-patients: a systematic review. *Age and Ageing 33*, 122–130.

Orani, M., Moniz-Cook, E. D., Binetti, G., Zaneri, G., et al. (2003) An electronic memory aid to support prospective memory in patients in the early stages of Alzheimer's disease. *Aging and Mental Health 7*, 22–27.

Pinquart. M. (2002) Creating and maintaining purpose in life in old age: a meta-analysis. *Ageing International 27*, 2, 90–114.

Purandare, N., Ballard, C. and Burns, A. (2005) Preventing dementia. *Advances in Psychiatric Treatment 11*, 176–183.

Richards, K., Moniz-Cook E.D., Duggan, P., Carr, I. and Wang, M. (2003) Defining «early dementia» and monitoring intervention: what measures are useful in family caregiving? *Aging and Mental Health 7*, 7–14.

Russell, V., Proctor, L. and Moniz-Cook, E.D. (1989) The influence of a relative support group on carers' emotional distress. *Journal of Advanced Nursing 14*, 863–867.

Sabat, S. (1994) Excess disability and malignant social psychology: a case study of Alzheimer's disease. *Journal of Community and Applied Social Psychology 4*, 157–66.

Sacks, O. (1970) *The Man Who Mistook His Wife for a Hat.* New York, NY: Simon and Schuster.

Scholey, K. and Woods, B. (2003) A series of brief cognitive therapy interventions of people experiencing both dementia and depression: a description of techniques and common themes. *Clinical Psychology and Psychotherapy 10*, 175–185.

Spector, A., Thorgrimsen, L., Woods, R.T., Royan, L., et al. (2003) Efficacy of an evidence-based cognitive stimulation therapy programme for people with dementia: randomised controlled trial. *British Journal of Psychiatry 183*, 248–254.

Suhr, J., Anderson, S. and Tranel, D. (1999) Progressive muscle relaxation in the management of behavioural disturbance in Alzheimer's disease. *Neuropsychological Rehabilitation 9*, 31–44.

Takahashi, K., Tamura, J. and Tokoro, M. (1997) Patterns of social relationships and well-being among the elderly. *International Journal of Behavioural Development 21*, 417–430.

Teri, L. and Truax, P. (1994) Assessment of depression in dementia patients: associations of care mood with depression ratings. *Gerontologist 34*, 231–234.

Teri, L., Logsdon, R., Uomoto, J. and McCurry, S. (1997) Behavioural treatment of depression in dementia patients: a controlled clinical trial. *Journals of Gerontology B: Psychological Sciences and Social Sciences 52B*, 159–166.

Teri, L., Logsdon, R.G. and McCurry, S.M. (2002) Nonpharmacologic treatment of behavioural disturbance in dementia. *The Medical Clinics of North America 86*, 641–656.

Teri, L., McCurry, S.M., Logsdon, R. and Gibbons, L.E. (2005) Training community consultants to help family members improve dementia care. *Gerontologist 45*, 802–811.

Tuokko, H.A. and Hultsch, D.F. (eds) (2006) *Mild Cognitive Impairment: International Perspectives.* New York, NY: Taylor and Francis.

Walker, D.A. (2004) Cognitive behavioural therapy for depression in a person with Alzheimer's dementia. *Behavioural and Cognitive Psychotherapy 32*, 495–550.

Woods, R.T. and Clare, L. (2008) Psychological Intervention and Dementia. In R.T. Woods and L. Clare (eds) *Handbook of the Clinical Psychology of Ageing*, 2nd edn. Chichester: Wiley.

Woolford, H. (1998) An intervention to assist dementia care: the psycho-educational family conference. *PSIGE – Psychology Specialists Promoting Psychological Wellbeing in Late Life – Newsletter 65*, 32–34.

Zarit, S.H., Zarit, J.M. and Reever, K.E. (1982) Memory training for severe memory loss: effects on senile dementia patients and their families. *Gerontologist 22*, 373–377.

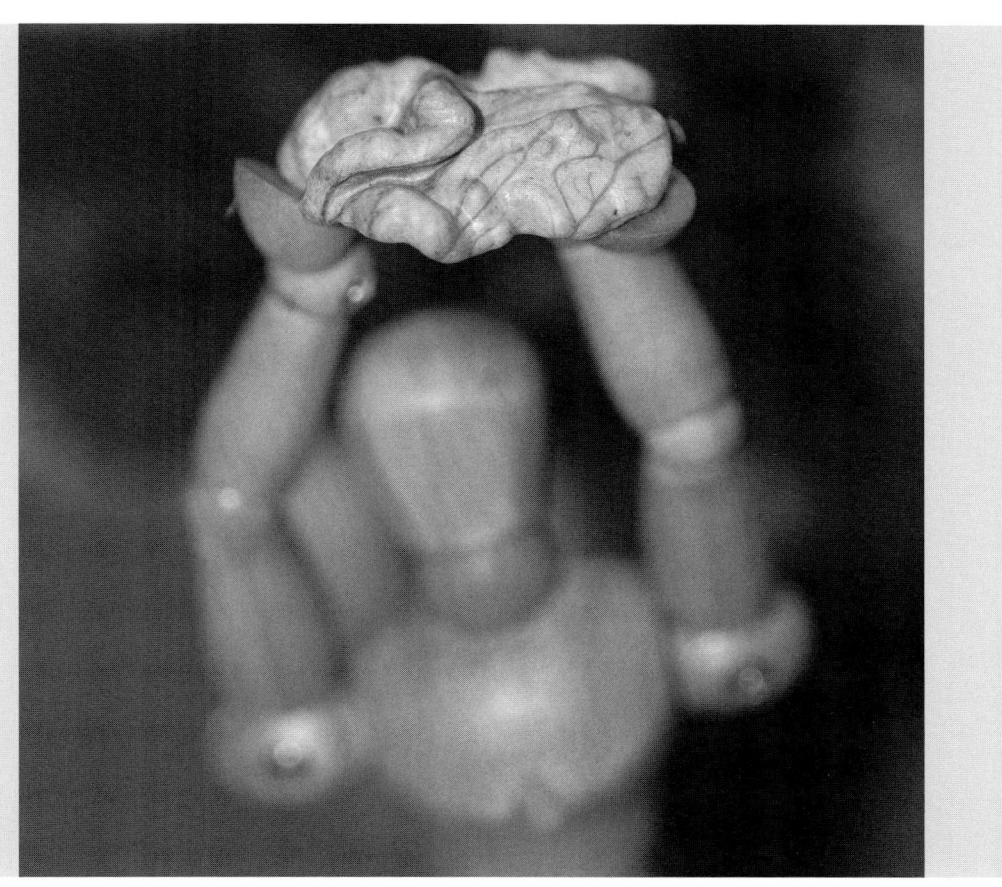

Teil II
Unterstützung von Kognition und Gedächtnis

4

Behandlung
von Gedächtnisproblemen

Kognitive Rehabilitation bei beginnender Demenz

Linda Clare

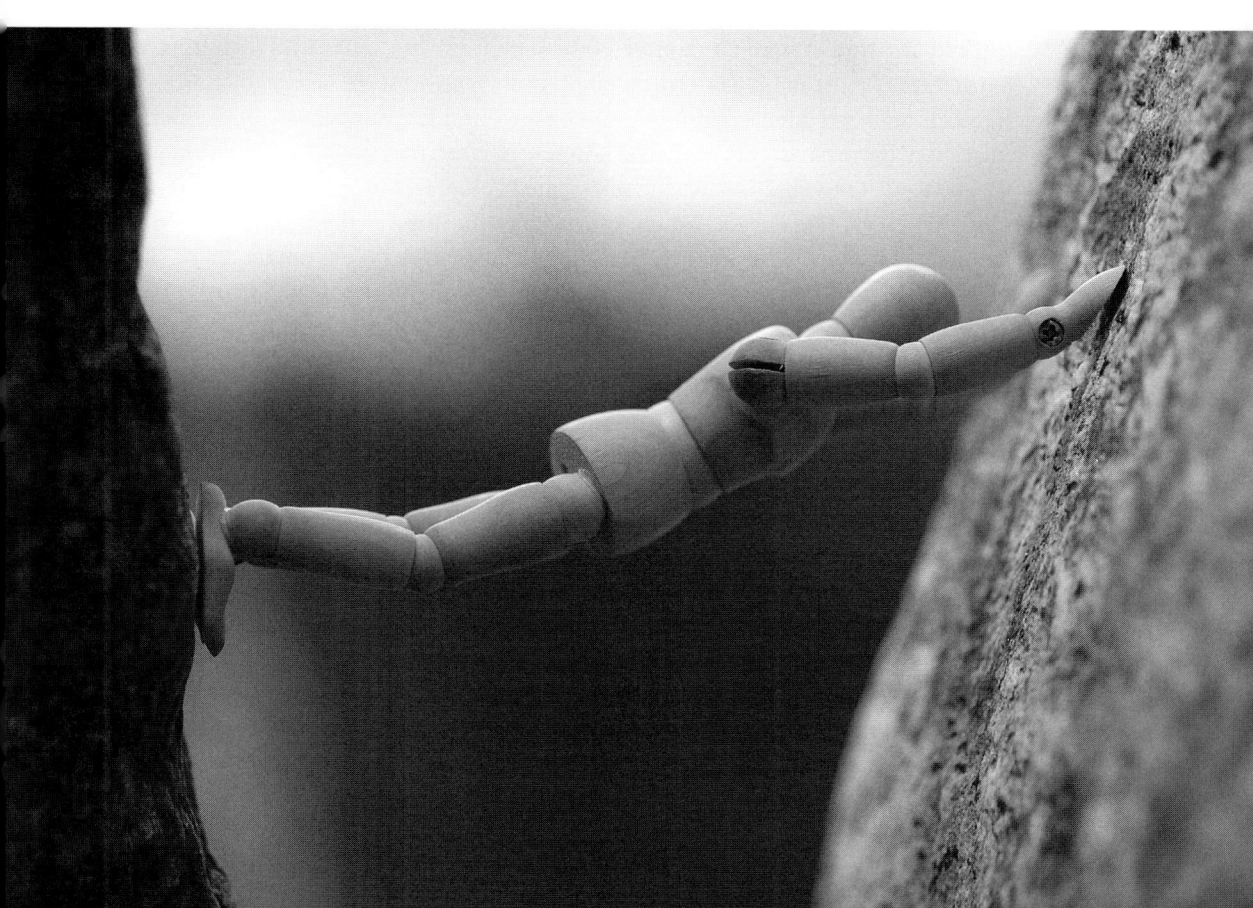

4.1 Überblick

Zu den bedeutenden Veränderungen, die die meisten Menschen mit beginnender Demenz erleben, zählen Gedächtnisprobleme (Brandt/Rich 1995). Sie wirken sich erheblich auf ihr Selbstgefühl, auf das tägliche Leben und auf ihre Beziehungen aus. Ein Mensch mit Gedächtnisproblemen ist möglicherweise wütend oder traurig, vielleicht hat er auch Angst davor, «verrückt» zu werden. Angehörige, Freunde und andere, die Unterstützung bieten, sind oft niedergeschlagen oder irritiert und wissen nicht, wie sie reagieren sollen. Hilfsangebote bei Gedächtnisproblemen geben Menschen mit Demenz die Möglichkeit, mehr Kontrolle auszuüben und unterstützen andere dabei, in geeigneter Form zu reagieren. Aus diesem Grund ist die genaue Ermittlung der bestehenden Probleme wichtiger Teil von frühzeitig durchgeführten Interventionen bei Menschen mit Demenz (Clare et al. 1999). In diesem Kapitel wird erklärt, was kognitive Rehabilitation bedeutet und anhand einiger Beispiele werden spezielle Techniken vorgestellt. Zudem wird erörtert, welche Faktoren für die Umsetzung eines kognitiven Rehabilitationsansatzes wichtig sind.

4.2 Kognitive Rehabilitation

Das Modell der kognitiven Rehabilitation bietet Unterstützung bei Gedächtnisproblemen und anderen kognitiven Störungen. Es wurde ursprünglich durch die Arbeit mit jüngeren hirngeschädigten Menschen entwickelt, wird jedoch in jüngerer Zeit auch für Menschen mit Demenz angewendet, um besser auf die Bedürfnisse der Betroffenen eingehen zu können (Clare/Woods 2001). Das Modell der kognitiven Rehabilitation wurde als «jegliche Interventionsstrategie oder -technik» definiert, «die darauf abzielt, Menschen und ihre Familien zu befähigen, mit Defiziten infolge einer Hirnverletzung zu leben, mit ihnen umzugehen, sie zu überbrücken, zu vermindern und zu akzeptieren» (Wilson 1997, S. 487). Innerhalb dieses Rahmens gibt es zwei verschiedene Möglichkeiten, Gedächtnisprobleme bei Demenz im Frühstadium zu behandeln (Clare/Wilson 1997):

- auf verbliebenen Gedächtnisfunktionen aufbauen
- Möglichkeiten zur Kompensation von Gedächtnisproblemen finden.

Rehabilitation findet in einer natürlichen Kurve einer sich über die Zeit hinweg verändernden Situation statt, die je nach Person, Art der Störung und sozialem Kontext variiert (Clare/Woods 2004). Aufgrund des progressiven Verlaufs der Alzheimer-Krankheit ändern sich die Rehabilitationsziele im Lauf der Zeit in einer Art und Weise, die diese Kurve widerspiegelt (Clare 2003). In den frühen Stadien von Demenz liegt das Augenmerk eher auf den Veränderungen im Bereich der kognitiven Funktion und auf ihren Auswirkungen auf das tägliche Leben und auf Beziehungen, weshalb der kognitiven Rehabilitation besondere Bedeutung zukommen kann. Obwohl Menschen mit beginnender Demenz offenkundige und schwerwiegende Gedächtnisprobleme haben können, sind sie bis zu einem gewissen Grad immer noch in der Lage, neue Informationen aufzunehmen, zu speichern, ihre praktischen Fähigkeiten zu verbessern und ihr Verhalten anzupassen oder zu verändern (s. Camp et al. 1993; Little et al. 1986). Dies ist deshalb möglich, weil in den frühen Stadien von Demenz verschiedene Gedächtnisbereiche unterschiedlich stark betroffen (Brandt/Rich 1995) und einige gar nicht betroffen sind. Das Gedächtnis für nicht lange zurückliegende Ereignisse und persönliche Erfahrungen ist wahrscheinlich am schwersten betroffen, während die Fähigkeit zur Durchführung praktischer Aufgaben am wenigsten beeinträchtigt ist. Obwohl die Aufnahme neuer Informationen sehr schwierig sein kann, werden Inhalte, die im Gedächtnis abgespeichert wurden, häufig relativ gut abgerufen (Christensen et al. 1998). Dies bedeutet, dass bei richtiger Unterstützung einige Verbesserungen im Bereich von Gedächtnisfunktion und Alltagsbewältigung möglich sind (Bäckman 1992). Hierzu eignen sich spezielle Techniken für Menschen mit Demenz – unabhängig davon, ob das Ziel ist, auf verbliebenen Gedächtnisfunktionen aufzubauen oder Gedächtnisprobleme zu kompensieren.

4.3 Auf verbliebenen Gedächtnisfunktionen aufbauen

Sollen noch erhaltene Gedächtnisfunktionen genutzt werden, so sind darunter sowohl die Funktionen zu verstehen, die noch relativ intakt sind als auch solche, die schon gestört sind. Wollen wir Menschen dabei unterstützen, Informationen aufzunehmen, so müssen wir dafür sorgen, dass auch die gestörten Bereiche genutzt werden. Zu den Methoden, die hierbei hilfreich sein können, zählen:

- *zu speichernde Informationen näher ausführen* (Bird/Luszcz 1993). Dazu können diese Informationen mit anderem Wissen verknüpft werden. Beispielsweise kann der Name «Butler» mit dem Beruf eines Butlers in Verbindung gebracht werden. Die Rolle eines Butlers kann zudem auch gespielt werden, da die Einbindung mehrerer Sinne oft das Lernen erleichtert (Karlsson et al. 1989).
- *Eselsbrücken* können helfen, Namen zu behalten (Hill et al. 1987). Dazu wird ein herausragendes Merkmal im Gesicht oder in der Erscheinung eines Menschen mit den ersten Buchstaben seines Namens in Verbindung gebracht. So könnte beispielsweise ein Mann namens Fritz Kramer, dessen Foto einen fast kahlköpfigen Mann mittleren Alters zeigt, als «fast kahl» abgespeichert werden.
- *den Zeitabstand zwischen zwei Wiederholungsdurchgängen zunehmend vergrößern.* Diese Technik wird manchmal als «Spaced Retrieval» bezeichnet (Brush/Camp 1998; Camp/Stevens 1990). Hat der Teilnehmer die Information erhalten, werden in allmählich zunehmenden Abständen Fragen gestellt, um festzustellen, ob die Information abgerufen werden kann. Der erste Zeitabstand beträgt vielleicht nur zwanzig oder dreißig Sekunden und der zweite eine Minute. Dieser Prozess wird so lange fortgeführt, bis das gewünschte Zeitintervall erreicht ist. Kann der Teilnehmer die Information nicht mehr abrufen, wer-

den die Intervalle solange halbiert, bis sie wieder abrufbar ist. Hat der Teilnehmer beispielsweise den Namen «Fritz Kramer» mithilfe von Eselsbrücken gelernt, könnte er nach dreißig Sekunden, nach einer, zwei Minuten etc. danach gefragt werden.

■ *fehlerfreies Lernen* ist hilfreich, um zu verhindern, dass sich Fehler einschleichen (Clare et al. 1999, 2000, 2001). Raten sollte also nicht unterstützt werden. Ist sich der Teilnehmer unsicher, sollte eher die richtige Information gegeben als das Risiko des Falschratens eingegangen werden.

Auf verbliebenen Gedächtnisfunktionen aufbauen beinhaltet im Allgemeinen das Üben und Ausführen von Selbstversorgungsaktivitäten und anderen Tätigkeiten (Josephsson et al. 1993; Zanetti et al. 1994). In der Praxis gestaltet sich dies in der Form, dass der Mensch mit beginnender Demenz eher mithilfe von Stichworten, Merksätzen und anderen Signalen durch die Tätigkeit geführt wird, als dass er aus seinem Gedächtnis abrufen muss, was getan werden soll. Diese Hilfestellungen (verbal, schriftlich, Gesten, Bilder) können schrittweise zurückgenommen werden, wenn sich Routine einspielt. Diese Art des Ansatzes kann besonders wichtig sein, wenn die Selbständigkeit erhalten werden soll.

> **Fallbeispiel Alan**
> Alan war niedergeschlagen und bestürzt darüber, dass er sich die Namen der anderen Gruppenteilnehmer nicht merken konnte. Um ihm dabei zu helfen, sich diese einzuprägen, wurden Fotos von den Teilnehmern gemacht und die Namen einzeln eingeübt. Bei jedem Namen merkte sich Alan eine Eselsbrücke (z. B. Lydia mit den Locken). Die Technik der zunehmenden Vergrößerung des zeitlichen Abstands zwischen zwei Wiederholungsdurchgängen half ihm, einen Namen auch nach zwanzig Minuten noch abrufen zu können. Später nahm Alan die Fotos mit in die Gruppe und versuchte, diese den einzelnen Teilnehmern zuzuordnen und sich dann ihre Namen ins Gedächtnis zurückzurufen. Mithilfe dieser Technik und dem täglichen Umgang mit den Fotos war Alan in der Lage, alle Namen zu lernen. Er übte weiterhin und konnte sie auch nach einem Jahr noch vollständig abrufen (Clare et al. 1999).

4.4 Gedächtnisprobleme kompensieren

Kann eine Information nicht im Gedächtnis abgespeichert werden, sind eventuell alternative Methoden hilfreich, um Zugang zu dieser Information zu bekommen. Gedächtnishilfen können einige Gedächtnisfunktionen übernehmen. Beispielsweise kann ein Kalender oder ein Tagebuch verwendet werden, um sich das Datum zu merken (Hanley 1986), während ein Heft oder eine Brieftasche mit wichtigen persönlichen Informationen in Gesprächen mit anderen hilfreich sein können (Bourgeois 1990, 1992). Signale wie Markierungen auf Schubladen und Schränken in der persönlichen Umgebung zeigen an, wo bestimmte Gegenstände aufbewahrt sind und Checklisten beschreiben, wie bestimmte Aufgaben ausgeführt werden.

Damit ein Mensch mit Demenz von Gedächtnishilfen und sinnvollen Veränderungen seiner Umgebung profitieren kann, muss er genau verstehen, warum sie notwendig sind (Woods 1996a). Er muss die Gewohnheit entwickeln, Gedächtnishilfen konsequent zu verwenden. Das kann trainiert werden, indem man den Betroffenen auffordert, sie regelmäßig zu nutzen. Hat sich eine routinemäßige Verwendung eingespielt, können die Signale und anderen Hilfestellungen allmählich reduziert werden.

Fallbeispiel Evelyn

Evelyn fragte ihren Mann Eric häufig nach dem aktuellen Wochentag. Eric hatte Evelyn zwar einen Kalender gekauft, der pro Seite einen Wochentag anzeigte, beklagte sich jedoch darüber, dass sie ihn nie verwende. Er erklärte sich damit einverstanden, Evelyn immer wieder aufzufordern, auf den Kalender zu schauen und ihm den Wochentag jeden Morgen, Mittag und Abend mitzuteilen. Jedes Mal, wenn Evelyn ihn nach dem Wochentag fragte, sagte er ihr, sie solle auf den Kalender schauen. Nach einigen Wochen verwendete Evelyn den Kalender regelmäßig und Eric stellte allmählich seine Hinweise darauf ein. Beide fühlten sich seitdem viel besser, da Evelyn ihrem Mann nicht mehr ständig die gleiche Frage stellte (Clare et al. 2000).

4.5 Umsetzung von kognitiven Rehabilitationsmaßnahmen

Maßnahmen zur kognitiven Rehabilitation für Menschen mit Demenz können einzeln (Clare et al. 1999), gemeinsam mit Angehörigen (Quayhagen/Quayhagen 1989), in einer Gruppe (Sandman 1993) oder als Teil eines umfangreicheren Programms von psychosozialer Intervention (Moniz-Cook et al. 1998) oder von Rehabilitation älterer Menschen (Arkin 1996) durchgeführt werden. Die Personen, die dabei unterstützend wirken, sind Mitarbeiter im Gesundheitswesen, Betreuungspersonen, Freunde oder ehrenamtlich Tätige. Unabhängig von der Rehabilitationsmethode und vom Personenkreis, der an der Durchführung beteiligt ist, muss in jedem Fall gewährleistet sein, dass die gewählte Maßnahme den individuellen Bedürfnissen des Betroffenen entspricht. Wichtig ist auch, zu akzeptieren, wenn ein Mensch mit beginnender Demenz seine Gedächtnisprobleme nicht auf diese Weise angehen möchte. Seine Entscheidung sollte respektiert werden. Falls es die Situation erlaubt, können Sie Angehörigen oder anderen Betreuungspersonen immer noch Ratschläge zum Umgang mit den Gedächtnisproblemen des Betroffenen geben.

Bäckman (1992), Clare et al. (1999) und Woods (1996b) bieten Richtlinien zur Durchführung kognitiver Rehabilitationsmaßnahmen. Demnach sollten Maßnahmen zur kognitiven Rehabilitation:

- bestimmte, individuell zugeschnittene Ziele verfolgen, die erreichbar, von praktischer Bedeutung und sinnvoll für den Betroffenen sind.
- auf einer Beurteilung der individuellen Gedächtnisstärken und -schwächen sowie auf anderen Aspekten der kognitiven Funktion basieren und eine Beobachtung der Funktionsfähigkeit in wichtigen, realen Lebenssituationen einschließen.

- sich auf ein gemeinsames Verständnis von den zu erreichenden Zielen gründen.
- behutsam mit den emotionalen Auswirkungen von Gedächtnisproblemen und den weitreichenden Bedürfnissen von Betroffenen und Angehörigen umgehen, denn sie müssen sich auf eine beginnende Demenz einstellen.
- gemeinsam mit dem Betroffenen, seinen Angehörigen oder anderen unterstützenden Personen durchgeführt werden. Diese können für den Erfolg der Maßnahme entscheidend sein. Sie sind es, die die Methoden kognitiver Rehabilitation in das tägliche Leben integrieren können.
- ausreichend umfangreich sein, damit eine Veränderung erreicht werden kann. Auch nach Beendigung der Maßnahme sollte weiterhin Unterstützung (Input) gewährt werden, damit erzielte Erfolge erhalten werden können.

Werden die hier aufgeführten Kriterien beachtet, so ist eher gewährleistet, dass die Bedürfnisse des Menschen mit Demenz in jeder Phase des gemeinsamen Arbeitsprozesses zur Bewältigung seiner Gedächtnisprobleme berücksichtigt werden.

4.6 Fazit

Gedächtnisprobleme, die den Beginn einer Demenz signalisieren, können Ängste, Bestürzung und Niedergeschlagenheit hervorrufen. Die in diesem Kapitel beschriebene Arbeit zeigt Hilfsmöglichkeiten auf, obwohl die Gedächtnisprobleme selbst nicht geheilt werden können. Doch möchte ich an dieser Stelle anmerken, dass es an randomisierten kontrollierten Studien über individuell zugeschnittene, kognitive Rehabilitationsmaßnahmen für Menschen mit Demenz im Frühstadium fehlt und es wissenschaftlicher Belege bedarf, die den Einsatz solcher Methoden unterstützen (Clare et al. 2003). In einer wissenschaftlichen Bewertung von Gedächtnistherapie wurde gefolgert, dass die kognitive Rehabilitation eine «wahrscheinlich wirkungsvolle» Methode sei, um Menschen mit Demenz zu helfen (Gatz et al. 1998). Interventionen dieser Art können – vorausgesetzt, sie werden behutsam umgesetzt – sowohl Betroffene als auch Angehörige unterstützen und Aspekte ihres täglichen Lebens verbessern.

Literaturhinweise

Arkin, S.M. (1996) Volunteers in partnership: an Alzheimer's rehabilitation program delivered by students. *The American Journal of Alzheimer's Disease 11*, 12–22.

Bäckman, L. (1992) Memory training and memory improvement in Alzheimer's disease: rules and exceptions. *Acta Neurologica Scandinavia, Supplement 139*, 84–89.

Bird, M. and Luszcz, M. (1993) Enhancing memory performance in Alzheimer's disease: acquisition assistance and cue effectiveness. *Journal of Clinical and Experimental Neuropsychology 15*, 921–932.

Bourgeois, M.S. (1990) Enhancing conversation skills in patients with Alzheimer's disease using a prosthetic memory aid. *Journal of Applied Behavior Analysis 23*. 29–42.

Bourgeois, M.S. (1992) Evaluating memory wallets in conversations with persons with dementia. *Journal of Speech and Hearing Research 35*, 1344–1357.

Brandt, J. and Rich, J. B. (1995) Memory Disorders in the Dementias. In AD. Baddeley, B. A. Wilson and F. N. Watts (eds) *Handbook of Memory Disorders.* Chichester: Wiley.

Brush, J. A. and Camp, C. J. (1998) *A Therapy Technique for Improving Memory: Spaced Retrieval.* Beechwood, OH: Myers Research Institute, Menorah Park Center for the Aging.

Camp, C. J. and Stevens, A. B. (1990) Spaced retrieval: a memory intervention for dementia of the Alzheimer's type (DAT). *Clinical Gerontologist 10,* 58–61.

Camp, C. J., Foss, J. W., Stevens, A. B., Reichard, C. C., McKitrick, L. A. and O'Hanlon, A. M. (1993) Memory training in normal and demented elderly populations: the E-I-E-I-O model. *Experimental Aging Research 19,* 277–290.

Christensen, H., Kopelman, M. D., Stanhop, N., Lorentz, L. and Owen, P. (1998) Rates of forgetting in Alzheimer dementia. *Neuropsychologia 36,* 547–557.

Clare, L. (2003) Rehabilitation for People with Dementia. In B. A. Wilson (ed.) *Neuropsychological Rehabilitation: Theory and Practice.* Lisse: Swets & Zeitlinger.

Clare, L. and Wilson, B. A. (1997) *Coping with Memory Problems: A Practical Guide for People with Memory Impairments and their Relatives and Friends.* Bury St Edmunds: Thames Valley Test Company.

Clare, L. and Woods, R. T. (2001) *Cognitive Rehabilitation in Dementia.* Hove: Psychology Press.

Clare, L. and Woods, R. T. (2004) Cognitive training and cognitive rehabilitation for people with early-stage Alzheimer's disease: A review. *Neuropsychological Rehabilitation 14,* 385–401.

Clare, L., Wilson, B. A., Breen, K. and Hodges, J. R. (1999) Errorless learning of face-name associations in early Alzheimer's disease. *Neurocase 5,* 37–46.

Clare, L., Wilson, B. A., Carter, G., Gosses, A., Breen, K. and Hodges, J. R. (2000) Intervening with everyday memory problems in early Alzheimer's disease: an errorless learning approach. *Journal of Clinical and Experimental Neuropsychology 22,* 132–146.

Clare, L., Wilson, B. A., Carter, G., Hodges, J. R. and Adams, M. (2001) Long-term maintenance of treatment gains following a cognitive rehabilitation in early dementia of Alzheimer type: a single case study. *Neuropsychological Rehabilitation. Special Issue: Cognitive Rehabilitation in Dementia 11,* 477–494.

Clare, L., Woods, B., Moniz-Cook, E., Orrell, M. and Spector, A. (2003) Cognitive rehabilitation and cognitive training interventions targeting memory functioning in early stage Alzheimer's disease and vascular dementia (review). In *The Cochrane Database of Systematic Reviews,* Issue 4. Chichester: Wiley.

Gatz, M., Fiske, A., Fox, L., Kaskie, B., Kasl-Godley, J., McCallum, T. and Wetherell, J. L. (1998) Empirically validated psychological treatments for older adults. *Journal of Mental Health and Aging 4,* 9–45.

Hanley, I. (1986) Reality Orientation in the Care of the Elderly Patient with Dementia – Three Case Studies. In I. Hanley and M. Gilhooly (eds) *Psychological Therapies for the Elderly.* Beckenham: Croom Helm.

Hill, R. D., Evankovich, K. D., Sheikh, J. I. and Yesavage, J. A. (1987) Imagery mnemonic training in a patient with primary degenerative dementia. *Psychology and Aging 2,* 204–205.

Josephsson, S., Bäckman, L., Borell, L., Bernspang, B., Nygard, L. and Ronnberg, L. (1993) Supporting everyday activities in dementia: an intervention study. *International Journal of Geriatric Psychiatry 8,* 395–400.

Karlsson, T., Bäckman, L., Herlitz, A., Nilsson, L., Winblad, B. and Osterlind, P. (1989) Memory improvement at different stages of Alzheimer's disease. *Neuropsychologia 27,* 737–742.

Little, A. G., Volans, P. J., Hemsley, D. R. and Levy, R. (1986) The retention of new information in senile dementia. *British Journal of Clinical Psychology 25,* 71–72.

Moniz-Cook, E., Agar, S., Gibson, G., Win, T. and Wang, M. (1998) A preliminary study of the effects of early intervention with people with dementia and their families in a memory clinic. *Aging and Mental Health 2,* 199–211.

Quayhagen, M.P. and Quayhagen, M. (1989) Differential effects of family-based strategies on Alzheimer's disease. *Gerontologist 29*, 150–155.

Sandman, C.A. (1993) Memory rehabilitation in Alzheimer's disease: preliminary findings. *Clinical Gerontologist 13*, 19–33.

Wilson, B.A. (1997) Cognitive rehabilitation: how it is and how it might be. *Journal of the International Neuropsychological Society 3*, 487–496.

Woods, R.T. (1996a) Cognitive Approaches to the Management of Dementia. In R.G. Morris (ed.) *The Cognitive Neuropsychology of Alzheimer-type Dementia*. Oxford: Oxford University Press.

Woods, R.T. (1996b) Psychological «Therapies" in Dementia. In R.T. Woods (ed.) *Handbook of the Clinical Psychology of Ageing*. Chichester: Wiley.

Zanetti, O., Magni, E., Binetti, G., Bianchetti, A. and Trabucchi, M. (1994) Is procedural memory stimulation effective in Alzheimer's disease? *International Journal of Geriatric Psychiatry 9*, 1006–1007.

Weiterführende Literatur

Clare, L. (2002) We'll fight it as long as we can: coping with the onset of Alzheimer's disease. *Aging and Mental Health 6*, 139–148.

Clare, L. (2003) Cognitive training and cognitive rehabilitation for people with early-stage dementia. *Reviews in Clinical Gerontology 13*, 75–83.

Clare, L. (2003) Managing threats to self: awareness in early-stage Alzheimer's disease. *Social Science and Medicine 57*, 1017–1029.

Clare, L. (2004) Assessment and Intervention in Dementia of Alzheimer Type. In A.D. Baddeley, B.A. Wilson and M. Kopelman (eds) *The Essential Handbook of Memory Disorders for Clinicians*. Chichester: Wiley.

Clare, L. (2004) Cognitive Rehabilitation for People with Early-stage Dementia. In M.T. Marshall (ed.) *Perspectives on Rehabilitation and Dementia*. London: Jessica Kingsley Publishers.

Clare, L. (2005) Cognitive Rehabilitation in Early-stage Dementia: Evidence, Practice and Future Directions. In P. Halligan and D. Wade (eds) *Evidence for the Effectiveness of Cognitive Rehabilitation*. Oxford: Oxford University Press.

Clare, L. and Cox, S. (2003) Improving service approaches and outcomes for people with complex needs through consultation and involvement. *Disability and Society 18*, 935–953.

Clare, L., Baddeley, A., Moniz-Cook, E.D. and Woods, R.T. (2003) A quiet revolution: advances in the understanding of dementia. *The Psychologist 16*, 250–254.

Clare, L., Wilson, B.A., Carter, G., Roth, I. and Hodges, J.R. (2002) Relearning of face-name associations in early-stage Alzheimer's disease. *Neuropsychology 16*, 538–547.

Clare, L., Wilson, B.A., Carter, G., Roth, I. and Hodges, J.R. (2002) Assessing awareness in early-stage Alzheimer's disease: development and piloting of the Memory Awareness Rating Scale. *Neuropsychological Rehabilitation 12*, 341–362.

Clare, L., Wilson, B.A., Carter, G., Breen, K., Berrios, G.E. and Hodges, J.R. (2002) Depression and anxiety in memory clinic attenders and their carers: implications for evaluating the effectiveness of cognitive rehabilitation interventions. *International Journal of Geriatric Psychiatry 17*, 962–967.

Clare, L., Wilson, B.A., Carter, G. and Hodges, J.R. (2003) Cognitive rehabilitation as a component of early intervention in dementia: a single case study. *Aging and Mental Health 7*, 15–21.

Clare, L., Wilson, B.A., Carter, G., Roth, I. and Hodges, J.R. (2004) Awareness in early-stage Alzheimer's disease: relationship to outcome of cognitive rehabilitation. *Journal of Clinical and Experimental Neuropsychology 26*, 215–226.

5

Kognitive Stimulation für Menschen mit leichter kognitiver Beeinträchtigung und beginnender Demenz

Inge Cantegreil-Kallen, Jocelyne de Rotrou und Anne-Sophie Rigaud

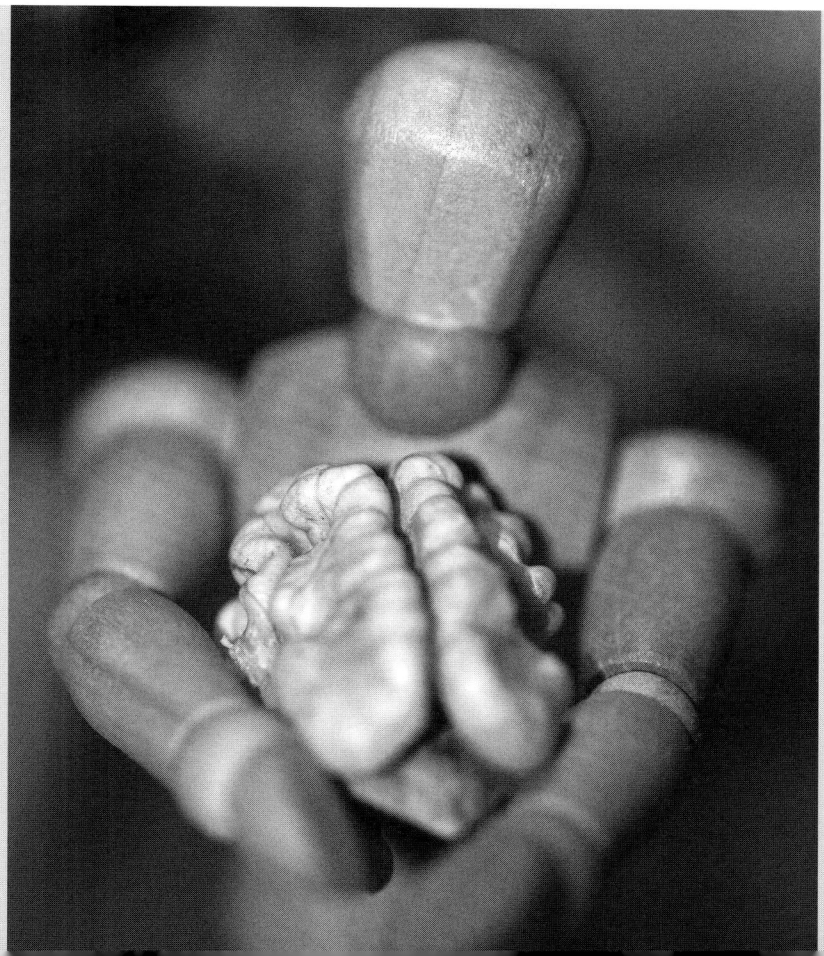

5.1 Überblick

Die kognitive Stimulation wurde für Menschen mit beginnender Demenz am Broca Krankenhaus in Frankreich entwickelt. In den späten 1990er Jahren galt sie als empirisch belegte, wirksame Methode zur Verbesserung der Realitätsorientierung bei Demenz. Die wissenschaftlich nachgewiesene Effektivität der Intervention drückte sich auch in dem nun zurückgezogenen Cochrane Review aus (Spector et al. 1998). Ziel der kognitiven Stimulation ist, den allgemeinen kognitiven Abbau zu verlangsamen. Dies geschieht mithilfe eines funktionalen Ansatzes, der sich auf die Verstärkung der kognitiven Reservekapazität konzentriert.

Die kognitive Stimulation wurde bei Menschen mit beginnender und mittelgradiger Demenz eingesetzt. In diesem Kapitel befassen wir uns zunächst mit Forschungsprojekten, die in Frankreich durchgeführt wurden und geben ein Beispiel für die Inhalte einer kognitiven Stimulationssitzung (s. **Tab. 5-1**). Im Anschluss daran konzentrieren wir uns auf die kognitive Stimulation als therapeutische Intervention bei beginnender Demenz, da das Erlernen spezifischer kognitiver Strategien eine gute Möglichkeit bietet, um den Beginn der Symptome zu verzögern. Zudem deutet vieles darauf hin, dass die kognitive Stimulation für Menschen mit leichter kognitiver Beeinträchtigung (Mild Cognitive Impairment, MCI) aufgrund ihrer Ziele und Methoden hilfreich sein kann bei der Unterscheidung zwischen Betroffenen, deren Zustand «stabil» ist und solchen, die als «gefährdet» für die Entwicklung einer Demenz gelten.

5.2 Das Konzept: Definition, Ziele und Methoden

Die kognitive Stimulation, bei der Teile des Gehirns die Funktionen von anderen, möglicherweise geschädigten Bereichen übernehmen können, basiert auf der Vorstellung, dass das Gehirn formbar ist. Sie hat zum Ziel, die kognitive Funktion zu optimieren und bedient sich dazu einer Reihe von geistigen Aktivitäten zur Behandlung von Gedächtnisproblemen, die sowohl im Zusammenhang mit dem normalen Alterungsprozess als auch mit einer dementiellen Erkrankung stehen können. Die kognitive Stimulation kann als ein globaler Ansatz beschrieben werden (s. Clare/Woods 2004), der sich sowohl mit kognitiven Faktoren wie Aufmerksamkeit, Konzentration, Orientierung, verschiedenen Speicherformen, visuell-konstruktiven Fähigkeiten, exekutiven Funktionen und Wortflüssigkeit, als auch mit psychosozialen Faktoren wie Selbstvertrauen, Motivation, Sozialisation und affektiven Zuständen beschäftigt.

Die Programme der kognitiven Stimulation sind unterschiedlich. Häufig müssen sie an die Zielgruppe angepasst werden, damit die gewünschten Ergebnisse erzielt werden können. In Frankreich gibt es Stimulationsprogramme sowohl für ältere Menschen, die zwar über Gedächtnisprobleme klagen, in den neuropsychologischen Screeningtests jedoch nicht auffällig sind und somit innerhalb der gewünschten Norm bleiben, als auch für Personen mit leichten kognitiven Störun-

Tabelle 5-1 : Inhalte einer kognitiven Stimulationssitzung

Übungen	kognitive und psychosoziale Ziele	Anwendung im täglichen Leben
Tagebuch: ■ Die Teilnehmer stellen sich vor und berichten darüber, was sie in der vorangegangenen Woche getan haben.	■ Stärkung von Identitätsgefühl und Selbstbewusstsein ■ Stärkung des episodischen Gedächtnisses ■ Interesse wecken (Bekämpfung von Teilnahmslosigkeit)	■ aktive Teilnahme am Familien- und sozialen Leben
Besprechung von Zeitungsinhalten: ■ Die Teilnehmer berichten über aktuelle (nationale und internationale) politische, wirtschaftliche, soziale, kulturelle und sportliche Ereignisse.	■ Verbesserung der Sozialisation (des Gefühls, am gesellschaftlichen Leben teilzuhaben) ■ Stärkung von semantischem Gedächtnis und Wortflüssigkeit ■ Verhinderung von sozialem Rückzug	■ Verbesserung von verbalem Ausdruck und Kommunikationsfähigkeit ■ Interesse an gesellschaftlichen Ereignissen ■ Stärkung des Gruppenzugehörigkeitsgefühls
zeitliche und räumliche Orientierung: ■ Abfragen von Datum, Wochentag, Jahreszeit, Fest- und Feiertagen ■ Beschreiben von Wegstrecken zum Krankenhaus, zur Post, zu Geschäften etc. (z. B. U-Bahnstationen, Busfahrstrecke) ■ Abfragen von Adresse und Telefonnummer des Krankenhauses, der Arztpraxis etc.	■ Verbesserung der zeitlichen und räumlichen Orientierung ■ Unterstützung des topografischen Gedächtnisses ■ Unterstützung des biografischen Gedächtnisses	■ Erhalt der Selbständigkeit (z. B. Geschäfte, Post, Bank finden)
semantische Kategorisierung: Lesen eines Textes ■ Zuordnen von Konzepten oder aussagekräftigen Wörtern ■ Herstellen von Assoziationen der gelernten Wörter zu aktuellen Fragen oder einem bestimmten Thema ■ Enkodierung von Kontexten (zur Einprägung werden z. B. Sätze geschrieben, in denen die gelernten Wörter verwendet werden)	■ Übung funktionaler Kompetenzen: – benennen – verbale Organisation – Imagination – Förderung des impliziten Lernens von Wörtern	■ Verbesserung des mündlichen und schriftlichen Ausdrucks ■ Übertragung von Konzepten in eine adäquate verbale Form ■ Synonyme finden ■ spontane Entscheidungen treffen ■ implizite automatische Informationsverarbeitung
Abrufen: ■ unmittelbares freies Erinnern ohne Abrufhilfe ■ Erinnern des Erlernten mit Abrufhilfe	■ Umsetzung von Strategien, die beim Enkodieren verwendet wurden	■ spontane Anwendung von Strategien in alltäglichen Situationen

Übungen	kognitive und psychosoziale Ziele	Anwendung im täglichen Leben
exekutive Funktionen (verbunden mit Gedächtnisübungen): ■ Problemlösung ■ Rechnen (z.B. Kopfrechnen, Berechnen von Entfernungen) ■ Aufmerksamkeit/Konzentration (Unterschiede erkennen, Fehler in der Reihenfolge von Elementen erkennen) ■ logisches und abstraktes Denken	Verbesserung von: ■ mentaler Kontrolle (Sperren von unwichtigen Informationen) ■ Urteilsfähigkeit ■ Planung ■ abstraktem und logischem Denken ■ geistiger Flexibilität ■ Kompetenzen zur Entscheidungsfindung	■ eine Mahlzeit zubereiten, Rechnung bezahlen, Gebrauchsanweisung verstehen
verzögertes Abrufen: ■ freies Erinnern der erlernten Elemente ohne Abrufhilfe oder Erinnern mit Abrufhilfe	■ Umsetzung von Strategien, die beim Enkodieren angewendet wurden ■ Erhalten einer angewandten Strategie nach Unterbrechung	■ spontane Anwendung von Strategien in alltäglichen Situationen
Hausaufgaben: ■ Anweisungen zu Übungen, die von den Teilnehmern zu Hause ausgeführt werden sollen ■ Die Teilnehmer werden dazu ermutigt und motiviert, Zeitungen zu lesen.	■ Erhalt der Teilnahme am sozialen Leben (sich über aktuelle Ereignisse informieren)	■ Interesse und Motivation, intellektuelle Aufgaben zu bewältigen

gen, deren Testleistungen etwas unterhalb der festgelegten Norm liegen, sowie für Menschen mit einer Alzheimerdemenz.

Für ältere Menschen, die über Gedächtnisprobleme klagen, obwohl sie normale kognitive Fähigkeiten zeigen, bietet die kognitive Stimulation ein Programm, das die Besorgnis und Ängste der Betroffenen verringert und ihr Selbstvertrauen verbessert, indem sie Abrufstrategien neu oder wieder erlernen. Die kognitive Stimulation kann bei Klagen über Gedächtnisprobleme – obwohl objektiv kein Abbau erkennbar ist – einer Beeinträchtigung vorbeugen, da derartige Schwierigkeiten Vorboten einer kognitiven Verschlechterung sein können.

In Frankreich wurden Anfang der 1980er Jahren Programme zur kognitiven Stimulation entwickelt, die sich in erster Linie an Menschen mit Alzheimerdemenz richteten. Während ihrer Arbeit im Department of Clinical Gerontology am Broca Krankenhaus in Paris entwickelte Jocelyne de Rotrou eine neuropädagogische Behandlung für Menschen mit Alzheimerdemenz im Frühstadium. Inspiriert wurde Rotrou von den Ergebnissen der Neuropädagogik, einer vorwiegend in den USA praktizierten Methode, die auf der Annahme basiert, dass Menschen mit einer Alzheimerdemenz die Fähigkeit haben, Informationen kognitiv zu speichern und dass diese, wenngleich begrenzte Fähigkeit, stimuliert werden kann. Es wird angenommen, dass Menschen mit Demenz aufgrund dieser kognitiven «Reservekapazität» bis zu einem gewissen Grad von verbalen und nonverbalen Signalen sowie von Gedächtnisstrategien profitieren. Auch bei der Alzheimerdemenz ist das implizite Gedächtnis, das typischerweise länger erhalten bleibt als das episodische Gedächtnis, in der Lage, auf eine regelmäßige Stimulation zu reagieren. Deshalb können Betroffene, die eine Reihe von Übungen unter Einbezug der Reservekapazität durchführen, ihre kognitiven Fähigkeiten über einen gewissen Zeitraum hinweg besser erhalten als die gleiche Anzahl von Betroffenen, die nicht behandelt wurde. Zwei Ziele können mithilfe der kognitiven Stimulation erreicht werden:

1. möglichst langer Erhalt der kognitiven Funktion und somit Verzögerung des Verlusts von Fähigkeiten sowie Verbesserung der Durchführung von Selbstversorgungsaktivitäten. Das maximale Ziel ist der Erhalt der Unabhängigkeit des Menschen mit Demenz.
2. Verbesserung des Selbstwertgefühls durch Stärkung des Selbstvertrauens; Motivation zur Durchführung von Aktivitäten, die eine kognitive Leistung erfordern.

Die Methoden der kognitiven Stimulation sind so konzipiert, dass diese Ziele erreicht werden können und die Übungen sind so aufgebaut, dass die verschiedenen Bereiche der Kognition (Gedächtnis/Erinnerung, Konzentration, Sprache, exekutive Funktionen, Raum-Zeit-Orientierung und visuell-konstruktive Fähigkeiten) angeregt werden. Der Mensch mit Demenz nutzt Strategien, die auf geistiger Vorstellung, kategorischer Klassifikation und semantischer (Wort-) Assoziation beruhen – mit dem Ziel, das episodische und semantische Gedächtnis zu erhalten oder sogar zu verbessern sowie das implizite Gedächtnis zu stärken. Die Stimulationsübungen werden entsprechend der bevorzugten Interessen und Aktivitäten des älteren Menschen entwickelt und nach Themen geordnet. Jedes Thema beinhaltet Übungen unterschiedlicher Art, die sich wiederum auf das Gedächtnis, die Konzentration, Sprache und die exekutiven Fähigkeiten konzentrieren. Die kognitive Stimulation ist somit ein Ansatz, der die Bandbreite kognitiver Aktivität umfasst. Basierend auf der Vorstellung, dass der emotionale Zustand eines Menschen unabhängig von seinen kognitiven Fähigkeiten ist, bedeutet diese globale Sichtweise von Therapie auch, dass die Behandlung auf seine psychosozialen Fähigkeiten ausgedehnt wird. Zum einen spielt die Motivation eine wichtige Rolle bei dem Erhalt von intellektuellen Fähigkeiten, zum anderen beeinflussen kognitive und psychoaffektive Faktoren das soziale Leben des Betroffenen, weshalb die Einbindung in familiäre Aktivitäten, die Teilnahme am sozialen Leben und der Erhalt von Beziehungen wichtig sind. Daher konzentriert sich die kognitive Stimulation auf den verbalen Ausdruck in einer Gruppe. Die Sitzungen finden in Gruppen von acht bis zehn Teilnehmern über zwölf Wochen hinweg einmal wöchentlich (eineinhalb Stunden) statt und werden von einem in der kognitiven Stimulationstechnik ausgebildeten Psychologen geleitet. Dieser Rahmen ermöglicht den Betroffenen, andere mit ähnlichen Problemen zu treffen und Ängste in Hinblick auf die eigene Situation abzubauen. Tabelle 5-1 demonstriert ein Beispiel einer kognitiven Stimulationssitzung.

5.3 Empirische Belege für die Wirksamkeit der kognitiven Stimulation als therapeutische Methode in Frankreich

In Frankreich sind verschiedene, individuell konzipierte, kognitive Stimulations-programme evaluiert worden. Beispielsweise zeigte eine Studie mit 61 Teilneh-mern, deren kognitive Funktion zwar normal war, die jedoch über Gedächtnis-probleme berichteten, dass die kognitiv stimulierte Gruppe in einem Test zur Überprüfung des assoziativen Gedächtnisses (stärkstes Messinstrument der viel-fältigen, im kognitiven Stimulationsprogramm entwickelten Strategien, Cimétière 1997) statistisch erheblich bessere Ergebnisse zeigte als die Gruppe, die nicht sti-muliert worden war ($P < 0{,}05$). Eine Studie zum Nutzen der kognitiven Stimula-tion im psychosozialen Bereich mit 124 Menschen mit nicht eingeschränkter kog-nitiver Funktion, die aber über Gedächtnisprobleme geklagt hatten (de Rotrou et al. 2000), zeigte eine signifikante Verbesserung ($P < 0{,}05$) zweier Bewertungskrite-rien auf einer Skala zur Selbsteinschätzung des Wohlbefindens (Bedeutung, die der Studienteilnehmer seiner Rolle in der Gesellschaft zumaß; Interesse an aktuel-len Ereignissen). Bei den meisten anderen Funktionen zeigte die kognitive Stimu-lation keine Wirkung – abgesehen von zwei Bewertungskriterien der Gedächtnis-funktion (sich an den Aufbewahrungsort bestimmter Gegenstände erinnern; sich an eine Einkaufsliste erinnern), die sich statistisch signifikant verbessert hatten (de Rotrou et al. 2000).

Das speziell für Menschen mit Alzheimerdemenz konzipierte kognitive Stimu-lationsprogramm wurde in mehreren Kontrollstudien evaluiert. Die randomi-sierte kontrollierte Doppelblindstudie von Breuil et al. (1994) galt als entschei-dend für den empirischen Nachweis einer Verbesserung der Realitätsorientierung bei Demenz in der Metaanalyse von Spector et al., in der der Therapieerfolg bei Menschen mit Demenz anhand dieses Kriteriums gemessen wurde (Spector et al. 1998). Die Studie erfasste 56 zu Hause lebende Patienten und zeigte eine deutliche Verbesserung in der Gruppe, die kognitiv stimuliert worden war, wobei die statis-tisch relevanten Ergebnisse das episodische Gedächtnis ($P < 0{,}01$) und insbeson-dere das Erinnern einer Wortliste ($P < 0{,}009$) sowie die Raum-Zeit-Orientierung betraf. In den Tests zur Überprüfung der Wortflüssigkeit wurden keine Unter-schiede zwischen den Gruppen festgestellt, und allgemeine Veränderungen in der Kognition gingen nicht mit verbesserten Ergebnissen bezüglich der Selbstversor-gungsaktivitäten oder des Verhaltens einher. Eine andere kontrollierte Studie mit 82 Menschen mit schwerer Alzheimerdemenz in einer Pflegeeinrichtung zeigte eine deutliche Verbesserung ($P < 0{,}01$) im Mini-Mental-Status-Test (um zwei Punkte) bei der Gruppe, die kognitiv stimuliert worden war, und eine Tendenz zu seltener auftretenden Problemen im Alltag (Vidal et al. 1998).

Gosselin et al. evaluierten die Effektivität von kognitiver Stimulation anhand von Ergebnissen im Verhalten von Menschen mit Demenz. Dazu bauten sie bei 29 in einer Pflegeeinrichtung lebenden Teilnehmern mit schwerer Alzheimerdemenz bestimmte Übungen in ein tägliches Behandlungsprogramm ein (Gosselin et al.

2003) und stellten fest, dass sich der Appetit sowie das Essverhalten der Bewohner deutlich verbesserten und sich dadurch wiederum die Belastung der Pflegekräfte, die den Menschen bei den Mahlzeiten halfen, verringerte.

5.4 Neue Entwicklungen für Menschen mit leichter kognitiver Beeinträchtigung

Die leichte kognitive Beeinträchtigung (Mild Cognitive Impairment, im Text künftig «MCI») wird von einigen Fachleuten als Vorstufe zur Demenz angesehen, da der Betroffene eine verminderte Gedächtnisfunktion oder geringere kognitive Fähigkeiten aufweist, die sich allerdings weder auf die Alltagskompetenzen auswirken noch die Kriterien einer Demenz erfüllen. Das Konzept der MCI steckt noch in den Kinderschuhen, doch sprechen folgende Bewertungskriterien dafür, dass es sich um eine solche handelt: Leistungen um 1,5 Standardabweichungen unterhalb des altersmäßigen Mittels bei neuropsychologischen Tests, ein Punktwert von < 0,5 beim Standardtest zur klinischen Einschätzung des Schweregrades einer Demenz (Clinical Dementia Rating, CDR) oder ein Punktwert von < 3,0 auf der globalen Verschlechterungsskala nach Reisberg (Global Deterioration Scale, GDS). Obwohl Menschen mit MCI als Risikogruppe gelten, entwickelt nur ein Teil von ihnen eine Demenz, wobei die am häufigsten zitierte Statistik der Mayo Clinic von 15 bis 20 % jährlich ausgeht (Petersen et al. 1999). Andere sprechen von 50 % eines progressiven Verlaufs innerhalb von drei bis vier Jahren (Cameron/Clare 2004) und von 31 % innerhalb von drei Jahren (Zanetti et al. 2006).

Es ist nicht einfach zu erkennen, ob eine MCI progressiv verläuft, da der Begriff «Demenz» für einen heterogenen Zustand von Unterkategorien steht. Dabei wird das Gedächtnisproblem «leichte kognitive Beeinträchtigung» als präklinisches Stadium der Alzheimer-Krankheit verstanden und viele kognitive Störungen werden mit vaskulärer Demenz (VaD) oder MCI-VaD in Zusammenhang gebracht (Zanetti et al. 2006). Der Begriff «amnestische MCI» bezieht sich auf Gedächtnisstörungen und wird mit Alzheimerdemenz in Verbindung gebracht, da der Hippocampus und dazugehörige Strukturen im medialen Temporallappen auch als Orte angesehen werden, an denen die neurodegenerativen Prozesse bei der Alzheimerdemenz beginnen. Die MCI ist mit Defiziten im exekutiven System verbunden (Zanetti et al. 2006), die sich bei der Lösung von Problemen und im abstrakten Denken sowie in einem Mangel an Aufmerksamkeit, geistiger Flexibilität, an einer Reaktionshemmung sowie an Problemen mit visuell-räumlichen Aufgaben zeigen und alle mit dem Frontallappen in Zusammenhang stehen (Albert 2002).

Die kognitive Stimulation kann zur Erforschung und zu einem besseren Verständnis der MCI als einem präklinischen Demenzstadium (Cantegreil-Kallen et al. 2002) in zweifacher Form beitragen: zum einen durch die Erforschung der Wirkung, die sie auf die kognitive Reservekapazität ausübt, um das Risiko eines Fortschreitens von Demenz zu verringern; zum anderen dadurch, dass sie den prognostischen Wert der Früherkennung von Alzheimer verbessert. Ziel der Erforschung ihrer Wirkung könnte sein, den allgemeinen kognitiven Abbau zu verlangsamen und möglicherweise den Beginn der Einschränkungen zu verzögern. Dies basiert auf der Vorstellung, dass die Reservekapazität und Formbarkeit des menschlichen Gehirns zu variablen Leistungen bei kognitiven Aktivitäten beitragen kann. Da das Risiko, eine Demenz zu entwickeln, bei Menschen mit eindeutiger kognitiver Beeinträchtigung, die über leichte Gedächtnisprobleme hinausgeht, erheblich erhöht ist (Bozoki et al. 2001) – die Betroffenen weisen umfassendere kognitive Störungen und Defizite im episodischen Gedächtnis auf – profitieren sie möglicherweise von der Erforschung des Potenzials der kognitiven Stimulation bei der Verzögerung einer Demenz. Die Behandlung beinhaltet das Üben von Enkodierung und das Abrufen von Gedächtnisinhalten und erfordert einige intakte Lernressourcen oder Reservekapazität. Die Früherkennung von Demenz und ihren Unterformen ist theoretisch innerhalb von Langzeitstudien möglich, da eine mangelnde Reaktion auf die kognitive Stimulation (messbar mithilfe differenzierter neuropsychologischer Tests, die Gedächtnis, Sprache und visuell-räumliche Fähigkeiten überprüfen) und das Fehlen einer Reihe von exekutiven Funktionen prognostisch aussagekräftig sein können. Obwohl es geeignete, aussagekräftige neuropsychologische Tests zur Feststellung eines beginnenden Gedächtnisverlusts gibt (z. B. Profile of Cognitive Efficiency Test, de Rotrou et al. 1991), bleiben subtile Veränderungen der exekutiven Funktionen schwer messbar.

5.5 Entwicklung eines kognitiven Stimulationsprogramms für Menschen mit MCI

Ein Programm zur kognitiven Stimulation besteht aus einem Rahmen und aus konkreten spezifischen Übungen. Unter «Rahmen» sind die wöchentlich stattfindenden Sitzungen mit einem Psychologen zu verstehen, der den Teilnehmer im Hinblick auf dessen eingesetzte kognitive Fähigkeiten und den Einfluss des affektiven Zustands auf dessen Leistung beobachtet. Somit kann die Art und Weise, wie ein Mensch Informationen aufnimmt, verarbeitet und wieder abruft, Auskunft über die Art des zugrunde liegenden Defizits geben. Das zwölfwöchige Programm gestattet auch die Beobachtung subtiler Veränderungen in der Funktion und im Verhalten, da Menschen mit MCI eine erhöhte emotionale Empfindlichkeit (emotionale Vulnerabilität) zeigen. Das bedeutet, dass sie eher häufiger ihren Hausarzt aufsuchen, häufiger unter (leichten) Depressionen leiden, deutlich anfälliger für Stress sind und abhängiger von ihren Angehörigen oder Freunden (Verhey/Visser 2000). Zusätzlich zur Beobachtung während der Sitzungen kann das Endergebnis des zwölfwöchigen Programms durch besondere neuropsychologische Tests sowie Fragebögen zum affektiven Zustand und zur Stimmungslage, die von den Teilnehmern ausgefüllt werden, untermauert werden.

Die spezifischen Übungen des Programms konzentrieren sich auf vier die Funktion betreffende Eigenschaften von MCI, die auf das klinische Vorstadium einer Alzheimerdemenz hindeuten können (MCI-Risikogruppe) oder auch nicht. Die

Übungen können auch dazu genutzt werden, um die kognitive Reserve der Menschen mit MCI zu verbessern, bei denen sich keine Demenz entwickelt (stabile MCI-Gruppe). Die vier Eigenschaften von MCI sind

- vermindertes und verzögertes Erinnerungsvermögen,
- verminderte Wortflüssigkeit beim Generieren von Wörtern einer gleichen Kategorie (Category Fluency),
- vermindertes logisches Gedächtnis (Paragraph Recall) und
- vermindertes assoziatives Gedächtnis.

Im Folgenden zeigen wir, in welcher Form spezielle kognitive Übungen helfen, eine beginnende Demenz festzustellen oder wie sie durch Maximierung der kognitiven Reserve dazu beitragen können, eine Demenz zu verzögern.

Das verminderte und verzögerte Erinnerungsvermögen ist die Variable, die am häufigsten eine sich entwickelnde Demenz vorhersagt, doch bleibt das freie Erinnern ohne Abrufhilfe (Free Recall) im episodischen Gedächtnis eventuell aufgrund der Reservekapazität, die den Gebrauch kompensatorischer Strategien möglich macht, drei Jahre lang stabil (Bäckman 2002). Daher kann es sinnvoll sein, das freie Erinnern in ein kognitives Stimulationsprogramm einzubeziehen. Übungen, die auf ein Wiedererlernen und eine Optimierung von Strategien zur Verbesserung des Abrufens erworbener Informationen abzielen (Eselsbrücken), können Menschen helfen, die keine Demenz entwickeln (stabile MCI-Gruppe). Betroffene, bei denen sich eine Demenz entwickelt (MCI-Risikogruppe), profitieren jedoch eher nicht davon. Die über die Zeit hinweg gezeigten Leistungen bei der Bewältigung dieser Übungen tragen eventuell dazu bei, den prognostischen Wert der kognitiven Stimulation bei MCI zu bestimmen und eine sich entwickelnde Demenz im Frühstadium zu erkennen, was uns umgekehrt die Möglichkeit gibt, beiden Gruppen (stabile MCI-Gruppe und MCI-Risikogruppe) individuelle kognitive und psychosoziale Hilfsprogramme zur Vorbeugung einer Zustandsverschlechterung anzubieten.

Die verminderte Wortflüssigkeit ist die zweithäufigste Störung bei beginnender Demenz (Palmer et al. 2002). Sie scheint auf einen eingeschränkten Zugang zum lexikalischen Bestand zurückzuführen zu sein, d.h. auf die verminderte Fähigkeit zum Erkennen und Anwenden von Strategien zum Abruf von Wörtern, (Astell/Bucks 2002). Menschen mit MCI, die selektive Defizite in der Wortflüssigkeit beim Generieren von Wörtern einer gleichen Kategorie haben, entwickeln möglicherweise eine Alzheimerdemenz. Da das Generieren von Wörtern mit gleichem Anfangsbuchstaben und von Wortkategorien unterschiedliche Abrufprozesse sind, können neuropsychologische Reaktionen auf verbales Lernen und Gedächtnisleistungen während der kognitiven Stimulationsübungen potenzielle Marker für das Erkennen einer sich entwickelnden Alzheimerdemenz sein. Vokabelübungen bereichern den semantischen Speicher ebenso wie das Erlernen von Strategien zum Abrufen von Wörtern oder Konzepten. Sie alle haben das Ziel, die Fähigkeit des Menschen zur Kompensation zu verbessern, wenn er sich an ein bestimmtes Wort nicht erinnern kann. Die Reaktion auf die Übung von Kompensationsstrategien des kognitiven Stimulationsprogramms kann deshalb auch ein Marker dafür sein, ob sich aus einer MCI eine Demenz entwickelt, und somit zur Früherkennung beitragen. Das therapeutische Potenzial liegt darin, dass ein Mensch mit Wortfindungsstörungen die Fähigkeit erlernt, ein Synonym oder eine Beschreibung für das «verlorene» Wort zu finden und somit die Angst vor einem Versagen verliert. Dies ist besonders wichtig, da die Angst davor, während eines Gesprächs Worte zu vergessen, zum sozialen Rückzug beitragen kann. Schon frühzeitig im Verlauf einer MCI die eigene Effektivität zu verbessern, hilft, einer Depression vorzubeugen.

Ein vermindertes logisches Gedächtnis wurde bei Menschen festgestellt, die eine MCI mit einem CDR-Punktwert (Clinical Dementia Rating) von < 0,5 haben (Ferris 2002). Hierbei umfassen die kognitiven Stimulationsübungen zum Abrufen eines Textes das Lernen und Wiederholen eines Absatzes oder einer sehr kurzen Geschichte, wobei Strategien wie die Kategorisierung und die Assoziation geistiger Bilder eine wichtige Rolle sowohl bei der Verbesserung der Gedächtnisfunktion als auch bei der Unterscheidung zwischen stabiler MCI und Risiko-MCI spielen können.

Das verminderte assoziative Gedächtnis (die Fähigkeit, assoziierte Wörter zu lernen) schließlich spielt wahrscheinlich ebenfalls eine Rolle bei der Unterscheidung zwischen Menschen, die eine Demenz entwickeln und solchen, die stabil bleiben (Blackwell et al. 2002). In einer kognitiven Stimulationssitzung diejenigen zu erfassen, die möglicherweise eine Demenz entwickeln, ist eventuell dadurch möglich, dass man beobachtet, inwieweit ein Teilnehmer von verbalen und nonverbalen Signalen profitiert, da dieser Mechanismus als evaluativer Gradmesser für die Speicherkapazität und den potentiell zugrunde liegenden Krankheitsprozess gilt.

5.6 Fazit und künftige Forschung

Der empirische Nachweis für die Wirksamkeit der kognitiven Stimulation zum Erhalt von Kognition und psychischem Wohlbefindens bei Demenz im Frühstadium wurde in Frankreich erbracht (de Rotrou 2001; de Rotrou et al. 2002). Diese Form der Gruppentherapie wird heute für Menschen mit leichter bis mittelgradiger Demenz empfohlen und in Tageszentren und Pflegeeinrichtungen durchgeführt (Überblick s. Moniz-Cook 2006). Allerdings sollte in weiteren Forschungsprojekten genau untersucht werden, welche kognitiven und psychologischen Merkmale der durchgeführten Maßnahmen besonders effektiv sind und welche Patientengruppen am meisten von ihnen profitieren. So ist beispielsweise noch immer nicht bekannt, ob die positiven Effekte der kognitiven Stimulation in erster Linie auf die auf die Kognition konzentrierten Elemente zurückzuführen sind oder ob hierbei die soziale Interaktion als wichtiger Bestandteil der Intervention die wichtigste Rolle spielt (Clare/Woods 2004). Wir haben in diesem Kapitel herausgestellt, in welcher Form kognitive Stimulation zur Feststellung einer sich entwickelnden Demenz und zu einer frühzeitigen Unterstützung von Menschen mit MCI beitragen kann – unabhängig davon, ob ihr Zustand später in eine Demenz übergeht oder nicht.

Mithilfe der Ziele und Methoden der kognitiven Stimulation bei Menschen mit MCI und der Anwesenheit eines Psychologen, der die Gruppenteilnehmer während der Behandlungssitzungen aufmerksam beobachtet, ist es möglich, zwischen Betroffenen mit MCI zu unterscheiden, deren Zustand stabil ist und solchen, die gefährdet sind, eine Demenz zu entwickeln. In Kombination mit wiederholten neuropsychologischen Tests kann auf diese Weise eine Alzheimerdemenz im Frühstadium entdeckt werden.

Als Behandlungsform mit präventivem Charakter beinhaltet die kognitive Stimulation das Erlernen von kognitiven Strategien, die den Beginn einer Demenz möglicherweise deshalb verzögern, weil sie die kognitive Reservekapazität maximieren und den Einzelnen, seine Familie sowie sein soziales Umfeld einbeziehen. Daher kommt der kognitiven Stimulation bei MCI eine zweifache Funktion hinsichtlich der Prävention von Demenz zu. Zum einen hilft sie, zusätzliche kognitive Belastung zu vermeiden (unabhängig davon, ob der Betroffene gefährdet ist, eine Demenz zu entwickeln oder nicht) und senkt somit indirekt das Risiko eines weiteren kognitiven Abbaus. Wenn also kognitive Stimulation bei MCI die Effektivität erhöht und Betroffene sowie Angehörige dabei unterstützt, ihr normales Leben weiterzuführen, so kann sie zum anderen möglicherweise bei den Menschen, die demenzgefährdet sind, eine Verschlechterung im Verhalten und in den Alltagskompetenzen verzögern. Belege für die Wirksamkeit der kognitiven Stimulation und anderer kognitionsorientierter, nicht medikamentöser Interventionen bei MCI werden derzeit geprüft (Cameron/Clare 2004). Eine landesweit durchgeführte kontrollierte randomisierte Studie (N = 1000), in der die Behandlungsformen kognitive Stimulation, kognitive Rehabilitation, Erinnerungsarbeit und eine individuell zugeschnittene Intervention «à la carte» miteinander verglichen werden, ist derzeit in Frankreich in Vorbereitung (Amieva 2006). Sie zielt darauf, die relative Effektivität der vier genannten psychosozialen Interventionen bei leichter bis mittelgradiger Alzheimerdemenz zu evaluieren, wobei man die Ergebnisse primär daran misst, ob der Übertritt in eine mittelgradig-schwere bis schwere Demenz verzögert werden kann. Dabei geht man von der Annahme aus, dass Menschen mit Demenz im Frühstadium, die innerhalb von drei Monaten eineinhalb Stunden pro Woche an einer der vier Interventionen teilgenommen haben, bei der Verlaufskontrolle nach zwei Jahren deutlich weniger für den Übergang in eine schwere Demenz gefährdet sind als Betroffene in einer Kontrollgruppe, die an keiner der vier Interventionen teilgenommen haben (Dartigues/Amieva 2006).

Literaturhinweise

Albert, M. (2002) Preclinical prediction of Alzheimer's disease. *Neurobiology of Aging 23*, S561.

Amieva, H. (2006) National evaluation programme on Cognitive Stimulation, cognitive rehabilitation and reminiscence. Paper presented at 7th Annual INTERDEM Meeting, Fondation Médéric Alzheimer, 29 June, Paris.

Astell, A. and Bucks, R. (2002) Category fluency in AD: generation from common and ad hoc categories. Paper presented at 8th International Conference on Alzheimer's Disease and Related Disorders (abstract 974), Stockholm.

Bäckman, L. (2002) The cognitive transition to Alzheimer's disease. Paper presented at 8th International Conference on Alzheimer's Disease and Related Disorders (abstract 1052), Stockholm.

Blackwell, A., Sahakian, B. and Versey, R. (2002) Early detection of Alzheimer's disease using neuropsychological assessment: paired associates learning and graded naming. Paper presented at 8th International Conference on Alzheimer's Disease and Related Disorders (abstract 143), Stockholm.

Bozoki, A., Giordiani, B., Heidebrink, J.L., Berent, S. and Foster, N.L. (2001) Mild cognitive Impairment predicts dementia in non-demented elderly patients with memory loss. *Archives of Neurology 58*, 411–416.

Breuil, V., de Rotrou, J., Forette, F., Tortrat, D., Ganansia-Ganem, A. and Frambourt, A. (1994) Cognitive Stimulation of patients with dementia. Preliminary results. *International Journal of Geriatric Psychiatry 9*, 211–217.

Cameron, M.H. and Clare, L. (2004) Cognition-based interventions for people with Mild Cognitive impairment (protocol). *Cochrane Database of Systematic Reviews, Issue 2*. Chichester: Wiley.

Cantegreil-Kallen, I., de Rotrou, J., Gosselin, A., Wenisch, E. and Rigaud, A.S. (2002) The role of Cognitive Stimulation in diagnosing Mild-Cognitive-Impairment subjects at risk for Alzheimer-type dementia. *Brain Aging 2*, 15–19.

Cimétière, C. (1997) *Evaluation d'une prise en charge de la plainte mnésique chez l'adulte âgé.* Mémoire de DESS de Psychologie du développement. Université de Caen. Caen: UFR des Sciences de la vie et du comportement.

Clare, L. and Woods, R.T. (2004) Cognitive training and cognitive rehabilitation for people with early-stage Alzheimer's disease: a review. *Neuropsychological Rehabilitation 14*, 385–401.

Dartigues, J.F. and Amieva, H. (2006) *Essai clinique prospectif comparatif multicentrique, randomisé, sans insu évaluant quatre thérapies non-médicamenteuses dans la maladie d'Alzheimer.* Protocole d'étude clinique, version n°0.1 20/09/2006. Bordeaux: Centre Hospitalier Universitaire de Bordeaux.

de Rotrou, J. (2001) Stimulation et éducation cognitives. Le vieillissement cérébral. *Gérontologie et Société 97*, 175–192.

de Rotrou, J., Cantegreil-Kallen, I. and Cimétière, C. (2000) Evaluation du memo-sénior. *Rapport pour la Fondation Nationale de Gérontologie (France).*

de Rotrou, J., Cantegreil-Kallen, I., Gosselin, A., Wenisch, E. and Rigaud, A.S. (2002) Cognitive Stimulation: a new approach for Alzheimer's disease management. *Brain Aging 2*, 48–53.

de Rotrou, J., Forette, F., Tortrat, D., Fermanian, J., Hervy, M.P., Boudou, M.R. and Boller, F. (1991) Cognitive efficiency profile, description and validation in patients with Alzheimer's disease. *International Journal of Geriatric Psychiatry 6*, 501–509.

Ferris, S. (2002) Monitoring cognition across the spectrum of AD. Paper presented at 8th International Conference on Alzheimer's Disease and Related Disorders (abstract 1053), Stockholm.

Gosselin, A., de Rotrou, J., Cantegreil-Kallen, I., Wenisch, E., Moulin, C., Bourrellis, C. and Rigaud, A.S. (2003) Bénéfices d'une prise en charge globale sure les troubles comportementaux des patients dements institutionalisés. In *L'Année Gérontologique. Santé et maison de retraite*, Vol. IV. Paris: Editions Serdi.

Moniz-Cook, E. (2006) Cognitive Stimulation and dementia. *Aging and Mental Health 10*, 207–210.

Palmer, K., Bäckman, L., Winblad, B. and Fratiglioni, L. (2002) Cognitive impairment, no dementia: is it possible to identify, with high predictivity, subjects at risk of developing dementia in the general population? Paper presented at 8th International Conference on Alzheimer's Disease and Related Disorders (abstract 1081), Stockholm.

Petersen, R., Smith, G., Waring, S., Ivnik, R., Tangelos, E. and Kokmen, E. (1999) Mild cognitive impairment: clinical characterization and outcome. *Archives of Neurology 56*, 303–308.

Spector, A., Orrell, M., Davies, S. and Woods, B. (1998) Reality orientation for dementia: a review of the evidence for its effectiveness. *The Cochrane Library Database – Systematic Reviews*, Issue 4. Chichester: Wiley.

Verhey, F. and Visser, P. (2000) The phenomenology of depression in dementia. *International Psychogeriatrics 12*, 129–134.

Vidal, J. C., Lavieille-Letan, S., Fleury, A. and de Rotrou, J. (1998) Stimulation cognitive et psychosociale des patients déments en institution. *La revue de Gériatrie 23*, 199–204.

Zanetti, M., Ballabio, C., Abbate, C., Cutaia, C., Vergani, C. and Bergamaschini, L. (2006) Mild cognitive impairment subtypes and vascular dementia in community-dwelling elderly people: a 3-year follow-up study. *Journal of the American Geriatrics Society 54*, 580–586.

Weiterführende Literatur

de Rotrou, J., Wenisch, E., Chausson, C., Dray, F., Faucounau, V. and Rigaud, A. S. (2005) Accidental MCI in healthy subjects: a prospective longitudinal study. *European Journal of Neurology 12*, 879–885.

Farinamd, E., Mantovani, F., Fioravanti, R., Pignatti, R., et al. (2006) Evaluating two group programmes of cognitive training in mild to moderate AD: Is there any difference between «global» stimulation and a cognitive-specific one? *Aging and Mental Health 10*, 211–218.

Knapp, M., Thorgrimsen, L., Patel, A., Spector, A., et al. (2006) Cognitive Stimulation therapy for people with dementia: cost effectiveness analysis. *British Journal of Psychiatry 188*, 574–580.

Spector, A., Davies, S., Woods, R. T. and Orrell, M. (2002) Reality orientation for dementia: a systematic review of the evidence for its effectiveness. *Gerontologist 40*, 206–212.

Spector, A., Orrell, M., Davies, S. and Woods, R. T. (2001) Can reality orientation be rehabilitated? Development and piloting of an evidence-based programme of cognition-based therapies for people with dementia. *Neuropsychological Rehabilitation 11*, 377–397.

Spector, A., Thorgrimsen, L., Woods, R. T., Royan, L., et al. (2003) Efficacy of an evidence-based Cognitive Stimulation therapy programme for people with dementia: randomised controlled trial. *British Journal of Psychiatry 183*, 248–254.

Spector, A., Thorgrimsen, L., Woods, R. T. and Orrell, M. (2006) *Making a Difference: An Evidence Based Group Programme to Offer Cognitive Stimulation Therapy (CST) to People with Dementia. A Manual for Group Leaders*. London: Hawker Publications.

Woods, B., Thorgrimsen, L., Spector, A., Royan, L. and Orrell, M. (2006) Improved quality of life and Cognitive Stimulation therapy in dementia. *Aging and Mental Health 10*, 219–226.

6

Das computerbasierte kognitive Trainingsprogramm «GRADIOR»

Manuel Franco, Kate Jones, Bob Woods und Pablo Gomez

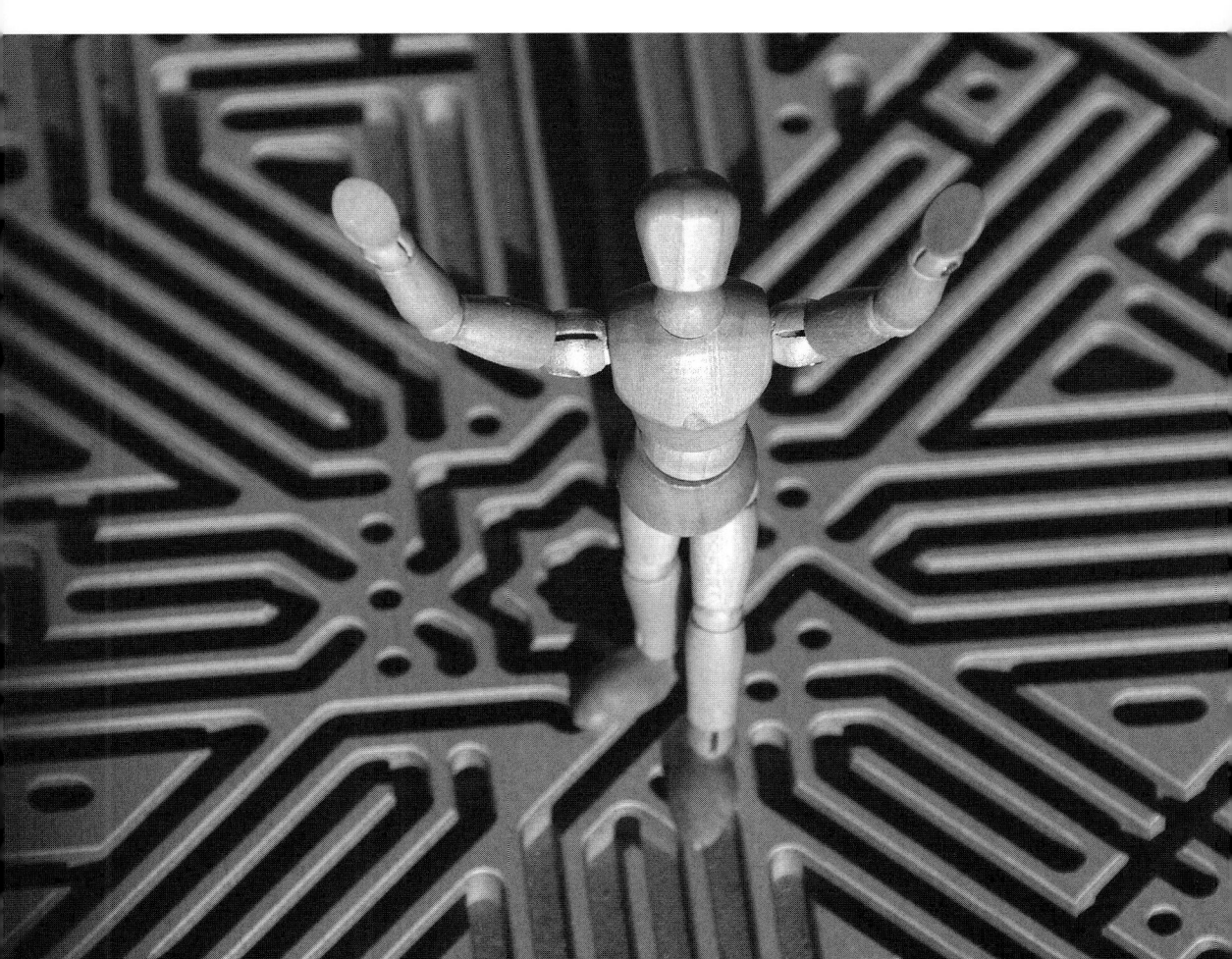

6.1 Überblick

Die Anwendung der Computertechnologie zur Durchführung von Rehabilitationsmaßnahmen bei Demenz ist noch in der Entwicklung. Erst in jüngerer Zeit wurde in Spanien eine randomisierte Pilotstudie durchgeführt, die darauf hindeutet, dass mit einer multimediabasierten kognitiven Stimulation positive Ergebnisse erzielt werden können (Tárraga et al. 2006). Ein Beispiel hierfür ist ein spezielles Computerprogramm zur kognitiven Rehabilitation, das von einem Team in Nordspanien entwickelt und in Wales angewendet wurde. Auf der Grundlage einer Kompensationsstrategie erstellte es individuell zugeschnittene Übungen für ein kognitives Training zur Verbesserung von neuropsychologischen Funktionen und noch erhaltenen Fähigkeiten des Menschen mit Demenz. Ein solches Computerprogramm ist möglicherweise ein neues Instrument in der frühzeitigen Behandlung von Demenz und kann sowohl in städtischen als auch in ländlichen Gebieten eingesetzt werden. In diesem Kapitel stellen wir die Gründe heraus, warum computerbasierte neuropsychologische Rehabilitationsprogramme bei beginnender Demenz hilfreich sein können und warum das besondere System GRADIOR in Spanien entwickelt wurde. Die Anwendung von GRADIOR als Teil der Behandlung von Demenz in Spanien und Wales wird anhand von zwei Fallbeispielen beschrieben.

6.2 Hintergrund

Die kognitive Rehabilitation für Menschen mit Demenz verwendet Methoden, die zum Ziel haben, verlorene Gedächtnisfunktionen zu kompensieren oder wiederherzustellen. Zu den kompensatorischen Methoden zählen häufig externe Gedächtnishilfen wie Tagebücher oder Wecker. Strategien zur Wiedererlangung verlorener Fähigkeiten nutzen Techniken, die so konzipiert sind, dass sie ungenügende Gedächtnisfunktionen durch wiederholte Übung anregen. Sie basieren auf der Vorstellung, dass Praxis die Merkfähigkeit verbessert. Man könnte das Gehirn auch mit einem Muskel vergleichen, der trainiert werden muss, damit er nicht verkümmert, weshalb wiederholte geistige Übungen diesen «Muskel» stärken und funktionelle Defizite ausgleichen. Allerdings ist die Wirkung bei Menschen mit beginnender Demenz wohl auf die bearbeiteten Aufgaben beschränkt, denn es gibt nur wenige Belege dafür, dass sich die dort erzielten positiven Ergebnisse auf die Funktion im Alltagsleben übertragen lassen. Doch obwohl sich wiederholte Übungen unter Verwendung von Stimuli, die für den Betroffenen keine Bedeutung hatten, nur bedingt positiv auf die Wiederherstellung von Gedächtnisfunktionen auswirkten, wurden Wiederholungs- oder Übungstechniken bei bestimmten Informationsarten mit gutem Erfolg eingesetzt. So beinhaltet die von Landauer und Bjork (1978) entwickelte «Spaced Retrieval Technik» beispielsweise eine Wiederholung der zu erlernenden Information über zunehmend vergrößerte Zeitabstände hinweg und wurde erfolgreich bei Menschen mit Alzheimerdemenz angewendet, die auf diese Weise Namen und Aufbewahrungsorte von Gegenständen lernten und dieses Wissen mehrere Wochen speichern konnten (s. z.B. Camp 1989; Camp/McKitrick 1992).

Der Beginn des Computerzeitalters hat zu einem wachsenden Interesse an der Anwendbarkeit und Wirksamkeit von computerbasierten Rehabilitationsprogrammen geführt, wobei das Augenmerk auch dem Bereich der Rehabilitation älterer Menschen mit hirnorganischen Erkrankungen gilt (Matthews et al. 1991). So wurden gerade hierfür eine Reihe von Computersystemen entwickelt. Panza et al. (1996) nutzten ein Programm, das speziell konzipierte Trainings- und Testübungen zu verschiedenen Gedächtnisbereichen (prospektives Gedächtnis, Arbeitsgedächtnis, verbales und visuell-räumliches Gedächtnis) beinhaltete, bei dem ein Touchscreen-Monitor verwendet wurde. Nach einer zwölfwöchigen Interventionsperiode zeigten die Teilnehmer signifikant verbesserte Testergebnisse im Bereich des *unmittelbaren und verzögerten* Erinnerns. Auch Hofmann et al. (1996) erzielten mit einem interaktiven Computerprogramm zum Training von Menschen mit leichter bis mittelgradiger Alzheimerdemenz positive Ergebnisse. Mithilfe von Fotos des Teilnehmers und seiner persönlichen Umgebung wurde eine im Alltag wichtige Aufgabe auf einem Touchscreen-Monitor simuliert, den der Betroffene zu bedienen lernte. Nach drei Wochen Trainingszeit (drei bis vier Sitzungen pro Woche) benötigten die Teilnehmer weniger Unterstützung bei der Durchführung der Programme. Sie wurden schneller und die meisten machten weniger Fehler. Obwohl das Training allgemein gut aufgenommen wurde, konnte eine generelle kognitive Verbesserung nicht belegt werden und es blieb unsicher, ob die Ergebnisse auf Situationen im realen Leben übertragbar waren.

Über positive Effekte computerbasierter Rehabilitation für Menschen mit leichter bis mittelgradiger Demenz, die ein Trainingsprogramm zur Verbesserung des unmittelbaren und verzögerten Erinnerns an Aufbewahrungsorte von Gegenständen und an Wegstrecken durchliefen, wurde auch von Schreiber et al. (1999) berichtet. Die Computeraufgaben simulierten Situationen des realen Lebens. Die Teilnehmer sollten beispielsweise Gegenstände in einem Raum oder eine Wegstrecke in einem Haus finden und alltägliche Handlungen wie das Zubereiten einer Tasse Kaffee durchführen. Das Training umfasste zehn halbstündige Computersitzungen mit einem Therapeuten, der Unterstützung bot, wenn dies notwendig war. Die Teilnehmer der Kontrollgruppe wurden von einem Psychologen betreut, der die soziale Stimulation in den beiden Gruppen miteinander verglich, und alle Teilnehmer wurden vor und nach dem Test mithilfe verschiedener neuropsychologischer Tests beurteilt. Die Versuchsgruppe hatte sich im Vergleich zur Kontrollgruppe im Bereich der Merkfähigkeit (Aufbewahrungsort von Gegenständen und topografische Informationen) signifikant verbessert. Allerdings zeigten sich keine Verbesserungen im Bereich der Merkfähigkeit von bedeutungslosen Informationen, was darauf hindeutete, dass Verbesserungen – wie vom Trainingsprogramm beabsichtigt – bereichsspezifisch waren. Zudem konnten einige Teilnehmer das Erlernte auf reale Situationen übertragen. Sie hatten sich die ihnen verbal übermittelte Wegstrecke eingeprägt und waren somit in der Lage, einen Spaziergang zu unternehmen und sich den Weg zu merken. Die Autoren argumentierten, derartige Trainingsprogramme könnten es möglicherweise vereinfachen, in der Trainingssituation erzielte Fortschritte auf reale Lebenssituationen zu übertragen.

Es hat sich gezeigt, dass sich kognitives Training positiv auf die Gedächtnisfunktion und das Denken allgemein auswirken kann (Butti et al. 1998). So nahmen zwölf Menschen mit vaskulärer Demenz zehn Wochen lang an einem einmal wöchentlich durchgeführten fünfstündigen kognitiven Trainingsprogramm im Multimediaformat teil, das sich auf die Entwicklung eines speziell auf den Einzelnen zugeschnittenen Trainingspakets konzentrierte und die Teilnehmer visuell und auditorisch stimulierte. Nach einer neunmonatigen Trainingspause wurde das Trainingsprogramm noch einmal wiederholt. Vor und nach den zwei Trainingseinheiten wurden neuropsychologische Tests durchgeführt. Das Programm selbst bestand aus allgemeinen Aufmerksamkeits- und Gedächtnisaufgaben, die in verschiedenen Schwierigkeitsstufen durchgeführt wurden. War der bestehende Leistungsgrad eines Teilnehmers festgelegt, wurde er dazu ermutigt, Aufgaben des nächsten Schwierigkeitsgrades zu lösen – mit dem Ziel, den Einzelnen bis zur Grenze seiner kognitiven Leistungsfähigkeit zu stimulieren (Butti et al. 1998). Bedeutende Verbesserungen waren im logischen Gedächtnis, in der visuellen Wiedergabe und im gepaarten assoziativen Lernen zu verzeichnen, die jedoch bei der Verlaufskontrolle nicht erhalten werden konnten.

In einer in jüngerer Zeit in Barcelona, Spanien, durchgeführten randomisierten klinischen Pilotstudie mit 46 Teilnehmern mit Alzheimerdemenz (Tárraga et al. 2006) wurde das «Interactive Multimedia Cognitive Stimulation» (IMCS) Programm «Smartbrain» eingesetzt. Die Teilnehmer der Studie besuchten ein Tageszentrum, in dem sie psychomotorisch stimuliert wurden, und nahmen einen Cholinesterasehemmer. Über sechs Monate hinweg nahmen sie dreimal wöchentlich an einem 25-minütigen Training teil (insgesamt 72 Multimediasitzungen). Die Leistungen der IMCS-Gruppe wurden mit denen einer Gruppe, die im Tageszentrum kognitiv stimuliert wurde («Cognitive Psychomotor Stimulation») und mit denen einer Gruppe, die nur Cholinesterasehemmer erhielt, verglichen. Bei der Verlaufskontrolle nach sechs Monaten zeigte die Gruppe, die kognitiv stimuliert worden war, bessere Ergebnisse hinsichtlich ihrer kognitiven Fähigkeiten als die Gruppe, die nur Cholinesterasehemmer erhalten hatte. Die Gruppe, die zudem an «Smartbrain» teilgenommen hatte, erzielte die besten Ergebnisse.

Obwohl Trainingsprogramme zur Verbesserung der Gedächtnisfunktion bei beginnender Demenz hilfreich sein können (Bäckman 1992) – insbesondere wenn sie auf die Bedürfnisse und die Umgebung des Betroffenen zugeschnitten sind – gibt es doch Schwierigkeiten, wenn sie im klinischen Umfeld eingeführt werden. Erstens nehmen sie vielleicht zu viel Zeit des Therapeuten in Anspruch und sind damit zu teuer, um ihre Nutzung zu rechtfertigen. Zweitens kann die Anwendung eines Programms spezifische Fähigkeiten und eine Schulung notwendig machen, denn nicht alle Psychologen, Ärzte oder Ergotherapeuten bringen die erforderlichen Kenntnisse oder Erfahrungen mit. Drittens gibt es – zumindest in Spanien – nur wenige qualifizierte Fachleute, weshalb die Entwicklung eines auf Menschen mit Demenz ausgerichteten neuropsychologischen Rehabilitationsangebots schwierig ist. Viertens stehen nur wenige theoretisch fundierte kognitive Trainingsprogramme zur Verfügung. Fünftens ist es bei einer Verlaufskontrolle nicht einfach, festzulegen, welches die beste Methode zum Erhalt der verbesserten Leistungen ist. Sechstens kann es schwierig sein, bei Betroffenen, die weiter entfernt wohnen – beispielsweise in einer ländlichen Gegend – den weiteren Verlauf zu beobachten und das Programm einzuhalten. Und schließlich kann sich der fortschreitende Charakter von kognitiven Störungen bei Menschen mit Demenz auf die Mitarbeiter einer Einrichtung auswirken, die sich vielleicht von der Vielzahl der Betroffenen überfordert fühlen. Die steigende Zahl älterer Menschen mit Demenz kann Forderungen nach mehr Zeit für neuropsychologische Beurteilungen und Ergebnisberichte laut werden lassen und zu einem Burn-out derjenigen führen, die mit demenzkranken Menschen arbeiten (Brooks et al. 1999). **Kasten 6-1** verdeutlicht, welche Kriterien neuropsychologische Rehabilitationsprogramme für Menschen mit Demenz erfüllen sollten, um die genannten Schwierigkeiten zu überwinden.

Kasten 6-1: Anforderungen an neuropsychologische Rehabilitationsprogramme für Menschen mit Demenz

Ein Programm sollte folgende Kriterien erfüllen:	
flexibel sein	und damit nützlich für Menschen mit unterschiedlichen Graden von kognitiver Beeinträchtigung.
offen sein	und Fortschritte in der Entwicklung neuropsychologischer Rehabilitationsmaßnahmen berücksichtigen und leicht einbauen können.
einfach handhabbar sein	damit es auch von Menschen genutzt werden kann, die in der Computertechnologie nicht speziell qualifiziert sind (z. B. Pflegekräften). So kann sich der Neuropsychologe auf die Erstellung des Therapieprogramms und auf die Evaluation der Leistungen konzentrieren.
verfügbar sein	damit es sowohl von städtischen als auch ländlichen Einrichtungen genutzt werden kann.
erschwinglich sein	damit es häufiger eingesetzt wird.
nützlich sein	und somit sinnvoll und effektiv für Menschen mit Demenz und ihre Betreuungspersonen.

Computerbasierte Programme erfüllen die meisten dieser Eigenschaften und bieten folgende Vorteile für die kognitive Stimulation (Seron/Lories 1996):

■ Kognitive Übungen werden automatisch und in verschiedenen Schwierigkeitsstufen erstellt und sind sowohl für den Anwender als auch für die Mitarbeiter interessant.

- Der Anwender erhält sofort nach der Antwort eine Rückmeldung. Dies steigert die Motivation.
- Das Training ist intensiver, da es zu Hause fortgesetzt werden kann. Bei vorhandenem Internetzugang können auch die Menschen teilnehmen, die weit vom Rehabilitationszentrum entfernt leben.

Trotz aller Vorteile bietet die Nutzung von Computern auch Probleme (Matthews et al. 1991; Olbrich 1996; Robertson 1990) – nicht zuletzt aufgrund von Kompatibilitätsproblemen zwischen unterschiedlicher Soft- und Hardware. Zudem sind viele computerbasierte Rehabilitationsprogramme zu starr. Sie erlauben keine Veränderung der kognitiven Übungen oder sind aufgrund ihrer speziellen Konzeption beschränkt, weshalb es schwierig sein kann, das Gedächtnistraining ohne Hilfe eines Computerspezialisten an die spezifische kognitive Beeinträchtigung des Einzelnen anzupassen. Des Weiteren können die Programme teuer sein, was den Eindruck verstärkt, dass neuropsychologische Rehabilitation mit hohen Kosten verbunden ist.

6.3 Die Entwicklung von GRADIOR

GRADIOR wurde von der «INTRAS Foundation» (Stiftung zur Erforschung sozialer und pädagogischer Ansätze zum Erhalt der geistigen Gesundheit) in Spanien entwickelt, um einige der beschriebenen Probleme im Zusammenhang mit kognitivem Training für Menschen mit Demenz zu lösen (erhätlich bei Manuel Franco, E-Mail: intras@intras.es). GRADIOR ist ein Multimediasystem, das speziell für die Beurteilung der kognitiven Funktion und für die neuropsychologische Rehabilitation konzipiert wurde. Zur Anwendung wird lediglich ein standardmäßiger Multimediacomputer und ein Touchscreen benötigt (Franco et al. 2000). Der Anwender braucht keine speziellen Computerkenntnisse, da zur Lösung der Aufgaben nur der Touchscreen angetippt werden muss. Das System kann sowohl in städtischen als auch in ländlichen Gegenden eingesetzt werden und wurde entwickelt, um die Flexibilität und die Anwendbarkeit zu verbessern, neues Wissen einzubauen, die Kosten zu senken und den Nutzen zu steigern. Es basiert auf dem Prinzip der Kompensation, d. h. es konzentriert sich auf neuropsychologische Funktionen, die noch erhalten oder am geringsten beeinträchtigt sind, wodurch verhindert wird, dass die Rehabilitation ihr Augenmerk ausschließlich auf Defizite und Verluste lenkt. Das Programm kann in verschiedenen Schwierigkeitsstufen durchgeführt und individuell angepasst werden sowie umgebungsbedingte und emotionale Faktoren berücksichtigen.

Das GRADIOR-System beinhaltet die folgenden drei Module:

1. *Übungsgenerator*
   - Der Therapeut kann spezifische, individuell zugeschnittene Übungen für das kognitive Training einbauen.
   - *Klinisches Managerprogramm*

- Sammlung allgemeiner klinischer Informationen über den Menschen mit Demenz: soziale und demografische Details, Behandlungen und Beurteilungen in Messverfahren (z. B. Mini-Mental-Status-Test; Barthel-Index).
- Bei der Konzipierung des Trainingsprogramms werden die spezifischen kognitiven Übungen, die erforderliche Anzahl und der Schwierigkeitsgrad festgelegt. Auf diese Weise kann das Gedächtnistraining an die Stärken und Bedürfnisse des Betroffenen angepasst werden.
- Bei jeder Übungseinheit erhält der Teilnehmer automatisch eine verbale und auditorische Rückmeldung (negativ, positiv und neutral). Die Daten werden gespeichert und später vom Therapeuten abgerufen, der auf diese Weise Informationen über jede einzelne Sitzung erhält und die Ergebnisse des Rehabilitationsprogramms auswerten kann.

3. *Kognitives Training*
- Während der Rehabilitationssitzung arbeitet der Teilnehmer am Computer und führt verschiedene Übungen durch.
- Es ist möglich, mithilfe einer standardmäßigen Übungseinheit eine neuropsychologische Beurteilung durchzuführen.

Die unterschiedlichen Übungen des Systems sind so konzipiert, dass sie verschiedene kognitive Bereiche wie Gedächtnis, Aufmerksamkeit, Wahrnehmung und Sprache einbeziehen. Innerhalb der einzelnen kognitiven Bereiche können die Übungen in verschiedenen Schwierigkeitsstufen durchgeführt werden, indem die Anzahl der Stimuli, die Zeit, während der sie auf dem Bildschirm erscheinen, und die Zeitintervalle zwischen den einzelnen Stimuli verändert werden. Das System trennt den Inhalt der Übungen von den auszuführenden kognitiven Aktivitäten und verfügt über eine große Auswahl an Fotos, Bildern, Geräuschen und Sätzen, die in verschiedene Übungen eingeschlossen werden können. Jede kognitive Aktivität oder Funktion ist mit einem Übungsmodul verknüpft. Zudem hat der Therapeut die Möglichkeit, individuell zugeschnittene Übungen einzubauen, indem der spezifische Inhalt (Fotos, Geräusche, Anweisungen etc.) mit dem Übungsmodul verbunden wird. Im Anschluss daran erstellt das System dann die Übungen (s. **Kasten 6-2**). In eine Sitzung können unterschiedliche, auf den Einzelnen zugeschnittene Schwierigkeitsstufen eingebaut werden. Zudem können Stimuli hinzugefügt werden, die für den Teilnehmer von Bedeutung sind (z. B. vertraute Gesichter, Ereignisse oder Orte).

Kasten 6-2: Beispiel der Arbeit von GRADIOR

- Im ersten Modul kann der Therapeut bis zu 1000 Aufmerksamkeitsübungen erstellen lassen.
- Im zweiten Modul können die spezifischen Übungen für den Teilnehmer ausgewählt werden – je nach seinen kognitiven Fähigkeiten, charakteristischen Merkmalen und klinischen Symptomen. Vielleicht erfüllen beispielsweise nur 90 Übungen die spezifischen Bedingungen oder persönlichen Bedürfnisse des Teilnehmers.
- Im dritten Modul findet die Rehabilitationssitzung statt, in der die 90 ausgewählten Übungen in zufälliger Reihenfolge erscheinen, bis alle Übungen ausgeführt sind, das System von vorn beginnt oder das Ende der Sitzung (z. B. nach 20 Minuten) erreicht ist.

6.4 Die Anwendung von GRADIOR

Ursprünglich wurde das Programm von der INTRAS Foundation für die Anwendung in Spanien entwickelt. Später wurde es überarbeitet, um es auch an der Universität von Wales, Bangor (Großbritannien) nutzen zu können. In Spanien wurde das Programm eingesetzt, um die Qualität der neuropsychologischen Beurteilung zu verbessern, mithilfe derer die besonderen kognitiven Stärken und Bedürfnisse des Menschen mit Demenz erfasst und die kognitiven Rehabilitationsmaßnahmen entsprechend zugeschnitten werden können. Auch in Wales wurde GRADIOR zur Entwicklung von Trainingsprogrammen zur kognitiven Stimulation eingesetzt. Die folgenden zwei Fallbeispiele aus Spanien und Wales beschreiben die computerbasierte Rehabilitation unter Anwendung von GRADIOR und ihre Ergebnisse.

Fallbeispiel Adam (Spanien)

Adam war 77 Jahre alt und suchte Hilfe, weil er Probleme mit dem Gedächtnis und der Konzentration hatte. Er klagte darüber, dass ihn diese in der Bewältigung der Alltagsaufgaben einschränkten und seine Wochenendtätigkeit erschwerten, bei der er Telefonanrufe entgegennahm und Auftragsformulare für verschiedene Firmen in der Stadt ausfüllen musste. Er beobachtete, dass die Auftragsformulare immer häufiger mit Tintenflecken verschmutzt waren und er das Geschriebene viele Male korrigieren musste. Adam berichtete auch über leichten Schwindel, der in bestimmten Momenten wie beispielsweise beim Treppensteigen auftrat und darüber, dass seine Angehörigen eine leichte Zerstreutheit bemerkt hatten, was sich zwar nicht so sehr auf sein alltägliches Leben auswirkte, aber trotzdem von Bedeutung war. In der ersten Sitzung wurde festgestellt, dass Adam schon seit einem Jahr unter Depressionen litt (bisher ohne klinische Symptome), die möglicherweise mit seinem subjektivem Gefühl von Unfähigkeit infolge seiner beginnenden Vergesslichkeit und später deutlicher werdenden funktionalen Gedächtnisproblemen in Zusammenhang standen.

Adams Symptome wurden anhand neuropsychologischer Protokolle eingehend analysiert. Zu den medizinischen Untersuchungen zählten: routinemäßige Blut- und Urintests, Elektroenzephalografie (EEG), Computertomografie (alle ohne Befund). Zur neuropsychologischen Untersuchung gehörte auch eine Erstbeurteilung vor der kognitiven Rehabilitation. Dabei wurde eine Reihe kognitiver Tests durchgeführt: «Mini Cognitive Examination» (Lobo et al. 1979, 1980) als spanische Version der «Mini Mental Status Examination» (Folstein et al. 1975), «Alzheimer's Disease Assessment Scale» (ADAS) (Rosen et al. 1984) und der «Clock Drawing Test» (Uhrtest von Freeman et al. 1994). Weitere Tests wie «Lawton Scale» (Lawton/Brody 1972), «Barthel-Index» (Mahoney/Barthel 1965) und «Clinician's Global Impressions» (CGI, s. Schneider/Olin 1997) dienten der Beurteilung von Gemütslage, Selbstwertgefühl, funktionellen Fähigkeiten und Lebensqualität des Patienten sowie der Beurteilung von Depressionen und Lebensqualität der Angehörigen.

Bei der Erstbeurteilung zeigten sich Hinweise auf eine leichte kognitive Verschlechterung, eine leichte Form von Alzheimerdemenz und Schwierigkeiten bei der eigenständigen Bewältigung des Alltags. Bei Adam wurde eine Alzheimer-Krankheit ohne Verhaltens- oder Stimmungsauffälligkeiten diagnostiziert. Eine Behandlung mit Antidementiva lehnte er ab, entschied sich aber dafür, GRADIOR ein Jahr lang anzuwenden. **Kasten 6-3** zeigt die Rehabilitationsergebnisse.

Fallbeispiel Paula (Wales)
Die 72-jährige Paula wurde zur Beurteilung ihrer Gedächtnisleistung an ein darauf spezialisiertes Fachzentrum überwiesen, da sie aufgrund ihrer Probleme in ihren Alltagskompetenzen beeinträchtigt war. Paula wusste um ihre Schwierigkeiten und die neuropsychologische Beurteilung ergab folgende Befunde: CAMCOG-R (überarbeitete Version der «Cambridge Cognitive Examination for Mental Disorders», Roth et al. 1988) = 32/105 Punkte, wobei der Mittelwert für Menschen dieser Altersstufe bei 88,3 Punkten liegt; Mini-Mental-Status-Test (Folstein et al. 1975) = 7/30 Punkte. Des Weiteren zeigte sich eine deutliche Beeinträchtigung im Bereich Orientierung und Kurzzeitgedächtnis. Die Prüfung der Frontallappenfunktion ergab, dass Paula erhebliche Probleme mit dem abstrakten und visuellen Denken hatte. Insgesamt deutete die Beurteilung ihrer kognitiven Funktionen auf eine schwere Schädigung hin, wobei ihr Verständnis und Ausdruck weniger beeinträchtigt waren als andere kognitive Fähigkeiten. **Kasten 6-4** gibt einen kurzen Überblick über den Ablauf des mit Paula durchgeführten Rehabilitationsprogramms GRADIOR. **Abbildung 6-1** (S. 113) zeigt, dass Paula trotz ihrer deutlichen kognitiven Störungen lernen konnte, mit dem Programm umzugehen und einfache Aufgaben zu bewältigen und sich in den insgesamt sieben Sitzungen kontinuierlich verbesserte.

Kasten 6-3: Die Anwendung von GRADIOR am Beispiel von Adam und seiner Frau

Adam nahm ein Jahr lang zweimal wöchentlich an einer 25-minütigen GRADIOR-Sitzung teil. Das Programm war individuell auf die Bereiche Aufmerksamkeit, Gedächtnis und Informationsverarbeitung zugeschnitten. Adams Leistungen wurden drei, sechs, neun und zwölf Monate nach Beginn der Rehabilitationsmaßnahme beurteilt. Die Tabelle zeigt einige der Ergebnisse:

Ergebnisse	Mini Cognitive Examination	ADAS Test			Uhr-Test	Lawton	Barthel	CGI	
		Non-cognitive	cognitive	Gesamt				Prüfer	Angehörige
Vor der Erhebung	24	14	9	23	16	5	95	2	2
3 Monate	34				17			2	2
6 Monate	29	16	2	18	16	5	95	2	2
9 Monate	33				18			2	2
12 Monate	33	12	4	16	18	5	95	2	2

ADAS: Alzheimer's Disease Assessment Scale
- non-cognitive: Subscale
CGI: Clinical Global Impression

Positive Ergebnisse:
- Verbesserung der kognitiven Funktion in den Bereichen Aufmerksamkeit, Gedächtnis und Informationsverarbeitung.
- Verbesserung der Alltagsfunktionen, insbesondere in der Durchführung der Wochenendtätigkeit (telefonische Aufträge entgegennehmen). Die Auftragsformulare wiesen weniger Tintenflecke und Kritzeleien auf. Adam berichtete zudem, dass er den Auftrag nicht mehr so oft wiederholen müsse, um ihn sich richtig einzuprägen.

- verbesserte Gemütslage (ADAS non-cognitive subscale [ADAS non-cog]).
- Durch die Erfahrung von Erfolg bei der Durchführung des Trainingsprogramms und, was noch wichtiger war, in der Alltagsbewältigung und hier vor allem bei der Wochenendtätigkeit wurde Adams Selbstwertgefühl gestärkt. Er war sehr erfreut über seine verbesserten Leistungen.
- Ergänzende positive Effekte auf die von der Ehefrau berichteten Belastungen. Ihre Lebensqualität verschlechterte sich in den zwölf Monaten nicht.

Kasten 6-4: Durchführung des GRADIOR-Programms mit Paula

Paula nahm über vier Wochen hinweg am GRADIOR-Programm teil. Die Sitzungen wurden zweimal wöchentlich für jeweils zwanzig Minuten in einem Raum durchgeführt, in dem Paula ungestört arbeiten konnte. Der Touchscreen des Computers wurde mithilfe einer «Microtouch Software» aktiviert. Anfangs erhielt Paula Aufgaben der Schwierigkeitsstufe 1, die auf Wahrnehmung, Gedächtnis und Aufmerksamkeit abzielten. Während der ersten Sitzung erhielt sie dort, wo dies erforderlich war, zusätzliche verbale Anweisungen. In den nachfolgenden Sitzungen wurden nur noch minimale Anweisungen gegeben.

6.5 Fazit

In den letzten Jahren wurden einige interaktive Multimediaprogramme zur kognitiven Stimulation von Menschen mit Demenz entwickelt. Ein Beispiel dafür ist Smartbrain (www.educamigos.com, Stand 7. August 2008), ein Programm zur Stimulation sämtlicher kognitiver Bereiche mit 19 Aufgaben in verschiedenen Schwierigkeitsstufen, dessen Wirksamkeit in einer kürzlich durchgeführten randomisierten Studie untersucht worden ist (Tárraga et al. 2006). Ein weiteres derartiges Instrument ist GRADIOR, das über eine allgemeine Stimulation hinausgeht und mithilfe eines individuell zugeschnittenen kognitiven Rehabilitationsprogramms gezielter stimulieren kann. GRADIOR kann die Qualität neuropsychologischer Beurteilung verbessern und ein individuelles kognitives Training – laufende Evaluation eingeschlossen – zu bestimmten Kognitionsbereichen unterstützen. Das Rehabilitationstraining für Menschen mit Demenz kann sehr umfassend sein und nach den persönlichen Wünschen gestaltet werden. Hierbei steht möglicherweise eine breit angelegte kognitive Stimulation als eine Möglichkeit zur Aktivierung von Menschen mit Demenz im Frühstadium, die sich ihrer Probleme bewusst sind und etwas dagegen tun möchten, im Vordergrund. Ein solches Instrument kann auch als gezieltes Rehabilitationsprogramm zur Entwicklung von Strategien zur Wiederherstellung der Funktion in bestimmten Bereichen oder zur Verbesserung von Alltagsleistungen (Wiederfinden von Gegenständen und Wegstrecken) nützlich sein. GRADIOR wurde in der Stadt und auf dem Land in Zentren, die auf die Beurteilung der Gedächtnisleistung spezialisiert sind (Wales, Großbritannien), und in nicht spezialisierten Einrichtungen wie ambulanten Gesundheitszentren sowie in der häuslichen Umgebung (Spanien) eingesetzt. Die Bandbreite der verfügbaren Stimuli gestattet eine stufenweise Programmierung, wodurch die Motivation des Teilnehmers erhalten, die regelmäßige Anwendung des Trainingsprogramms gefördert, die Gedächtnisleistung verbessert und die Kompetenz erhalten werden kann. Betreuungspersonen, die in den Umgang mit GRADIOR einbezogen werden, können das Programm auch zu Hause anwenden und auf diese Weise versuchen, die häufig von ihnen berichtete Apathie ihrer Angehörigen mit beginnender Demenz bekämpfen.

In diesem Kapitel wurde die Anwendung von GRADIOR als Hilfe zur Entwicklung kompensatorischer Strategien beschrieben. Das System bietet jedoch auch ein flexibles, unterstützendes Programm, bei dem der Mensch mit Demenz mit dem Computer interagiert und, wenn dies das gewünschte Ziel ist, die Funktion in bestimmten Bereichen wiederherstellen kann. Eine in jüngerer Zeit durchgeführte Metaanalyse zu kognitivem Training bei Alzheimerdemenz deutet darauf hin, dass Programme zur Wiederherstellung der Funktion in bestimmten Bereichen im Vergleich zu kompensatorischen Strategien einen größeren Effekt hinsichtlich einer allgemeinen Funktionsverbesserung haben (Sitzer et al. 2006).

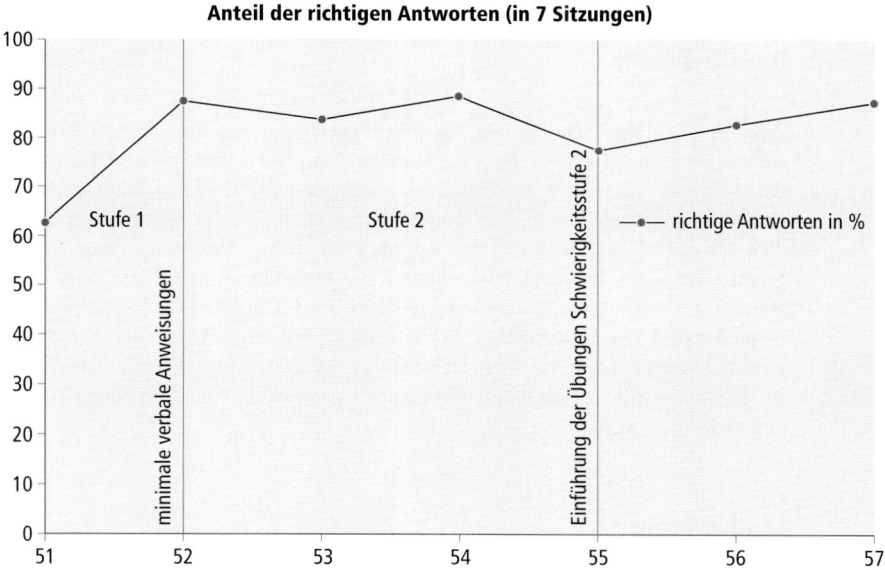

Abbildung 6-1: Paulas Leistungen bei der Durchführung des GRADIOR-Programms

Fehler: Eine differenzierte Analyse der Fehler in den verschiedenen Übungsarten machte deutlich, dass Paula keine Probleme mit den Wahrnehmungsübungen hatte. Ein t-Test für verbundene Stichproben zeigte eine deutlich höhere Fehlerquote in den Aufmerksamkeitstests (M = 10,85) als in den Gedächtnistests (M = 4,57), t (5) = 2,88, P < 0,02.

Aufmerksamkeit: Die meisten Fehler traten bei den Aufmerksamkeitsübungen auf. Beständige Probleme zeigten sich bei den Übungen, bei denen Paula einen bestimmten Buchstaben aus einer gesprochenen Buchstabenabfolge heraushören sollte, bei Aufgaben zur Wachsamkeit und bei der Ermittlung eines Stimulus. Aufgaben zur visuell-selektiven Aufmerksamkeit waren durchgehend weniger problematisch. Hier trat in allen Sitzungen die geringste Fehlerquote auf.

Eine Erklärung dafür, warum Paula die auditorischen Aufgaben schwierig fand, liegt darin, dass diese Übungen auch einen Gedächtnisanteil beinhalteten. Beispielsweise wird der zu bestimmende Buchstabe gehört und erscheint kurz auf dem Bildschirm. Die anschließende Aufgabe besteht darin, einer Abfolge von gesprochenen Buchstaben zuzuhören und zu reagieren, wenn man den zu bestimmenden Buchstaben wieder gehört hat. Diese Übung verlangt eine Beteiligung des Arbeitsgedächtnisses, und Menschen, die Gedächtnis- und Aufmerksamkeitsdefizite haben, finden diese Aufgabe möglicherweise besonders schwierig.

Gedächtnis: Mehr Probleme zeigten sich bei Aufgaben, die das verzögerte Wiedererkennen von Wort- oder Bildlisten verlangten (d. h. die kombinierte Aufgabe zum verzögerten Wiedererkennen war schwieriger). Im Gegensatz zu einfachen Aufgaben zum verzögerten Wiedererkennen, bei denen die zu bestimmenden Wörter oder Bilder auf dem Bildschirm gemeinsam mit nicht zu bestimmenden Wörtern erschienen, wurde bei der kombinierten Aufgabe eine Abfolge von zu bestimmenden und nicht zu bestimmenden Wörtern oder Bildern gezeigt und eine Ja- oder Nein-Antwort für jedes gezeigte Wort oder Bild verlangt. So erschienen beispielsweise in den Übungen der Schwierigkeitsstufe 1 zwei Wörter, die Paula nur geringe Probleme bereiteten. Die unmittelbare Wiedergabe und einfache Aufgaben zum verzögerten Wiedererkennen bewältigte sie ohne größere Schwierigkeiten, wohingegen sie permanent Fehler bei den kombinierten Aufgaben zum verzögerten Wiedererkennen machte. Ein ähnliches Muster zeigte sich bei den Übungen der Schwierigkeitsstufe 2, die das Wiedererkennen von drei bestimmten Wörtern oder Bildern verlangten.

Anmerkung: Dieses Schema zeigt, dass Paula zwar nur geringe Schwierigkeiten hatte, Stimuli wahrzunehmen, sie jedoch deutliche Probleme mit den Aufgaben hatte, bei denen das Wortgedächtnis nach einer Verzögerungsphase getestet wurde («Delayed Memory Recall») sowie bei den Aufmerksamkeitsübungen. Obwohl die Beurteilung ihrer kognitiven Funktionen auf gravierende Schädigungen hindeutete, konnte Paula Anweisungen verstehen und mit dem Programm umgehen. Trotz der relativ kurzen Behandlungszeit bewältigte Paula die Übungen der Schwierigkeitsstufe 1 und 2 zunehmend besser, was vermuten lässt, dass Menschen mit Gedächtnisproblemen ihre Leistungen in der aufgabenspezifischen kognitiven Verarbeitung in einem klinischen Umfeld steigern können (Franco et al. 1998). Paula schien Freude daran zu haben, die Aufgaben zu erfüllen. Besondere Probleme hinsichtlich der Durchführung des Programms wurden nicht festgestellt.

Danksagungen

An dieser Stelle danken wir Teresa Orihuela und Yolanda Bueno für ihre Unterstützung bei der Entwicklung und Evaluation von GRADIOR bei INTRAS, Spanien.

Literaturhinweise

Bäckman, L. (1992) Memory training and memory improvement in Alzheimer's disease: rules and exceptions. *Acta Neurologica Scandinavica 139*, 84–89.

Brooks, J.O., Friedman, L., Pearman, A.M., Gray, C. and Yesavage, J.A. (1999) Mnemonic training in older adults: effects of age, length of training and type of cognitive pre-training. *International Psychogeriatrics 11*, 75–84.

Butti, G., Buzzelli, S., Fiori, M. and Giaquito, S. (1998) Observations on mentally impaired elderly patients treated with THINKable, a computerised cognitive remediation. *Archives of Gerontology and Geriatrics 6*, 49–56.

Camp, C. J. (1989) Facilitation of New Learning in Alzheimer's Disease. In G. C. Gilmore, P. J. Whitehouse and M. L. Wykle (eds) *Memory, Aging and Dementia: Theory, Assessment, and Treatment.* New York, NY: Springer.

Camp, C. J. and McKitrick, L. A. (1992) Memory Interventions in DAT Populations: Methodological and Theoretical Issues. In R. L. West and J. L. Sinnott (eds) *Everyday Memory and Aging: Current Research and Methodology.* New York, NY: Springer-Verlag.

Folstein, M., Folstein, S. and McHugh, P. R. (1975) Mini-Mental State Exam (MMSE): a practical method for grading the cognitive state of patients for the clinician. *Journal of Psychiatric Research 12*, 189–198.

Franco, M., Orihuela, T., Bueno, Y., Gomez, P., Gonzalez. D. and Woods, B. (2000) Computers for memory training. *Journal of Dementia Care 8*, 14.

Freeman, M., Leach, L., Kaplan, E., Winocur, G., Shulman, K. L. and Delis, D. C. (1994) *Clock Drawing: A Neuropsychological Analysis.* Oxford: Oxford University Press.

Hofmann, M., Hock, C. and Müller-Spahn, F. (1996) Interactive computer-based cognitive training in patients with Alzheimer's disease. *Journal of Psychiatric Research 30*, 493–501.

Landauer, T. K. and Bjork, R. A. (1978) Optimum Rehearsal Patterns and Name Learning. In M. M. Gruneberg, P. E. Morris and R. N. Sykes (eds) *Practical Aspects of Memory.* London: Academic Press.

Lawton, M. P. and Brody, E. M. (1972) Assessment of Older People. In D. Kent, R. Kastenbaum and S. Sherwood (eds) *Research, Planning and Action for the Elderly.* New York, NY: Behavioral Publications.

Lobo, A., Ezquerra, J., Gomez-Burgada, F., Sala, J. M. and Seva, A. (1979) El Mini-Examen Cognoscitivo (un test sencillo, práctico, para detectar alteraciones intelectuales en pacientes médicos). *Actas luso-españolas de Neurología, Psiquiatría y Ciencias afines 3*, 189–202.

Lobo, A., Escolar, V., Esquerra, J. and Seva, A. (1980) Mini-Examen Cognoscitivo: un test sencillo y práctico para detectar alteraciones intelectivas en pacientes psiquiátricos. *Revista Psiquiatría y Psicología Medica 5*, 39–57.

Mahoney, F. I. and Barthel, D. W. (1965) Functional evaluation: the Barthel Index. *Maryland State Medical Journal 14*, 61–65.

Matthews, C. G., Harley, J. P. Y. and Malec, J. F. (1991) Guidelines for computer-assisted neuropsychological rehabilitation and cognitive remediation. *The Clinical Neuropsychologist 5*, 3–19.

Olbrich, R. (1996) Computer based psychiatric rehabilitation: current activities in Germany. *European Psychiatry 11*, 60–65.

Panza, V., Solfrizzi, F., Mastroianni, G. A., Cigliola, F. and Capruso, A. (1996) A rehabilitation program for mild memory impairments. *Archives of Gerontology and Geriatrics 5*, 51–55.

Robertson, I. (1990) Does computerized cognitive rehabilitation work? A review. *Aphasiology 4*, 381–405.

Rosen, W. G., Mohs, R. C. and Davis, K. L. (1984) A new rating scale for Alzheimer's disease. *American Journal of Psychiatry 141*, 1356–1364.

Roth, M., Huppert, F. A., Mountjoy, C. Q. and Tym, E. (1988) CAMDEX-R: *The Cambridge Examination for Mental Disorders of the Elderly – Revised.* Cambridge: Cambridge University Press.

Schneider, L. S. and Olin, J. T. (1997) Clinical global impressions in Alzheimer's clinical trials. *International Psychogeriatrics 8*, 277–288.

Schreiber, M., Schweizer, A., Lutz, K., Kalveram, K. T. and Jaencke, L. (1999) Potential of an interactive computer-based training in the rehabilitation of dementia: an initial study. *Neuropsychological Rehabilitation 9*, 155–167.

Seron, X. and Lories, G. (1996) El apoyo de la computadora en al valoración y rehabilitación neuropsocológica. In O. Ostrosky-Solis, A. Ardila and R. Chayo-Dichy (eds) *Rehabilitación Neuropsicológica*. Méjico: Planeta.

Sitzer, D. I., Twamley, E. W. and Jeste, D. V. (2006) Cognitive training in Alzheimer's disease: a meta-analysis of the literature. *Acta Psychiatrica Scandinavica 114*, 75–90.

Tárraga, L., Boada, M., Modinos, G., Espinosa, A., et al. (2006) A randomised pilot study to assess the efficacy of an interactive, multimedia tool of cognitive stimulation in Alzheimer's disease. *Journal of Neurology, Neurosurgery and Psychiatry 77*, 1116–1121.

Weiterführende Literatur

Alm, N., Astell, A., Ellis, M., Dye, R., Gowans, G. and Campbell, J. (2004) A Cognitive Prosthesis and Communication Support for People with Dementia. In P. Gregor and A. Newell (eds) *Neuropsychological Rehabilitation: Technology in Cognitive Rehabilitation*. Hove: Psychology Press.

Clare, L. and Woods, R. T. (2001) *Cognitive Rehabilitation in Dementia*. Hove: Psychology Press.

Clare, L. and Woods, R. T. (2004) Cognitive training and cognitive rehabilitation for people with early Alzheimer's disease. A review. *Neuropsychological Rehabilitation 14*, 385–401.

Clare, L., Woods, B., Moniz-Cook, E., Orrell, M. and Spector, A. (2003) Cognitive rehabilitation and cognitive training interventions targeting memory functioning in early stage Alzheimer's disease and vascular dementia (review). In *The Cochrane Database of Systematic Reviews*, Issue 4. Chichester: Wiley.

Franco, M. A. and Orihuela, T. (1998) *Programa AIRE. Sistema Multimedia de Evaluación y Entrenamiento Cerebral*. Valladolid: Edintras.

Franco, M., Orihuela, T., Bueno, Y. and Cid, T. (2000) *Programa Gradior: Programa de Evaluación y Rehabilitación cognitiva por ordenador*. Valladolid: Edintras.

Glisky, E. L. (1995) Computers in Memory Rehabilitation. In A. D. Baddeley, B. A. Wilson and Watts, F. N. (eds) *Handbook of Memory Disorders*. Chichester: Wiley.

Gregor, P. and Newell, A. (eds) (2004) Technology in cognitive rehabilitation. *Neuropsychological Rehabilitation 14*, 1–2, 1–256. Kapur, N., Glisky, E. L. and Wilson, B. A. (2004a) External Memory Aids and Computers in Memory Rehabilitation. In A. D. Baddeley, M. Kopelman and B. A. Wilson (eds) *The Essential Memory Handbook of Memory Disorders for Clinicians*. Chichester: Wiley.

Kapur, N., Glisky, E. L. and Wilson, B. A. (2004b) Technological memory aids for people with memory deficits. *Neuropsychological Rehabilitation 14*, 1–2, 41–60.

Quittre, A., Olivier C. and Salmon, E. (2005) Compensating strategies for impaired episodic memory and time orientation in a patient with Alzheimer's disease. *Acta Neurologica Belgica 105*, 30–38.

Smartbrain. www.educamigos.com/educamigos/sta/index.jsp (accessed 7 August 2008).

7

Gedächtnistherapeutische Gruppenschulung bei beginnender Demenz

Molly Burnham

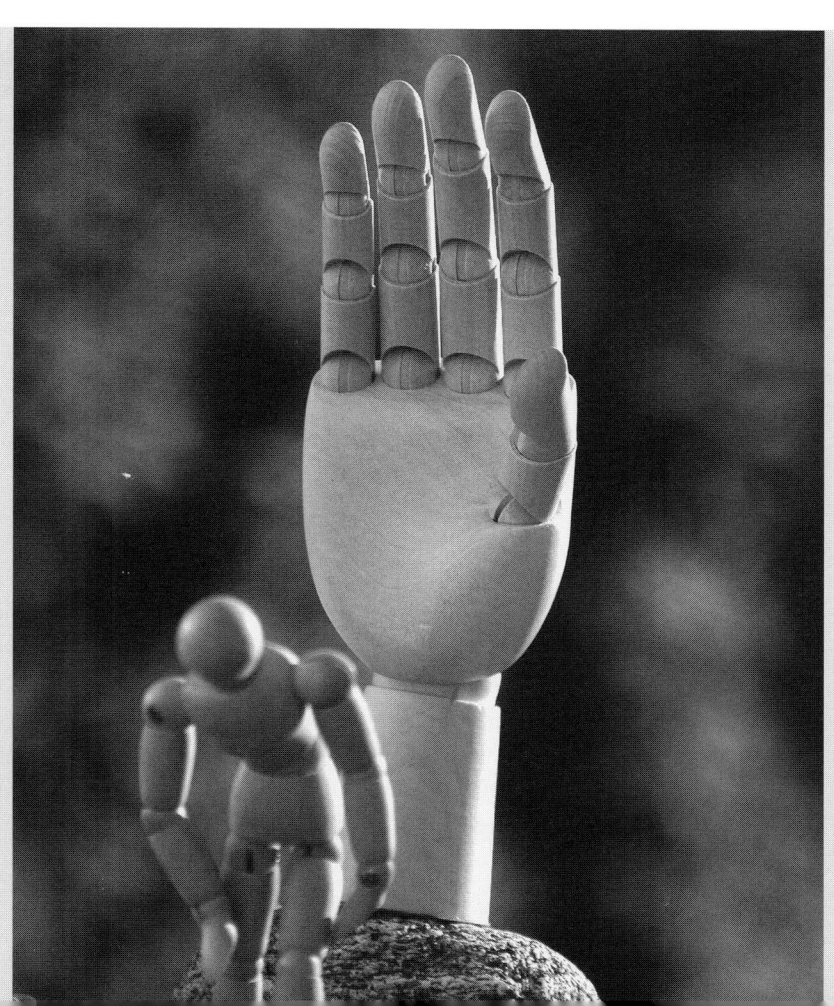

7.1 Überblick

Gedächtnisstörungen beeinflussen das Leben eines Menschen in vielerlei Hinsicht. Beispielsweise können tägliche Aktivitäten wie Einkaufen, Umgang mit Geld, Nutzung öffentlicher Verkehrsmittel, Kochen oder das Sich-Zurechtfinden schwierig werden. Ebenso kann das Zusammentreffen mit anderen Menschen unangenehm sein, wenn man sich nicht an kürzlich geführte Gespräche oder an Menschen, denen man bereits einmal vorgestellt wurde, erinnern kann. Ein solches «Versagen» des eigenen Gedächtnisses im Zusammenhang mit Tätigkeiten und Begebenheiten des täglichen Lebens wirkt sich oft negativ auf das Selbstvertrauen und Befinden eines Menschen aus. Deshalb ist es wichtig, Betroffenen zu helfen, weiterhin ein befriedigendes und sinnvolles Leben zu führen. Die Gedächtnis-Gruppentherapie stellt eine Möglichkeit dar, Menschen mit Demenz im Frühstadium bei der Bewältigung ihrer Gedächtnisprobleme zu unterstützen. In diesem Kapitel wird eine solche gruppentherapeutische Schulung beschrieben und untersucht, inwieweit sie Menschen helfen kann, weiterhin so normal wie möglich zu leben. Zudem werden hilfreiche Methoden zur Beurteilung, ob sich ein Mensch für die Teilnahme an einer solchen Schulung eignet, vorgestellt.

Gedächtnisstörungen sind in der Regel die frühesten Symptome der meisten Formen von Demenz. Die Frage, wie man lernen kann, mit damit verbundenen Schwierigkeiten umzugehen und darauf zu reagieren, stellt sich für die Mehrheit der Betroffenen. Die Angehörigen dieser Menschen leiden wahrscheinlich ebenso wie die Betroffenen selbst unter Gefühlen wie Frustration, Wut, Angst oder Trauer wegen der Probleme des anderen und benötigen vielleicht Hilfe, wie sie mit den Gedächtnisstörungen umgehen können (Clare 1999). Wichtig ist, dass Menschen mit Demenz irgendeine Form von psychosozialer Unterstützung erhalten, um ihre Fähigkeiten und ihr Befinden zu verbessern, übermäßige Beeinträchtigung zu verhindern und der Entwicklung einer «malignen Sozialpsychologie» vorzubeugen (Kitwood 1997). Die Methoden, die für Menschen mit Demenz im Frühstadium am häufigsten zum Einsatz kommen, sind das kognitive Training und die kognitive Rehabilitation (Clare/Woods 2004). McEvoy und Patterson (1986) untersuchten die Effektivität eines kurzzeitigen Trainingsprogramms, welches Menschen mit Alzheimerdemenz helfen sollte, wieder in der häuslichen Umgebung zu leben und stellten fest, dass sich die Teilnehmer in den Bereichen Informationen zur eigenen Person, räumliche Orientierung, Kommunikation und Selbstversorgungsaktivitäten (ADLs) verbesserten. Allerdings zeigten sich keine Fortschritte bei der Bewältigung komplexerer Tätigkeiten wie dem Umgang mit Geld oder der Auswahl von Essen. Piccolini et al. (1992) berichteten darüber, dass sich die kognitive Funktion von älteren Krankenhauspatienten mit kognitiven Störungen durch ein einmonatiges Trainingsprogramm verbesserte. Eine gruppentherapeutische Intervention allerdings macht ein noch spezifischeres Lernen möglich. Ein solches Umfeld bietet die Möglichkeit, auf die konkreten Bedürfnisse von Menschen mit Gedächtnisproblemen einzugehen.

7.2 Ziel der Gedächtnis-Gruppentherapie

Das offenkundigste Ziel von Gedächtnis-Gruppentherapie ist, Menschen mit Gedächtnisstörungen bei der Überwindung ihrer Probleme zu helfen. Dies geschieht durch die Vermittlung verschiedener Strategien und Techniken, die sie in die Lage versetzen sollen, ihre täglichen Aktivitäten weiterhin wie bisher auszuführen. Weitere Ziele sind: Aufbau von Vertrauen, Verbesserung der sozialen Situation und Lösung von Problemen. Die gruppentherapeutische Schulung dient dem Zweck, Menschen relativ früh in ihrem Krankheitsverlauf das Konzept der Anwendung von Gedächtnishilfen und -techniken vorzustellen, damit sie es sich zur Gewohnheit machen, diese zu gebrauchen. Die Gruppenteilnehmer lernen, grundlegende Prinzipien und Techniken zu nutzen und in verschiedenen praktischen Situationen wie beispielsweise beim Kennenlernen von Menschen abzurufen. Der Gedanke ist, dass Menschen, die diese Techniken einmal erfolgreich gelernt haben, in der Lage sind, sie auf andere Situationen zu übertragen. Eine gruppentherapeutische Intervention ist – im Gegensatz zur Einzeltherapie – der Schlüssel zur Gewährleistung der Unterstützung, die ein Mensch mit beginnender Demenz benötigt. Vorteile der Gedächtnis-Gruppentherapie sind:

1. Die Betroffenen stellen fest, dass sie mit ihren Problemen nicht allein sind.
2. Sie können ihre persönliche Situation eher akzeptieren.
3. Sie bestärken und helfen sich gegenseitig und können sowohl Erfolge als auch Fehlschläge miteinander teilen, ohne dass es ihnen peinlich ist.
4. Die Anerkennung der anderen Gruppenteilnehmer, die der Einzelne für seine Fortschritte erhält, erhöht das Selbstwertgefühl.
5. Das soziale Miteinander gibt Menschen mit beginnender Demenz, die häufig isoliert sind, ein Gefühl von Gemeinschaft.
6. Die Gruppensituation gewährt Zeit und Raum in einer als nicht bedrohlich empfundenen Umgebung, in der die erlernten Fertigkeiten und Techniken geübt werden können.

7.3 Gedächtnistherapeutische Gruppenschulung

Die *grundlegenden Prinzipien* der Gedächtnis-Gruppentherapie sind, Menschen darin zu schulen, verschiedene Erinnerungshilfen zu verwenden (z. B. Kalender, Zeitplaner, Diktiergeräte, visuelle Gedächtnisstützen) und zu entscheiden, welche für sie geeignet sind. Wichtig ist, in der Anwendung dieser Hilfswerkzeuge Routine zu entwickeln und diese gewohnheitsmäßig zu nutzen. Dazu sollen die Teilnehmer zunächst eigene Fähigkeiten feststellen, die ihnen besonders wichtig sind und die sie erhalten möchten (z. B. sich selbständig anziehen, Kegelsport). Anschließend werden sie dabei unterstützt, diese Fähigkeiten zu «überlernen».

Zu den *grundlegenden Lerntechniken*, die in ganz unterschiedlichen Bereichen angewendet werden können, zählen: Wiederholung; häufiges Erinnern; Herstellung von Assoziationen zu Bekanntem (Person, Gegenstand etc.); Verwendung von Reimen, Alliterationen und Eselsbrücken; Nutzung geeigneter Gedächtnishilfen; Ausbildung von Gewohnheiten und das Üben wichtiger Fähigkeiten. In den Lernprozess werden so viele Sinne wie möglich einbezogen, wobei die Teilnehmer festzustellen versuchen, welche ihnen persönlich beim Erfassen und Erinnern von Lerninhalten am ehesten helfen.

Die gedächtnistherapeutische Gruppenschulung ist so konzipiert, dass in jeder Sitzung verschiedene Themen besprochen werden, die in einer für die Gruppenteilnehmer geeigneten Reihenfolge behandelt werden (s. **Kasten 7-1**). Die Informationsblätter für die Teilnehmer (s. **Kasten 7-2**) sind speziell für Menschen mit Gedächtnisproblemen konzipiert, in einer einfachen Sprache verfasst und mit anschaulichen Bildern oder Merksätzen versehen. Die Teilnehmer werden aufgefordert, die Informationsblätter der einzelnen Sitzungen mit einem Angehörigen oder Freund zu besprechen.

7.3.1 Organisation einer gedächtnistherapeutischen Gruppenschulung

Obwohl die hier beschriebene Gruppenschulung für die Ergotherapie entwickelt wurde, können derartige Maßnahmen auch von psychiatrisch geschulten Pflegekräften, Psychologen und Sprachtherapeuten erfolgreich durchgeführt werden. Für eine Gruppenschulung werden sechs bis zehn Teilnehmer ausgewählt, die an jeder Sitzung teilnehmen sollten. Je nach dem Bedarf der Gruppe finden sechs bis zwölf Sitzungen statt, die im Idealfall von zwei Moderatoren geleitet werden. Diese beurteilen die Bedürfnisse der einzelnen Teilnehmer und achten auf ihre Fortschritte. Vor und nach der Schulungsmaßnahme sollte jeder Teilnehmer in seinem häuslichen Umfeld besucht werden, um ihn bei der Umsetzung der erlernten Techniken zu unterstützen und damit seine Lebensqualität zu verbessern. Menschen mit Demenz zeigen in der Regel bessere Leistungen, wenn sie von ihrer Betreuungsperson unterstützt werden. Daher kann es sinnvoll sein, wenn letztere an Gruppenmaßnahmen zur Unterstützung von Betreuungspersonen teilnehmen. Dort lernen sie, sich zwischen den einzelnen Schulungssitzungen mit den Materialien und Möglichkeiten zur Verfestigung der gelernten Techniken vertraut zu machen. Die Gegenwart von Betreuungspersonen in den gruppentherapeutischen Gedächtnisschulungen selbst kann sich allerdings negativ auswirken, da sich die Teilnehmer durch die Gegenwart von anderen möglicherweise gehemmt fühlen. Es kann auch sinnvoll sein, nach Beendigung der eigentlichen Schulungsmaßnahme einen «Memory Club» zu besuchen. Hier treffen sich Betroffene einmal monatlich zur Wiederholung der Schulungsthemen. Auf diese Weise profitieren die Teilnehmer insgesamt sowohl von der ihnen gewährten individuellen Hilfe während der Schulungsmaßnahme als auch von der danach.

Kasten 7-1: Ablauf einer gedächtnistherapeutischen Gruppenschulung

Die anderen kennenlernen	▪ Da sich die Gruppenteilnehmer meistens nicht kennen, finden Aktionen zum Kennenlernen in der Regel zu Beginn der Schulungsmaßnahme statt. ▪ Betrachtung verschiedener Möglichkeiten, Namen von Menschen zu lernen und sich später an diese zu erinnern. Die Sitzung schließt eine praktische Übung ein. ▪ Möglicherweise werden Fotos gemacht, da Bilder helfen, sich die Namen der anderen Teilnehmer einzuprägen.
Wie kann ich mich am besten erinnern?	▪ Besprochen wird das Erfassen, Speichern und Abrufen von Informationen sowie das mit den Sinnen verbundene Erinnerungsvermögen. ▪ Die Gruppenteilnehmer sollen herausfinden, welche Sinne für sie persönlich am hilfreichsten sind. ▪ Ansprache verschiedener Arten von Gedächtnis (semantisch, prozedural, zur eigenen Person). Diese werden aber nicht als solche benannt.
Gewohnheiten sind gut	▪ Diese Schulungseinheit beschäftigt sich mit Fertigkeiten, Gewohnheiten und der Anwendung von Erinnerungshilfen. ▪ Jeder Teilnehmer benennt Erinnerungshilfen, die ihm nützlich sein könnten und die Gruppe bespricht, auf welche Art und Weise sich jeder angewöhnen kann, diese auch zu verwenden.
Die absolut wichtige Frage	▪ Hier werden Fragen als Konzentrationshilfe zum Erfassen und Abrufen von Informationen vorgestellt. ▪ Ein Fragengerüst wird präsentiert (Fragen, die mit «wer», «was», «wann» oder «warum» beginnen und Vorschläge zum Gebrauch). Dieses hilft, sich beim Zuhören, Lesen oder beim Planen dessen, was man sagen will, besser zu konzentrieren.
Stimmung und Gedächtnis	▪ Diese Schulungseinheit findet häufig erst am Ende der Maßnahme statt, wenn sich die Teilnehmer schon gut kennen. Hier werden die emotionalen Reaktionen auf Gedächtnisstörungen und die Wirkung von Gefühlen auf das Erfassen und Abrufen von Gedächtnisinhalten angesprochen.

Ergänzende Unterrichtseinheiten (je nach den Bedürfnissen der Gruppe)

▪ den Weg finden
▪ am Telefon sprechen
▪ Geldangelegenheiten
▪ sich das merken, was man gelesen hat
▪ Selbstvertrauen in der Küche
▪ vernünftiges Einkaufen
▪ Nutzung öffentlicher Verkehrsmittel.

Kasten 7-2: Beispiel eines Informationsblatts

Sich kennenlernen

Wenn sich eine Person vorgestellt:

- Hören Sie immer aufmerksam auf den Namen.
- Wiederholen Sie den Namen, wenn Sie die Person begrüßen.
- Denken Sie über den Namen nach:
  - Gefällt er Ihnen?
  - Kennen Sie eine andere Person mit gleichem Namen?
  - Ist etwas ungewöhnlich an dem Namen?
  - Fällt Ihnen zu dem Namen etwas anderes ein?
  - Versuchen Sie, einen Anhaltspunkt – einen Reim oder ein Bild – zu finden, der Ihnen hilft, sich den Namen einzuprägen.
- Erwähnen Sie den Namen im Gespräch.
- Wiederholen Sie ihn, wenn Sie sich verabschieden.
- Schreiben Sie sich den Namen auf, während die Person noch da ist, oder sobald sie gegangen ist, wenn dies wirklich wichtig ist.
- Versuchen Sie, sich den Namen und das Gesicht der Person nach einigen Minuten vorzustellen.
- Wiederholen Sie dies in regelmäßigen Abständen, bis ihnen das Gesicht und der Name vertraut sind.
- Vor dem Schlafengehen stellen Sie sich das Gesicht noch einmal vor und wiederholen den Namen.

7.3.2 Auswahl der Teilnehmer

Alle Teilnehmer der Gruppe sollten ähnliche kognitive Fähigkeiten mitbringen und erkannt haben, dass sie Gedächtnisprobleme haben. Für die Teilnahme an den Gruppensitzungen ist es zudem wichtig, ausreichend gut hören und sprechen zu können. Menschen mit Gedächtnisproblemen, die sich für eine solche Schulungsform interessieren, müssen von der Idee überzeugt sein und sich für die Gruppe einsetzen, wenn sie von der Therapie profitieren wollen. Diese Form der Gruppenschulung kann dann hilfreich sein, wenn die Teilnehmer erkennen, dass sie ein Problem haben, wenn sie motiviert und innerhalb der Gruppensituation kommunikationsfähig sind und wenn ihre Demenz noch im Frühstadium ist. Aufgrund der besonderen Einschlusskriterien sollten Interessierte vor Beginn der Schulung sorgfältig bezüglich ihrer Eignung zur Teilnahme beurteilt werden, wozu eine Reihe von Beurteilungsinstrumenten zur Verfügung stehen.

Zunächst wird mit einem potenziellen Teilnehmer ein Gespräch geführt. Dabei kann festgestellt werden, ob die Person ihr Gedächtnisproblem erkennt und interessiert ist, an einer gedächtnistherapeutischen Gruppenschulung teilzunehmen. Wichtig ist zudem, dass keine Wahrnehmungsstörungen vorliegen. Sinnvoll ist auch die Einschätzung, inwieweit die Betreuungsperson des Betroffenen das Schulungsprogramm unterstützt. Des Weiteren sollten die kognitiven Fähigkeiten der potenziellen Teilnehmer überprüft werden. Dazu eignen sich verschiedene Testverfahren wie beispielsweise der Mini-Mental-Status-Test (Folstein et al. 1975).

Werden alle anderen Bedingungen erfüllt und erreicht der Betroffene im Mini-Mental-Status-Test 22 von 30 Punkten oder mehr, kann er von der Gruppe profitieren. Für Ergotherapeuten sind die Testverfahren «Large Allen Cognitive Level Screen» (LACLS, Allen 1996) und «Assessment of Motor and Process Skills» (AMPS) für die Einschätzung der Eignung eines potenziellen Teilnehmers eher geeignet und genauer. Da offizielle Beurteilungen für Betroffene belastend sein können, sollte nur ein Testverfahren zum Einsatz kommen. Wie effektiv die gedächtnistherapeutische Gruppenschulung möglicherweise sein wird, kann außerdem noch mithilfe der Beurteilung der Lebensqualität und anhand von Fragebögen für Betreuungspersonen bewertet werden. Idealerweise finden solche Beurteilungen vor Beginn der Gruppenschulung, kurz nach ihrer Beendigung, drei Monate danach und dann in sechsmonatigen Intervallen statt. Auf diese Weise kann festgestellt werden, ob sich etwas verändert hat.

Gedächtnisgruppen sind nach bisherigen Erkenntnissen für Menschen mit beginnender Demenz sehr effektiv. Das folgende Fallbeispiel zeigt die Entwicklung von Bernard, einem 52-jährigen Mann, bei dem eine Alzheimerdemenz diagnostiziert worden war.

Fallbeispiel Bernard

Bernhard war erst 52 Jahre alt, als bei ihm eine Alzheimerdemenz festgestellt wurde. Er hatte seinen Hausarzt aufgesucht, weil er seine verantwortungsvollen Aufgaben in einer Elektrofirma nicht mehr erfüllen konnte. Nachdem Bernard die Diagnose erfahren hatte, ermutigte ihn sein Arbeitgeber dazu, weiterzuarbeiten – allerdings in einer weniger anspruchsvollen Position. Bernard war sehr daran interessiert, so lange wie möglich berufstätig zu bleiben, weshalb er sieben Wochen lang einmal wöchentlich abends an einer Gedächtnisgruppe teilnahm.

Bernhard führte vor Beginn der Schulung und danach zwei Tests durch: Assessment of Motor and Process Skills (AMPS) und «Rivermead Behavioural Memory Test» (RBMT, Wilson et al. 1985). Vor der Teilnahme an der Gruppenschulung lag sein Punktwert für motorische (körperliche) Fähigkeiten bei 2,70 (Grenzwert = + 2; kann ohne Hilfe leben) und für kognitive Fähigkeiten zur Handlungsplanung bei 1,16 (Grenzwert = + 1).

Nach Beendigung der Gruppensitzungen waren die Punktwerte auf 2,77 und 1,58 gestiegen. Die geringe Verbesserung der motorischen Fähigkeiten ist wahrscheinlich nicht so signifikant wie der Anstieg von 0,42 Punkten hinsichtlich der kognitiven Fähigkeiten zur Handlungsplanung. Hierbei zeigte sich eine Verbesserung von 12 bis 15 % in den Kategorien Anpassung, Raum und Objekte sowie Anwendung von Wissen. Bei den motorischen Fähigkeiten glich die 10 %-ige Verbesserung in Kraft und Leistung den 9 %-igen Abfall in der Koordination aus. Der RBMT ergab einen Anstieg um 16,6 % – trotz der geringen, nicht signifikanten Verbesserung auf der «Standardised Profile Score».

Ein positives Ergebnis der Gruppensitzungen war, dass Bernard begann, eine Reihe von neuen Gedächtnishilfen und Strategien zu nutzen. Er machte Listen, verwendete einen Kalender, ein Tagebuch oder ein Notizbuch, machte sich Notizen zur Erinnerung, erstellte Einkaufslisten und setzte Prioritäten bei den Aufgaben. All diese Techniken halfen ihm, seine Leistung zu erhalten. Dies zeigten die Tests, die ein Jahr nach Gruppenende durchgeführt wurden. Neu auftretende Schwierigkeiten besprach Bernard mit seiner Frau. Er fand immer «Tricks», die ihm halfen. Bernard traf weiterhin seine Freunde in der Kneipe, die ihn darauf aufmerksam machten, wenn er an der Reihe war, eine Runde auszugeben.

Andere, eher informelle Gruppentreffen nach Beendigung des offiziellen Schulungsteils haben gezeigt, dass sich einige Menschen sogar noch weiter verbesserten, wenn das Training frühzeitig im Krankheitsverlauf stattgefunden hatte und die grundlegenden Prinzipien weiter verstärkt worden waren. Zudem scheint es, dass Menschen, die während des Schulungsprogramms individuelle Bewältigungsstrategien entwickeln, ihre Gedächtnisfunktionen eher erhalten können als andere. Beispielsweise dachte ein Teilnehmer, der als Fensterputzer arbeitete, er müsse seine Tätigkeit einstellen, weil er zweimal in einer Woche die Fenster ein und desselben Hauses geputzt und andere vernachlässigt hatte. Doch begann er, ein Diktiergerät zu verwenden und aufzunehmen, welche Fenster er jeden Tag geputzt hatte und ob er bezahlt worden war. Diese Methode funktionierte sehr gut und der Mann konnte seinen Beruf weiter ausüben. Die einmal erlernten Grundsätze scheinen Menschen mit Demenz auch bei einem Fortschreiten des geistigen Abbaus zu befähigen, ihre Funktionen länger und effektiver zu erhalten. Somit bietet die gedächtnistherapeutische Gruppenschulung tatsächlich eine Möglichkeit, Menschen mit beginnender Demenz zu unterstützen und ihnen ein doch einigermaßen sinnvolles und befriedigendes Leben zu ermöglichen. Es sind mehr Studien zur Erforschung der Langzeitwirkung von Gedächtnistraining und zur Evaluation längerer Schulungen notwendig, doch weist das Fehlen von nachteiligen Auswirkungen dieser Art von Gruppentherapie darauf hin, dass sie Menschen dazu befähigt, ihre kognitiven Stärken zu verbessern und Möglichkeiten zu finden, persönlich sinnvolle und wichtige Ziele zu erreichen (Clare/Woods 2004).

Danksagungen

Die in diesem Kapitel beschriebene gedächtnistherapeutische Gruppenschulung wurde zwischen 1995 und 1997 zuerst in einer Einrichtung des staatlichen Gesundheitsdienstes in Buckinghamshire, Großbritannien, mit Menschen unter 65 Jahren, bei denen eine präsenile Demenz diagnostiziert worden war, durchgeführt. Ich danke Denise Cottrell (klinische Psychologin) für die Unterstützung bei der Umsetzung des Programms. Diese Arbeit wurde anschließend mit älteren Menschen innerhalb eines Programms zur Früherkennung und psychosozialen Intervention in einer Einrichtung des staatlichen Gesundheitsdienstes in Sussex weiterentwickelt. Für die Unterstützung bei dieser Arbeit danke ich Dr. Caroline Williams (klinische Psychologin).

Literaturhinweise

Allen, C.K. (1996) *Allen Cognitive Level Test Manual* (with kit included). Colchester, CT: S&S Worldwide. Available at www.ssww.com, accessed 7 August 2008.

Clare, L. (1999) Memory rehabilitation in early dementia. *Journal of Dementia Care 6*, 33–38.

Clare, L. and Woods, R.T. (2004) Cognitive training and cognitive rehabilitation for people with early-stage Alzheimer's disease: a review. *Neuropsychological Rehabilitation 14*, 385–401.

Folstein, M., Folstein, S. and McHugh, P.R. (1975) Mini-Mental State Exam (MMSE): a practical method for grading the cognitive state of patients for the clinician. *Journal of Psychiatric Research 12*, 189–198.

Kitwood, T. (1997) *Dementia Reconsidered: The Person Comes First.* Maidenhead: Open University Press.

McEvoy, C.L. and Patterson, R.L. (1986) Behavioural treatment of deficit skills in dementia patients. *Gerontologist 26*, 475–178.

Piccolini, C., Amadio, L., Spazzafumo, L., Moroni, S. and Freddi, A. (1992) The effects of a rehabilitation program with mnemotechniques on the institutionalised elderly subject. *Archives of Gerontology and Geriatrics 15*, 141–149.

Wilson, B.A., Cockburn, J. and Baddeley, A.D. (1985) *The Rivermead Behavioural Memory Test.* Bury St Edmunds: Thames Valley Test Company. Available at www.pearson-uk.com, accessed 7 August 2008.

Weiterführende Literatur

Assessment of Motor and Process Skills (AMPS). For further information on this standardised assessment see www.ampsintl.com (accessed 7 August 2008).

Burnham, M. (1999) Effective group memory therapy for people with dementia. *Signpost 3*, 4, 12–14.

Gordon, B. (1995) *Memory: Remembering and Forgetting in Everyday Life.* New York, NY: MasterMedia Ltd.

Nichols, R. and Cole, A. (1999) Nurse led – an accessible memory service. *Signpost 4*, 3, 37–39.

Rupp, R. (1998) *Committed to Memory: How We Remember and Why We Forget.* London: Aurum Press.

Wilson, B.A. and Moffat, N. (1992) The Development of Group Memory Therapy. In B.A. Wilson and N. Moffat (eds) *Clinical Management of Memory Problems*, 2nd edn. San Diego, CA: Singular Publishing Group.

Winter, A. and Winter, R. (1997) *Brain Workout: Easy Ways to Power Up Your Memory, Sensory Perception, and Intelligence.* New York, NY: St. Martin's Griffin.

Verfügbare Quellen

Die CD *Memory Management Groups for People with Early Stage Dementia* © von Molly L. Burnham beinhaltet Broschüren zur gedächtnistherapeutischen Gruppenschulung sowie ein Handbuch für Gruppenleiter und kann von der Autorin bezogen werden. Weitere Informationen über laufende Gedächtnis-Trainingsgruppen und Kopien des Kursmaterials sind bei der Autorin erhältlich. E-Mail: molly_burnham@hotmail.com oder molly.burnham@ntlworld.com.

8

Technische Hilfsmittel für Menschen mit beginnender Demenz

Das «ENABLE»-Projekt

Suzanne Cahill, Emer Begley und Inger Hagen

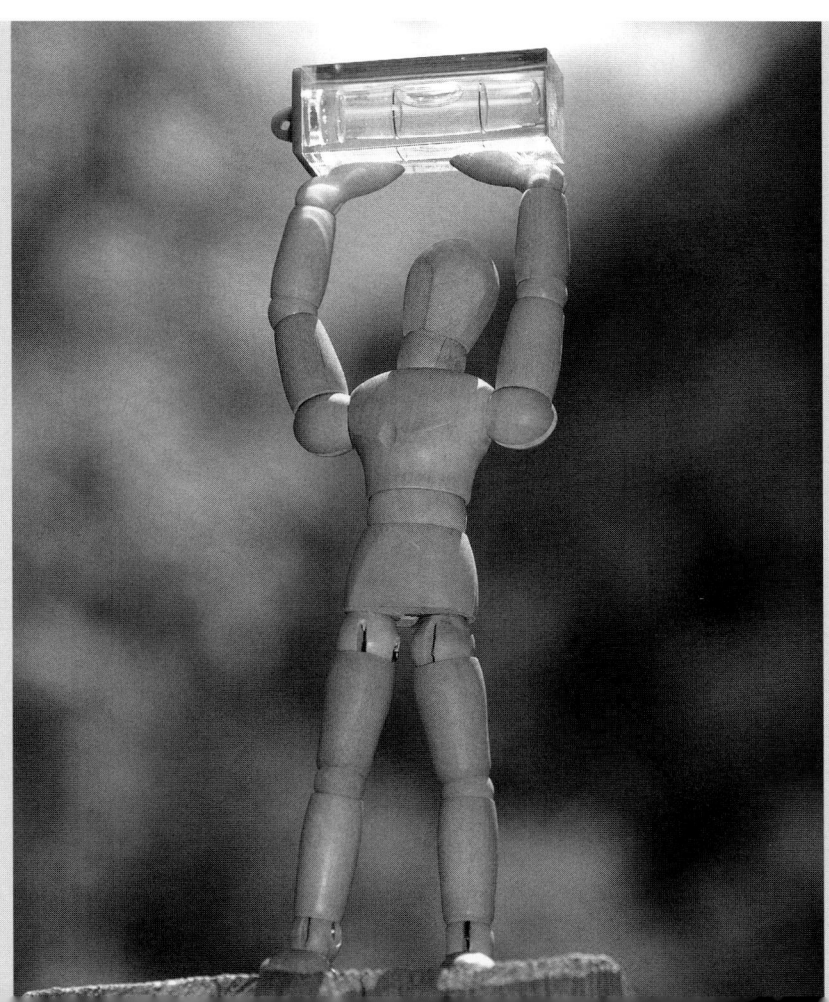

8.1 Überblick

Die Längsschnittstudie ENABLE war ein europäisches Projekt, das in fünf Ländern (Norwegen, Irland, Großbritannien, Finnland und Litauen) durchgeführt wurde. Die Studie begann im März 2000 und wurde von der Europäischen Kommission im Rahmen des Programms «Quality of Life and Management of Living Resources» (Datei Nr. QLK6-CT-2000–00653) finanziert. Der allgemeine Zweck der Studie bestand in der Untersuchung, ob der Einsatz technischer Hilfsmittel Menschen mit leichter bis mittelgradiger Demenz in ihrer häuslichen Umgebung ein selbständigeres Leben ermöglicht und ihre Lebensqualität verbessert. Dazu sollten die Erfahrungen von Betroffenen und betreuenden Angehörigen im Umgang mit diesen Hilfsmitteln über ein Jahr hinweg ausgewertet werden. Zusätzlich zum übergeordneten Zweck der Förderung von Selbständigkeit und Verbesserung von Lebensqualität lagen die spezifischen Ziele des Projekts:

- in der Untersuchung, ob technische Hilfsmittel die Fähigkeiten von Menschen mit Demenz fördern, weil sie ihr Befinden verbessern, positive Erfahrungen vermitteln, Sorge und Unruhe mindern und die Belastung der Betreuungspersonen verringern.
- in der Entwicklung einer Methodik zur Beurteilung der Wirksamkeit von technischen Hilfsmitteln für Menschen mit Demenz, die zu Hause leben.
- in der Entwicklung von Ansätzen zur Beurteilung der sozio-ökonomischen Kosten und des Nutzens der Konzipierung, Konstruktion und Anwendung von technischen Hilfsmitteln.
- in der Untersuchung von Unterschieden und Gemeinsamkeiten zwischen den Ländern bezüglich der Entwicklung von Geräten und der Anwendung von Methoden zu ihrer Beurteilung.

In diesem Kapitel stellen wir die Ergebnisse der im Rahmen des ENABLE-Projekts in Irland durchgeführten Studie sechs Monate nach der ersten Produktinstallation vor. Wir beschreiben vor allem die Ergebnisvariablen (abhängige Variablen) sowie die Anwendung und den Nutzen der Produkte aus Sicht des Menschen mit Demenz und seiner Betreuungsperson. Des Weiteren veranschaulichen einige Fallstudien die Komplexität des Lebens von Menschen mit Demenz, damit wir ein tieferes Verständnis für ihre besonderen Probleme bei der Bewältigung ihrer Gedächtnisstörungen und bei der Gewöhnung an diese neuen Hilfsmittel entwickeln können.

8.2 Hintergrund

Demenz stellt nicht nur für all die von dieser Diagnose Betroffenen eine enorme finanzielle Belastung dar, sondern auch für ihre primären Betreuungspersonen, für die Gemeinschaft und die Gesellschaft im Allgemeinen. Der Gewichtungsfaktor Behinderung ist bei Demenz höher als bei fast allen anderen Krankheiten mit

Ausnahme von Krebserkrankungen im Endstadium und von Rückenmarksverletzungen (Ferri et al. 2005). Die Kosten für Menschen mit Demenz sind weltweit erheblich (Wimo et al. 2006). In den Industriestaaten wird ein Großteil dieser Kosten von den Familienmitgliedern übernommen, da die meisten Menschen mit Demenz weiterhin zu Hause leben und versuchen, ihr Alltagsleben selbst zu bewältigen. Doch obwohl die meisten Betroffenen gern zu Hause leben möchten, klagen viele betreuende Angehörige darüber, wie komplex die häusliche Umgebung ist und wie einschränkend vor allem moderne Technik wirkt (Sweep 1998). Da die Krankheit fortschreitet und die Fähigkeit zur Aufrechterhaltung von Beziehungen sowie zur Bewältigung täglicher Aufgaben immer mehr nachlässt, erleben Menschen mit Demenz oft Fehlschläge. All dies führt häufig noch schneller zu einem Nachlassen der körperlichen Funktionen, zu Depressionen und zu einer reduzierten Lebensqualität. Viele der Herausforderungen, denen sich Menschen mit Demenz und ihre betreuenden Angehörigen gegenüber sehen, sind sehr praktischer Natur (Bjørneby et al. 1999; Marshall 2000), weshalb das Interesse an technischen Hilfsmitteln, die zu Hause verwendet werden können, um die Betreuung zu erleichtern und die Lebensqualität zu verbessern, immer mehr zugenommen hat (s. Holthe et al. 1999; Woolham 2006; Woolham et al. 2002; *Teknik och demens* [Technologie und Demenz] Projekte, die von dem «Swedish Institute of Assistive Technology» und dem «Nordic Development Centre for Rehabilitation Technology» finanziert werden [www.hi.se und www.nuh.fi, Stand 7. August 2008]).

8.3 Die Situation in Irland

«EURODEM» (European Community Concerted Action on the Epidemiology and Prevention of Dementia group) hat Daten über die Häufigkeit von Demenz in mehreren europäischen Ländern zusammengestellt. Danach deuten die Prävalenzraten in den meisten der in jüngerer Zeit durchgeführten Bevölkerungserhebungen darauf hin, dass in Irland derzeit ca. 34097 Menschen mit Demenz (20222 Frauen und 13875 Männer) leben (O'Shea 2006). Obwohl die meisten von ihnen zu Hause wohnen (O'Shea/O'Reilly 1999a, 1999b), gibt es keine Gesetzgebung zur Regelung der ambulanten Pflege und Betreuung, weshalb hier die Verwaltung des Gesundheitsdienstes («Health Service Executive») in der Pflicht steht, älteren Menschen mit Demenz kostenlose und ihnen rechtmäßig zustehende Dienstleistungen anzubieten (seit Januar 2005 werden in Irland persönliche Dienstleistungen im Bereich der Gesundheits- und Sozialfürsorge von der Verwaltung des Gesundheitsdienstes durch ein Netzwerk von örtlichen Amtsärzten, Gesundheitszentren und Kliniken zur Verfügung gestellt). Demzufolge werden in Irland – mit Ausnahme weniger allgemeiner Hilfsangebote (z.B. freier Zugang zur Grundversorgung) – die wichtigsten sozialen Dienstleistungen nach freiem Ermessen ad hoc zur Verfügung gestellt und auf einer eher selektiven als allgemeinen Basis erbracht (Gallagher 2006). Im Kontext des gegenwärtigen Modells einer gemischten Wohlfahrtsökonomie gibt es somit auch für psychosoziale Interventionen im Sinne eines Angebots von technischen Hilfsmitteln für ältere Menschen allgemein und für Menschen mit Demenz insbesondere keine Gesetzgebung. In diesem Punkt bleibt Irland hinter anderen europäischen Ländern wie Großbritannien, Finnland und Norwegen, in denen Gesetze zu Dienstleistungen für ältere Menschen –die Lieferung und Wartung von technischen Hilfsmitteln eingeschlossen – seit einiger Zeit in Kraft sind, etwas zurück. Aus diesem Grund hatte das ENABLE-Projekt eine entscheidende Bedeutung in dem Versuch, das professionelle und öffentliche Bewusstsein für das Potenzial von technischen Hilfsmitteln, die Menschen mit Demenz ein selbständigeres Leben in ihrer häuslichen Umgebung erlauben, zu stärken. Das Projekt bot die einmalige Gelegenheit, verschiedene Hilfsmittel in der häuslichen Umgebung dieser Menschen zu testen, ihre Meinung dazu zu erfragen und zu beurteilen, inwieweit diese Produkte bei der Bewältigung praktischer Probleme tauglich sind.

8.3.1 Grundlagen der Studie

Das ENABLE-Projekt basierte auf einer hypothetisch-deduktiven Methode. Die Hypothese war, dass Anwendung und Zweckmäßigkeit der Produkte von Faktoren abhängig sind, die mit dem Betroffenen, seiner Betreuungsperson, der Umgebung, dem Produkt selbst und der Forschung in Zusammenhang stehen (Hagen et al. 2004). Die Studie war zudem exploratorisch-deskriptiv konzipiert, weil diese besonderen Forschungsfragen im europäischen Kontext das erste Mal untersucht wurden (zur ausführlichen Beschreibung der Methodik s. Hagen et al. 2004). Die quantitativen und qualitativen Daten wurden von den Menschen mit Demenz und ihren primären Betreuungspersonen (vorwiegend Angehörige) gesammelt. Innerhalb eines festgelegten Zeitraums berichteten sie über ihre Erfahrungen mit den verschiedenen zu Hause genutzten technischen Hilfsmitteln. Gebrauch und Zweckmäßigkeit der Produkte waren wichtige Messparameter, wobei letztere auch unter Einbezug der Art der erlebten Probleme, der Eignung des Hilfsmittels zur Behebung der Probleme (z.B. Stürze in der Nacht, zeitliche Desorientierung) und der Bedeutung des Problems für den Menschen mit Demenz und seine Betreuungsperson betrachtet wurde.

8.3.2 Ein- und Ausschlusskriterien

Teil der Methodik war die Entwicklung strenger Einschlusskriterien für Menschen mit Demenz, die an der Studie teilnehmen wollten. Diese umfassten:

- Vorliegen einer Alzheimerdemenz, einer vaskulären Demenz oder einer Mischform
- Mini-Mental-Status-Test von ≥ 12 Punkten
- der Teilnehmer hat eine primäre Betreuungsperson, die mit ihm zusammen oder in der Nähe lebt

- ■ > 50 Jahre alt
- ■ relativ guter Ernährungs- und Allgemeinzustand
- ■ Menschen im Umfeld des Teilnehmers (Klinikmitarbeiter, Ergotherapeuten) sind der Meinung, dass dieser von technischen Hilfsmitteln profitieren kann
- ■ der Betroffene ist mit der Teilnahme an der Studie einverstanden
- ■ der Teilnehmer lebt in der Nähe von Dublin.
- ■ Ausschlusskriterien waren:
- ■ Vorliegen einer gravierenden psychischen Erkrankung
- ■ Teilnahme an anderen Medikamenten- oder klinischen Studien
- ■ wahrscheinliche Unterbringung in einer Pflegeeinrichtung innerhalb der ersten drei Monate nach Studienbeginn.

Die Herausforderungen des «realen Lebens» hinsichtlich Teilnehmerrekrutierung und Umsetzung der Studie waren: die Ungewöhnlichkeit des Projekts; der fortschreitende Charakter von Alzheimer und anderen Formen von Demenz; die «Beschützermentalität» vieler Betreuungspersonen; das Protokoll der Einverständniserklärung, das den Betroffenen die Möglichkeit gab, die Studie jederzeit zu verlassen; und der Wunsch derjenigen, die die Studie durchführten, jedem Teilnehmer das geeignete Hilfsmittel zuzuordnen.

8.3.3 Beschreibung der in Irland evaluierten technischen Hilfsmittel

In **Tabelle 8-1** (S. 132) werden die technischen Hilfsmittel beschrieben, die im ENABLE-Projekt evaluiert wurden. Sie zeigt die Verteilung der einzelnen Produkte auf die Teilnehmer am Anfang (bei Bereitstellung der Hilfsmittel) und sechs Monate nach Beginn der Studie. Zwar bestand bei einigen Teilnehmern ein mehrfacher Bedarf an psychosozialer Unterstützung, doch sollte jeder von ihnen im Rahmen der Produktevaluation und einer eindeutigen Beurteilungssituation nur ein technisches Hilfsmittel erhalten. Das Problem, welches vom Betroffenen als am dringlichsten empfunden wurde, galt als Kriterium für die Wahl des Hilfsmittels. Nach drei Monaten waren von den 32 Teilnehmern noch zwanzig in der Studie, nach sechs Monaten sank die Zahl auf 17, was einer Schwundrate von 53 % (n = 15) innerhalb des ersten Beobachtungszeitraums von sechs Monaten entsprach. In den meisten Fällen lagen die Gründe für den Ausstieg in technischen Problemen mit dem Hilfsmittel, in einem Umzug in eine Pflegeeinrichtung oder in Schwierigkeiten mit der Anpassung an das neue Produkt. **Abbildung 8-1** zeigt die vier in Irland getesteten und evaluierten technischen Hilfsmittel.

Tabelle 8-1: Beschreibung der in Irland getesteten Hilfsmittel

Gerät	Verwendung	erwartete Wirkung	Produkt-verteilung am Anfang (n = 32)	Produkt-verteilung nach sechs Monaten (n = 17)
elektronischer Kalender	als Kalender; Wochentag, Datum und Tageszeit (Morgen, Nachmittag oder Nacht) werden automatisch angezeigt.	erleichtert die Orientierung; verhindert, dass die Person nachts das Haus verlässt.	6	5
elektronischer Objektsucher	Häufig gesuchte Gegenstände sind auf dem Objektsucher abgebildet. Durch entsprechenden Knopfdruck gibt der gesuchte Gegenstand ein Trillern von sich, das erst dann aufhört, wenn er gefunden ist.	erleichtert das Auffinden von häufig verlegten Gegenständen (Schlüssel, Geldbörse etc.); verringert die Zeit für die Suche «verlorener» Gegenstände und die damit verbundenen Sorgen.	11	4
Nachtlampe	Das Licht geht automatisch an und aus, wenn sich die Person ins Bett legt bzw. aufsteht.	verhindert nächtliche Stürze; mindert Ängste.	6	3
Bildtelefon	zeigt die Fotos von neun Kontaktpersonen an, deren Telefonnummern gespeichert sind; hat zudem größere Tasten.	reduziert Ängste bezüglich der Benutzung von Telefonen; unterstützt das Gedächtnis.	6	5

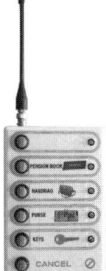 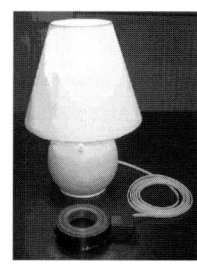 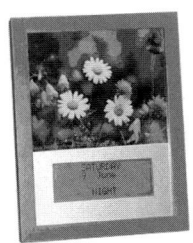 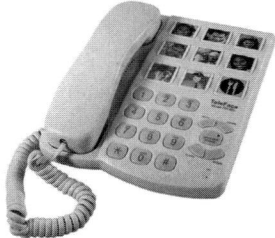

Abbildung 8-1: die vier in Irland evaluierten technischen Hilfsmittel: elektronischer Objektsucher, Nachtlampe, elektronischer Kalender, Bildtelefon

8.3.4 Rekrutierung der Teilnehmer

Die Teilnehmer für die Studie wurden vom

(a) «Mercer's Institute for Research on Ageing» und der dazugehörigen National Memory Clinic,

(b) von der Abteilung «Medicine for the Elderly» am St James' Hospital,

(c) den «Old Age Psychiatry Services» des St James' und des St Patrick's Hospital und

(d) von der Alzheimer Gesellschaft Irland (ASI) rekrutiert.

Infolgedessen waren von den anfangs für die Studie 32 ausgewählten Teilnehmern zehn Familien (Mensch mit Demenz und Betreuungsperson) von den Mitarbeitern der National Memory Clinic weitergeleitet worden, sieben kamen vom St Patrick's Hospital, acht von der ASI, fünf von der Abteilung Medicine for the Elderly und zwei wurden von Ergotherapeuten im Klinikbereich weiterempfohlen. Zudem wurde noch Informationsmaterial zu den Produkten und den zu erwartenden Ergebnissen an die Familien verteilt. Ein Anreiz für die Teilnahme an der Studie war, dass die Familien die Hilfsmittel nach Beendigung der Studie weiterhin kostenlos nutzen konnten. Doch trotz der intensiven und gemeinsamen Bemühungen sowie der attraktiven Aussichten hatten einige Familien bestimmte Vorstellungen davon, wie die Hilfsmittel sein sollten und waren manchmal enttäuscht, da die Produkte nicht immer ihre Erwartungen erfüllten.

8.3.5 Demografische Daten der Teilnehmer

Tabelle 8-2 zeigt die soziodemografischen und kognitiven Eigenschaften der Studienteilnehmer (n = 17), die nach den ersten sechs Monaten noch in der Studie waren. Vierzehn von ihnen hatten eine Alzheimerdemenz, ein Teilnehmer litt an einer vaskulären Demenz und zwei wiesen eine Mischform von Alzheimer- und vaskulärer Demenz auf (in der Tabelle nicht dargestellt). Die meisten von ihnen (n = 13) hatten bei einem mittleren Ergebnis von 22 Punkten im Mini-Mental-Status-Test eine leichte Demenz. Wie zu erwarten, waren in der Studie mehr als doppelt so viele Frauen wie Männer (12: 5). Interessanterweise lebten mehrere der

Tabelle 8-2: soziodemografische und kognitive Eigenschaften von Menschen mit Demenz (n = 17)

Alter		Geschlecht		Lebensumstände			Mini-Mental-Status-Test		Schweregrad der Demenz	
Durchschnitt	Altersspanne	Männer	Frauen	alleinstehend	mit Partner	mit der Familie der Betreuungsperson	Mittelwert	Spannweite	leicht	mittelgradig
76	61–91	5	12	7	8	2	22	17	13	4

Frauen und Männer (n = 7) weiterhin allein zu Hause. Die primären Betreuungspersonen (n = 17) hatten ein Durchschnittsalter von 61 Jahren (36 bis 81 Jahre). Zu ihnen zählten fünf Männer. Von den Betreuungspersonen waren 29 % berufstätig, wobei nur eine Minderheit (n = 5) auch während der fortgesetzten Versorgung ihrer Angehörigen weiterhin ihren Beruf ausübte. Die Mehrheit erhielt nur wenig Unterstützung von staatlichen Institutionen und nur begrenzt Hilfe von anderen Angehörigen (in der Tabelle nicht dargestellt).

8.3.6 Ergebnisse

Wie bereits erwähnt, waren zwei abhängige Variablen – Gebrauch des Hilfsmittels und wahrgenommene Zweckmäßigkeit – entscheidend für die Evaluation der vier getesteten Produkte. Befragt wurden die Teilnehmer zu drei verschiedenen Zeitpunkten: drei Wochen, drei Monate und sechs Monate nach Einführung der Produkte, wobei in diesem Kapitel nur die Daten der 17 Männer und Frauen mit Demenz aufgeführt werden, die sich auf die Erhebung nach sechs Monaten beziehen (Datenerhebung nach drei Monaten s. Cahill et al. 2007). Um überprüfen zu können, ob die von den Teilnehmern übermittelten Informationen auch zutreffen, wurden zudem noch ihre primären Betreuungspersonen befragt. Wie war ihr Eindruck? Hat ihr Angehöriger das Produkt verwendet und war es zweckmäßig für ihn?

8.4 Inwieweit nutzen die Menschen mit Demenz das ihnen zugeordnete Hilfsmittel?

In **Tabelle 8-3** wird aufgeführt, ob und welche Hilfsmittel von den Menschen mit Demenz auch sechs Monate nach ihrer Einführung noch verwendet werden.

Nach Aussage der Menschen mit Demenz waren der elektronische Kalender und das Bildtelefon die am häufigsten genutzten Hilfsmittel des ENABLE-Projekts. Vier der fünf Teilnehmer, die diese Produkte erhalten hatten, berichteten, dass sie die Geräte auch sechs Monate nach ihrer Einführung noch verwendeten. Die Daten zur Nachtlampe zeigen, dass zwei der drei Teilnehmer dieses Hilfsmittel auch nach sechs Monaten noch nutzten. Weniger populär war der elektronische Objektsucher. Hier berichtete nur ein Teilnehmer, das Gerät auch sechs Monate nach der Installation noch zu verwenden. Insgesamt sagten elf der 17 Teilnehmer (65 %) aus, sie würden das Produkt auch sechs Monate nach seiner Einführung noch nutzen.

Tabelle 8-3: Frage an den Menschen mit Demenz: Verwenden Sie das Hilfsmittel auch nach sechs Monaten noch? (n = 17)

Haben Sie das Produkt verwendet?	Welches Produkt haben Sie verwendet?				gesamt
	elektronischer Kalender	Nacht-lampe	elektronischer Objektsucher	Bildtelefon	
ja	4	2	1	4	11
nein	0	1	3	1	5
keine Antwort	1	0	0	0	1
gesamt	5	3	4	5	17

Die qualitativen Daten verdeutlichen die positive Wirkung, die der Gebrauch der technischen Hilfsmittel auf das Leben der Menschen mit Demenz hatte:

> [Ich bin] sehr zufrieden. Mein kleines Spielzeug macht mir sehr viel Spaß. Das kann ich wenigstens benutzen, bei allem anderen bin ich begriffsstutzig. (Aussage eines 61-jährigen Teilnehmers über sein Bildtelefon)

> Es ist sehr praktisch. Toll, man muss nicht mehr nach den Nummern suchen. (Aussage einer Teilnehmerin zum Bildtelefon)

Die in **Tabelle 8-4** erhobenen Daten verdeutlichen die Wahrnehmung der primären Betreuungspersonen zur Nutzung des Produkts durch den Menschen mit Demenz sechs Monate nach dessen Einführung. Im Großen und Ganzen entsprach die Einschätzung der Betreuungspersonen den Aussagen der Studienteilnehmer. Die Zahlen zeigen beispielsweise, dass auch die Betreuenden die Nutzung von elektronischem Kalender, Nachtlampe und Bildtelefon bestätigten, wohingegen keiner von ihnen aussagte, der Teilnehmer würde den elektronischen Objektsucher verwenden.

Tabelle 8-4: Frage an die Betreuungsperson: Verwendet Ihr Angehöriger das Produkt auch nach sechs Monaten noch? (n = 17)

Hat der Teilnehmer das Produkt verwendet?	Welches Produkt wurde verwendet?				gesamt
	elektronischer Kalender	Nacht-lampe	elektronischer Objektsucher	Bildtelefon	
ja	4	3	0	5	12
nein	0	0	3	0	3
keine Antwort	1	0	1	0	2
gesamt	5	3	4	5	17

8.5 Inwieweit nutzen die Betreuungspersonen das Hilfsmittel?

Tabelle 8-5 verdeutlicht die Aussagen der Betreuungspersonen hinsichtlich ihrer eigenen Verwendung des betreffenden Hilfsmittels sechs Monate nach dessen Einführung. Obwohl die Produkte ursprünglich für Menschen mit Demenz konzipiert wurden, zeigen die Daten, dass der elektronische Kalender und das Bildtelefon auch von den Betreuungspersonen bevorzugt wurden. Beispielsweise sagten nach sechs Monaten drei von vier Betreuenden aus, sie würden ebenfalls den elektronischen Kalender verwenden und vier von fünf nutzten das Bildtelefon. Interessanterweise demonstrieren die Zahlen, dass der elektronische Objektsucher nach sechs Monaten eher von den Betreuungspersonen als von den Menschen mit Demenz verwendet wurde.

Auch hier belegen die qualitativen Daten, welche Möglichkeiten die Anwendung derartiger Hilfsmittel bietet – sowohl hinsichtlich einer Entlastung der Betreuungsperson als auch hinsichtlich einer Verbesserung von Selbstwertgefühl und Wohlbefinden des Menschen mit Demenz.

> Ich finde es wundervoll, da ich manchmal ungeduldig und ziemlich gestresst war, bevor wir weggingen. Die Stimmung meiner Mutter besserte sich auch. Sie musste nicht mehr versuchen, sich daran zu erinnern, wo sie die Sachen hingelegt hatte und so merkte sie nicht, wie vergesslich sie war. (Aussage einer betreuenden Tochter zum elektronischen Objektsucher)

Tabelle 8-5: Frage an die Betreuungsperson: Verwenden Sie selbst das Produkt auch nach sechs Monaten noch? (n = 17)

Haben Sie das Produkt verwendet?	Welches Produkt haben Sie verwendet?				gesamt
	elektronischer Kalender	Nacht-lampe	elektronischer Objektsucher	Bildtelefon	
ja	3	1	2	4	10
nein	1	2	1	1	5
keine Antwort	1	0	1	0	2
gesamt	5	3	4	5	17

8.6 Wie nimmt der Mensch mit Demenz die Zweckmäßigkeit des Produkts wahr?

Die Zahlen in **Tabelle 8-6** verdeutlichen, wie zweckmäßig die Menschen mit Demenz das betreffende Hilfsmittel fanden. Zwölf von 17 Personen (70 %) berichteten, die eingeführten Produkte wären ihrer Ansicht nach auch nach sechs Monaten noch nützlich. Nur drei Teilnehmer hatten Schwierigkeiten, die Frage zu verstehen und konnten sie nicht beantworten. Ein Teilnehmer, der einen elektronischen Objektsucher erhalten hatte, äußerte sich negativ zu dessen Zweckmäßigkeit. Eine Frau, bei der ein Bildtelefon installiert worden war, empfand das Produkt als nicht hilfreich.

Tabelle 8-6: Frage an den Menschen mit Demenz: Finden Sie das Produkt auch nach sechs Monaten noch zweckmäßig? (n = 17)

Ist das Produkt zweckmäßig?	Welches Produkt haben Sie verwendet?				gesamt
	elektronischer Kalender	Nachtlampe	elektronischer Objektsucher	Bildtelefon	
ja	4	2	2	4	12
nein	0	1	0	1	2
keine Antwort	1	0	2	0	3
gesamt	5	3	4	5	17

8.7 Wie nimmt die Betreuungsperson die Zweckmäßigkeit des Hilfsmittels wahr?

Die Zahlen zur Untersuchung dieser Frage zeigen, dass 13 von 17 Betreuungspersonen (76 %) das zur Verfügung gestellte Produkt zweckmäßig für den Menschen mit Demenz fanden (s. **Tabelle 8-7**). Nachtlampe und Bildtelefon wurden von allen Betreuungspersonen als nützlich empfunden. Technische Probleme mit dem elektronischen Objektsucher führten zu der Aussage zweier Teilnehmer, sie könnten nichts über seine Zweckmäßigkeit aussagen. Eine weitere Betreuungsperson war der Meinung, er wäre nutzlos.

Tabelle 8-7: Frage an die Betreuungsperson: Ist das Produkt für Ihren Angehörigen auch nach sechs Monaten noch zweckmäßig? (n = 17)

Ist das Produkt zweckmäßig?	Welches Produkt haben Sie verwendet?				gesamt
	elektronischer Kalender	Nachtlampe	elektronischer Objektsucher	Bildtelefon	
ja	4	3	1	5	13
nein	0	0	1	0	1
keine Antwort	1	0	2	0	3
gesamt	5	3	4	5	17

8.8 Fallbeispiele

Obwohl die quantitativen und qualitativen Daten den vorläufigen Beleg für den Nutzen der meisten der vier getesteten Hilfsmittel für das Leben der Studienteilnehmer liefern, erfassen sie nicht die reale und komplexe Alltagssituation dieser Familien. Sie sagen nichts aus über ihre Ängste, ihre Niedergeschlagenheit und ihre Erfahrungen im Zusammenhang mit der Bewältigung von Demenz und im Umgang mit derartigen psychosozialen Interventionen. Um die Situation dieser Familien detaillierter porträtieren (Patton 1990) und ihre Probleme besser verstehen zu können, werden im Folgenden drei Fallbeispiele dieser Studie geschildert. Sie geben einen Einblick in die psychosoziale Welt der betroffenen Männer und Frauen und veranschaulichen die Möglichkeiten, die technische Hilfsmittel bei der Lösung einiger ihrer praktischen Probleme bieten können. Diese Beispiele machen auch deutlich, warum in einigen Fällen derartige Hilfsmittel nicht funktionieren.

Fallbeispiel Ernest

Ernest, ein 69-jähriger Mann aus Dublin mit Alzheimer- und vaskulärer Demenz, wusste über seine Diagnose Bescheid und war von Anfang an von dem ENABLE-Projekt begeistert. Er war bereit, offen über seine Krankheit zu sprechen und gespannt darauf, ein neues Hilfsmittel auszuprobieren. Seine Frau Vera berichtete, dass die zeitliche Desorientiertheit ihres Mannes eines der Hauptprobleme war. Er stand häufig in der Nacht auf, ging in die Küche und frühstückte. Sie stritt deshalb nicht mit ihm, sondern erlaubte ihm, zu frühstücken und überzeugte ihn in der Regel später davon, sich wieder ins Bett zu legen. Sie war froh über die Unterstützung, weil die nächtliche Schlaflosigkeit ihres Mannes ihre eigene Nachtruhe störte. Der elektronische Kalender schien für Ernest und seine Frau das für sie am ehesten geeignete Hilfsmittel zu sein. Trotz seiner Begeisterung für das Projekt hatte Ernest anfangs Schwierigkeiten, sich an diese Art von Kalender zu gewöhnen. Hinzu kam noch Ernests Sehschwäche. Beides in Kombination machte es für ihn schwieriger als erwartet, mit dem neuen Hilfsmittel umzugehen. Er brauchte länger, den Text auf dem Kalender abzulesen, trotzdem lehnte er Veras Hilfe ab und bestand darauf, den Text selbst zu entziffern.

Nach sechs Monaten berichtete Vera, dass sich der elektronische Kalender als sehr effektiv erwiesen hatte. Sie erzählte, ihr Mann sei in einer Nacht aufgewacht und, anstatt sie nach der Uhrzeit zu fragen, sei er selbständig zu dem beleuchteten Kalender gegangen, habe festgestellt, dass es immer noch Nacht war und sei wieder ins Bett gegangen. An einem anderen Morgen sei ihr Mann kurz nach fünf Uhr aufgestanden und sei trotz ihres Protests nach unten gegangen, um zu frühstücken, weil der Kalender «Morgen» anzeigte (automatische Anzeige der Tageszeit). Der elektronische Kalender erwies sich unerwarteterweise auch in dem Tageszentrum, das Ernest jeden Tag besuchte, als nützlich. Zur besseren Orientierung wurden hier die Wochentage mit den Gruppenteilnehmern eingeübt. Ernest hatte Freude daran, dass er mithilfe des elektronischen Kalenders nun immer im Voraus wusste, welcher Wochentag war und erzählte auch seinen Bekannten im Tageszentrum von seiner neuen Errungenschaft. Im Interview berichtete Ernest, dass er den Kalender verwendete und ihn sehr hilfreich fand. Er sagte, dieses Hilfsmittel gebe ihm mehr Unabhängigkeit und er fühle sich nicht mehr so abhängig von seiner Frau. Auch für Vera war die technische Unterstützung nützlich, weil ihr Mann sie nicht mehr ständig nach dem Wochentag oder nach der Uhrzeit fragte. Vorher hatte sie dies als besonders anstrengend empfunden. Sie sagte aus, dass ihr Mann selbständiger geworden sei und dank des Kalenders viel besser zurecht käme: «Dieses Mittel hilft ihm, sonst würde die Zeit einfach so vergehen und er wüsste nicht, welcher Tag heute ist. Jetzt schaut er auf den Kalender und weiß, wo er steht».

Fallbeispiel Sarah

Sarah war 69 Jahre alt, als sie erstmals mit dem ENABLE-Projekt in Kontakt kam. Sie lebte mit ihrem unverheirateten Sohn in Dublin zusammen. Ihre Tochter als ihre primäre Betreuungsperson wohnte ganz in der Nähe. Von ihr ging die Initiative aus, an dem Projekt teilzunehmen. Sarah wurde aufgenommen, weil sie oft Gegenstände im Haus verlegte und manchmal andere, insbesondere ihren Sohn, beschuldigte, ihre Sachen wegzunehmen. Ihr Sohn sagte, er reagiere negativ auf die Anschuldigungen seiner Mutter, weshalb ihre Beziehung in letzter Zeit schlechter geworden sei. Umgekehrt berichtete Sarah, sie sei oft niedergeschlagen, wenn ihr Sohn ohne ihr Wissen etwas wegnehme. Wegen ihrer Defizite im Kurzzeitgedächtnis und weil sie im Haus Gegenstände verlegte, entschied man sich für den elektronischen Objektsucher als nützliches Hilfsmittel zur Verringerung ihrer Probleme.

Anfangs war Sarah davon überzeugt, der Objektsucher sei für sie das ideale Hilfsmittel. Auch ihre Kinder unterstützten das Projekt und erkannten die Möglichkeiten, die das Gerät bot. Doch gab es von Beginn an Schwierigkeiten. Zunächst verzögerte sich die Montage des Gerätes aufgrund von technischen Problemen, weshalb alle Objektsucher zurückgerufen wurden. Das bedeutete, dass die Familie länger als erwartet auf das Hilfsmittel warten musste. Trotz der Verzögerung blieben Sarah und ihre Angehörigen optimistisch und motiviert. Doch bestanden die technischen Probleme auch nach erfolgreicher Montage des Ersatzgerätes weiter. So hatte Sarah beispielsweise Schwierigkeiten, die akustischen Signale zu hören: «Der Sucher funktioniert nicht. Wir konnten ihn nicht hören» (Tagebucheintrag der Tochter). Zudem gab das Gerät manchmal gar keine akustischen Signale ab, was dazu führte, dass es nicht mehr benutzt wurde. Die Tochter berichtete schließlich, dass der elektronische Objektsucher ihre Mutter mehr verwirrte als hilfreich war und so beendete die Familie die Teilnahme an der Studie mit Bedauern. Dieses Beispiel zeigt, wie wichtig die Konzipierung von derartigen Hilfsmitteln ist. Diese sollten ausführliche und strenge Testverfahren durchlaufen, um enttäuschte Erwartungen an solche Produkte zu vermeiden. Es macht auch deutlich, dass bei der Beurteilung, welches Hilfsmittel zweckmäßig sein könnte, die Bedürfnisse der Menschen sorgfältig und immer wieder neu erfasst werden müssen.

Fallbeispiel Gordon

Gordon war mit 59 Jahren der jüngste Teilnehmer des ENABLE-Projekts. Er lebte mit seiner Frau Kate und den drei Kindern (zwei bis 16 Jahre alt) in einer ruhigen Wohngegend außerhalb von Dublin. Die Familie war, da Gordon nicht mehr so mobil war, vor Kurzem aus einem zweistöckigen Haus in einen Bungalow gezogen. Seit bekannt war, dass Gordon Alzheimer hatte, war er nicht mehr berufstätig und verbrachte die meiste Zeit des Tages allein zu Hause, weil seine Frau einer Teilzeittätigkeit nachging und seine Kinder in der Schule oder bei einer Tagesmutter waren. Kate erwähnte im Gespräch, der Umzug und Verlust eines zweiten Einkommens bereiteten ihr Sorgen. Beides sei die Ursache für finanzielle Engpässe. Andere praktische Probleme, denen sich Gordon täglich gegenübersah, waren sein gestörtes Kurzzeitgedächtnis, seine Gangunsicherheit und die empfundene soziale Isolation. Es war für ihn eine Herausforderung, etwas Neues zu lernen, denn er hatte eher Angst davor, dabei zu versagen. Zudem war Gordon deprimiert, weil er viele der vorher mühelos ausgeführten täglichen Aufgaben nicht mehr bewältigen konnte. Gordon war ein sehr kontaktfreudiger Mann gewesen und hatte in seinem Leben bisher immer über ein großes soziales Netzwerk verfügt. Nun jedoch fühlte er sich wegen seiner Diagnose und seines frühzeitigen Ruhestands sozial isoliert. Aus diesem Grund schien das Bildtelefon für Gordon das geeignete Hilfsmittel zu sein. Er und die Familie hofften, dass er mithilfe des Gerätes den Kontakt zu Verwandten und Freunden halten konnte. Gordon hatte vorher schon andere Kommunikationsmittel wie Mobiltelefone ausprobiert, fand sie jedoch für seine Bedürfnisse nicht geeignet. So bestand die allgemeine Hoffnung, dass die Einführung des Bildtelefons sein Selbstwertgefühl und seine Kommunikationsfähigkeit mit anderen verbessern würde.

Gordon veränderte sich während des Projekts ganz offensichtlich. Bei der Erstbeurteilung schien er sehr deprimiert zu sein. Er sagte, dass er an nichts mehr Spaß habe, dass er sich ständig Sorgen mache und ihm nichts mehr Freude bereite. Im Laufe der Zeit jedoch änderte sich seine Stimmung deutlich: «In der Anfangszeit war ich nicht glücklich. Ich ging in den Park und weinte, aber das löste auch keine Probleme, es wurde dadurch nur noch schlimmer. Jetzt komme ich zurecht» (Interview nach drei Monaten). Von allen Teilnehmern des ENABLE-Projekts war Gordon der offenste, wenn es um seine Krankheit und seine Erfahrungen ging. Er war auch aktiv an Entscheidungen zu seiner Gesundheitsversorgung beteiligt. Im Laufe der Studie konnte Gordon seine Diagnose immer besser akzeptieren und damit umgehen. Er verwendete das Bildtelefon, setzte Bewältigungsstrategien um, besuchte ein Tageszentrum und ging wieder in die nahe gelegene Gaststätte, um ein Bier zu trinken. Trotz dieser deutlich positiven Veränderungen litt Kate immer mehr unter ihrer Doppelbelastung als Betreuerin von Mann und Kindern in Kombination mit ihrer Teilzeittätigkeit und der Hausarbeit. Schließlich entschied sie sich, ihre Berufstätigkeit aufzugeben.

Dieses Fallbeispiel verdeutlicht die unterschiedlichen Bedürfnisse von Menschen – auf der einen Seite die größere Selbständigkeit Gordons, seit er das Bildtelefon benutzte, auf der anderen Seite und trotz dieser kleinen Errungenschaften Kate, die in dieser Zeit den Druck durch die Betreuung mehr und mehr zu spüren begann. Beide sprachen sehr positiv über das Bildtelefon. Sie empfanden es als ein sehr zweckmäßiges Hilfsmittel, das ihr Leben bereicherte.

8.9 Diskussion und Fazit

Das ENABLE-Projekt in Irland hat gezeigt, dass es möglich ist, Menschen mit leichter bis mittelgradiger Demenz und ihre primären Betreuungspersonen in Längsschnittstudien einzuschließen. Die meisten der dementiell erkrankten Teilnehmer waren trotz ihrer kognitiven Defizite in der Lage, die ihnen gestellten Fragen zu verstehen und zu beantworten. Einige von ihnen konnten sehr anschaulich beschreiben, wie sich die Nutzung des ihnen zur Verfügung gestellten Hilfsmittels auf ihr Leben auswirkte. In der Mehrheit der Fälle stimmten die Aussagen der Betreuungspersonen bezüglich der Nutzung und Zweckmäßigkeit des Produkts bis zu einem gewissen Grad mit dem Erleben des Betroffenen selbst überein. Das irische Modell deutet darauf hin, dass Menschen mit Demenz durch die Teilnahme an einer derartigen Studie befähigt werden, ihre Möglichkeiten besser auszuschöpfen. Der gewählte Ansatz motivierte die Betroffenen zur Nutzung der ihnen zur Verfügung gestellten Geräte, da sie von Anfang an in das einbezogen wurden, was ihr tägliches Leben direkt betraf.

Die Ergebnisse der Studie zeigen, dass die Mehrheit der Teilnehmer (65 %) die Produkte auch sechs Monate nach ihrer Einführung noch verwendete und für hilfreich befand. Zudem berichteten die meisten der betreuenden Angehörigen (70 %), dass ihr Angehöriger das Gerät benutze. Die Mehrheit von ihnen fand das Produkt auch für sich selbst sechs Monate später noch nützlich. Insgesamt stützen unsere Ergebnisse die Hypothese, dass Gebrauch und Zweckmäßigkeit von technischen Hilfsmitteln anhand von Faktoren erklärt werden können, die mit dem Betroffenen selbst, seiner Betreuungsperson, der Umgebung, dem Forschenden und dem Produkt selbst in Zusammenhang stehen. Die Ergebnisse verdeutlichen zudem, wie sehr die Fähigkeit zur Nutzung der Produkte davon beeinflusst wird, ob sich ein kognitiv beeinträchtigter Mensch merken kann, wie er ein solches Gerät bedienen muss, ob er sich an das Design gewöhnen kann und ob das Gerät verlässlich und effizient arbeitet.

Innerhalb der ersten Monate nach Beginn des Projekts traten bei einigen der zur Verfügung gestellten Produkte technische Probleme auf. Die meisten von ihnen ließen sich leicht lösen, andere hingegen blieben weiterhin bestehen (wie im Fall des elektronischen Objektsuchers und der Nachtlampe). Das bedeutete, dass die Geräte nicht immer zuverlässig funktionierten, weshalb die Ergebnisse zu Gebrauch und Zweckmäßigkeit der Produkte von der Ineffizienz ihrer Leistung beeinflusst sein können. Bei der Interpretation der Studienergebnisse müssen diese Probleme ernsthaft berücksichtigt werden, weil sie dazu beitrugen, dass einige Teilnehmer die Studie beendeten und weil sie individuelle Einstellungen zum Projekt sowie die Beurteilung der Produkte beeinflusst haben.

Auf der Basis des in Irland durchgeführten ENABLE-Projekts empfehlen wir, im Zusammenhang mit technischen Hilfsmitteln für Menschen mit Demenz folgende Kriterien zu berücksichtigen:

- sorgfältige Entwicklung und Testung von Produktprototypen, die an einer Auswahl von kognitiv nicht beeinträchtigten älteren Personen erprobt werden, bevor Studien zur Nutzung derartiger Hilfsmittel für Menschen mit Demenz in ihrer häuslichen Umgebung entwickelt werden.
- Jedes der ENABLE-Produkte eignet sich potenziell auch für nicht dementiell erkrankte Menschen. Untersuchungen zur Akzeptanz von technischen Hilfsmitteln für ältere Menschen allgemein zeigen, wie komplex und auch spannungsreich diese Thematik ist (McCreadie/Tinker 2005). Sollen derartige Produkte in Zukunft stärker genutzt werden, müssen diese Ergebnisse berücksichtigt werden. Nutzen auch kognitiv nicht beeinträchtigte ältere Menschen immer häufiger Geräte dieser Art, werden sie möglicherweise auch zunehmend als zweckmäßige Gedächtnishilfen für ältere Menschen, die später eine Demenz entwickeln, akzeptiert.
- Das ENABLE-Projekt hat in Irland die Notwendigkeit zur Entwicklung sozialpolitisch relevanter Antworten auf die Frage nach technischen Hilfsmitteln für Menschen mit Demenz herausgestellt.

Aufgrund der Erfahrungen mit dem ENABLE-Projekt stellen sich noch weitere entscheidende Fragen, die geklärt werden sollten. Sie betreffen zum einen die Rolle des Anbieters derartiger Dienstleistungen bei der Beurteilung, inwieweit ein Mensch mit Demenz für die Nutzung von technischen Hilfsmitteln geeignet ist und zum anderen die Installation der Geräte in den Haushalten, ihre Kosten sowie ihre Wartung und Kontrolle (s. Cahill et al. 2007). Folgende Fragen müssen beantwortet werden:

- Welche Mitarbeiter im Gesundheitssektor sollen beurteilen, ob ein Mensch mit Demenz für die Nutzung von technischen Hilfsmitteln geeignet ist und – im Kontext geringer Ressourcen – auf welcher Basis sollte der Bedarf des Einzelnen ermittelt werden?
- Wer sollte diese technischen Hilfsmittel zur Verfügung stellen (Krankenhäuser, Tageszentren, Behindertenzentren oder Gemeindedienste)?
- Wer führt die Hilfsmittel in den Haushalten ein (Ergotherapeuten, Sozialarbeiter, ambulante Pflegekräfte oder Mitarbeiter von Alzheimer Gesellschaften)?
- Wer trägt die Kosten für die entsprechenden Hilfsmittel? Sollten sie frei verfügbar sein wie in einigen skandinavischen Ländern, oder sollte eine geringe Benutzungsgebühr erhoben werden?
- Wie können Ingenieure motiviert werden, sich aktiver im Bereich von Konzipierung und Verbesserung technischer Hilfsmittel zu engagieren?
- Sollten die Geräte den Nutzern lediglich für einen bestimmten Zeitraum zur Verfügung gestellt werden, da sie infolge des fortschreitenden Charakters von Demenz für den Einzelnen irgendwann nicht mehr hilfreich sind?

All dies sind praktische und wichtige Fragen, die nun in Diskussionen über technische Hilfsmittel für Menschen mit Demenz und ihre Betreuungspersonen erörtert werden müssen. Sie sollten immer wieder gestellt und von Entscheidungsträgern, Planern und denjenigen beachtet werden, die an der Entwicklung und Durchführung von Schulungen zur Fortbildung von professionellen Mitarbeitern in der Betreuung von Menschen mit Demenz beteiligt sind.

Literaturhinweise

Bjørneby, S., Topo, P. and Holthe, T. (eds) (1999) *TED. Technology, Ethics and Dementia. A Guidebook on How to Apply Technology in Dementia Care.* Oslo: Norwegian Centre for Dementia Care, INFO-banken.

Cahill, S., Begley, E., Faulkner, J.P. and Hagen, I. (2007) «It gives me a sense of independence»: findings from Ireland on the use and usefulness of assistive technologies for people with dementia. *Technology and Disability 19*, 133–142.

Ferri, C., Prince, M., Brayne, C., Brodaty, H., et al. (2005) Global prevalence of dementia: a delphi consensus study. *The Lancet 366*, 2112–2117.

Gallagher, C. (2006) Social Policy and a Good Life in Old Age. In E. O'Dell (ed.) *Older People in Modern Ireland.* Dublin: Johnswood Press.

Hagen, I., Holthe, T., Gilliard, J., Topo, P., et al. (2004) Development of a protocol for the assessment of assistive aids for people with dementia. *Dementia: The International Journal of Social Research and Practice 3*, 3, 263–281.

Holthe, T., Hagen, I. and Bjørneby, S. (1999) What day is it today? Using an automatic calendar. *Journal of Dementia Care 7*, 4, 26–27.

Marshall, M. (ed.) (2000) *ASTRID: A Social Technological Response to Meeting the Needs of Individuals with Dementia and their Carers.* London: Hawker Publications.

McCreadie, C. and Tinker, A. (2005) 'The acceptability of assistive technology to older people.' *Ageing & Society 25*, 91–110.

O'Shea, E. (2006) 'Public Policy for Dependent Older People in Ireland: Review and Reform.' In E. O'Dell (ed.) *Older People in Modem Ireland.* Dublin: Johnswood Press.

O'Shea, E. and O'Reilly, S. (1999a) *An Action Plan for Dementia*. Dublin: National Council on Ageing and Older People.

O'Shea, E. and O'Reilly, S. (1999b) *The Economic and Social Costs of Alzheimer's Disease and Related Dementias in Ireland: An Aggregate Analysis.* Working Paper no. 25. Galway: National University of Ireland, Department of Economics.

Patton, M. (1990) *Qualitative Evaluation and Research Methods.* Newbury Park: Sage.

Sweep, M.A.J. (1998) *Technology for People with Dementia: User Requirements.* Eindhoven, the Netherlands: Institute for Gerontechnology, University of Technology.

Wimo, A., Jonsson, L. and Winblad, B. (2006) An estimate of the worldwide prevalence and direct costs of dementia in 2003. *Dementia and Geriatric Cognitive Disorders 21*, 175–181.

Woolham, J. (2006) *Safe at Home. The Effectiveness of Assistive Technology in Supporting the Independence of People with Dementia.* London: Hawker Publications.

Woolham, J., Frisby, B., Quinn, S., Smart, W. and Moore, A. (2002) *The Safe at Home Project.* London: Hawker Publications.

Weiterführende Literatur

Bjørneby, S., Topo, P., Cahill, S., Begley, E., et al. (2004) Ethical considerations in the ENABLE project. *Dementia 3*, 3, 297–312.

Cahill, S., Begley, E., Topo, P., Saarikalle, K., et al. (2004) «I know where this is going and I know it won't go back»: hearing the individual's voice in dementia quality of life assessments. *Dementia 3*, 3, 313–330.

Chapman, A. (2001) There's no place like a smart home. *Journal of Dementia Care 9*, 1, 28–31.

Chapman, A. (2001) A smarter system is always at hand. *Journal of Dementia Care 9*, 2, 8.

Duff, P. and Cullen, K. (1999) Assistive technology: new opportunities for people with dementia and their carers. Paper presented to International Conference on Ageing 'Promoting Independence and Quality of Life for Older Persons'. Arlington, VA.

Gilliard, J. and Hagen, I. (eds) (2004) Enabling Technologies for People with Dementia: Crossnational Analysis Report. WP 4.5/Deliverable no. 4.5.1. Project funded by the European Commission under the 'Quality of Life and Management of Living Resources' under the Framework Programme 5. Available at www.dementia-voice.org.uk/Projects/ EnableFinalProject.pdf, accessed 7 August 2008.

Kinney, J.M., Kart, C.S., Murdoch, L.D. and Conley, C.J. (2004) Striving to provide safety assistance for families of elders: the SAFE House project. *Dementia 3*, 3, 351–370.

Marshall, M. (2002) Technology and technophobia. *Journal of Dementia Care 10*, 5, 14–15.

Marshall, M. (2003) Not just because we can do it. *Journal of Dementia Care 11*, 6, 10.

Marshall, M., Duff, P. and Cullen, K. (2000) ASTRID: introducing assistive technology. *Journal of Dementia Care 8*, 4, 18–19.

Topo, P., Maki, O., Saarikalle, K., Clarke, N., et al. (2004) Assessment of a music-based multimedia program for people with dementia. *Dementia: The International Journal of Social Research and Practice 3*, 3.

Websites

www.astridguide.org, accessed 7 August 2008
www.enableproject.org, accessed 7 August 2008

Partner des ENABLE-Projekts

Bath Institute of Medical Engineering: www.bath.ac.uk/bime, accessed 7 August 2008
Dementia Services Information and Development Centre: dsidc@stjames.ie
Dementia Voice: office@dementia-voice.org.uk
Inger Hagen, scientific co-ordinator: post@ihagen.no
Norwegian Centre for Dementia Research: knut.engedal@nordemens.no

Sidsel Bjørneby: sibjoern@online.no
STAKES – National Research and Development Centre for Health and Welfare: paivi.topo@
  stakes.fi
Work Research Centre: p.duff@wrc-research.ie

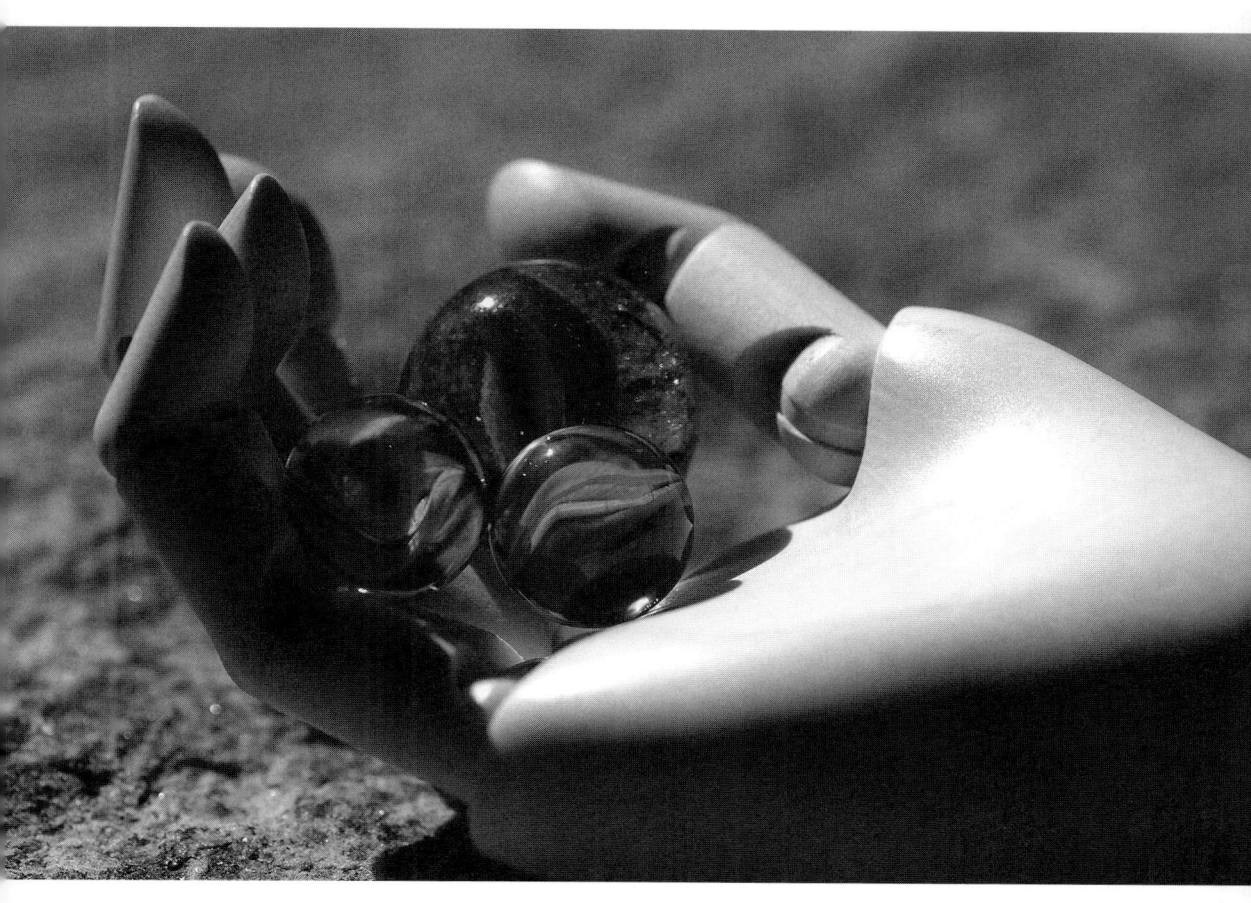

Teil III
Psychologische, emotionale
und soziale Unterstützung

9

Gruppenpsychotherapie für Menschen mit beginnender Demenz

Richard Cheston

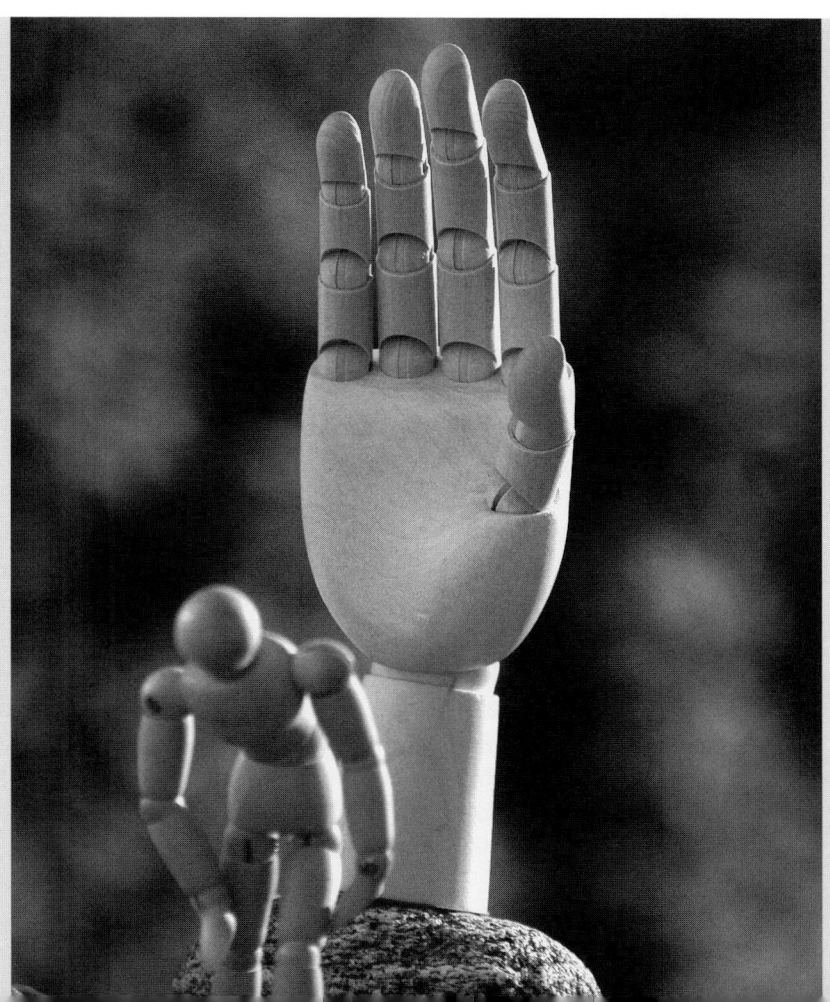

9.1 Überblick

Die emotionalen Bedürfnisse von Menschen mit Demenz zu thematisieren und zu erfüllen sind heute als wichtige Ziele für Mitarbeiter im Gesundheits- und Sozialbereich anerkannt. Dies spiegelt sich in den letzten zehn Jahren in einem vermehrten Angebot von psychotherapeutischen Maßnahmen und Beratungstechniken wider. Die häufigste Form psychotherapeutischer Intervention bei Menschen mit Demenz ist wahrscheinlich die Gruppenarbeit. Sie ist deshalb besonders wirksam, weil sie ein Gefühl von Gemeinsamkeit schafft und einen geschützten Raum für Menschen bietet, die ihre innere Welt zu erkunden versuchen. In diesem Kapitel werden unter besonderem Bezug auf das «Dementia Voice Group Psychotherapy Project» Fragen zum Aufbau einer solchen Gruppe besprochen. Die Auswertung der gesammelten Daten zeigte deutliche Belege dafür, dass diese Form der Arbeit mit demenzkranken Menschen effektiv war, da die Ängste und Depressionen der Gruppenteilnehmer nachließen. Anhand eines Fallbeispiels wird herausstellt, auf welche Weise Gruppenarbeit dementiell erkrankten Menschen helfen kann, mit ihrer Diagnose «zurechtzukommen».

Psychotherapeutische Gruppenarbeit mit kognitiv beeinträchtigten älteren Menschen wird schon seit den frühen 1950er Jahren beschrieben. Jedoch entwickelte sich diese Form des Angebots von emotionaler Unterstützung für Menschen mit Demenz erst in den letzten zehn bis 15 Jahren, seit sich die person-zentrierte Pflege in Großbritannien fest etabliert hat. Doch obwohl das Interesse an psychotherapeutischer Arbeit mit Betroffenen und an Kompetenzen zur Beratung dieser Personengruppe immer mehr zugenommen hat, wurde die Effektivität dieser Arbeit bisher in relativ wenigen Studien systematisch erforscht. Es ist daher immer noch unklar, welche Form oder Formen von Psychotherapie – ob Gruppen- oder Einzelarbeit, direktive oder nicht-direktive, erzieherische oder exploratorische Ansätze – effektivsten sind.

Eine der frühesten Formen von Psychotherapie bei dementiell erkrankten Menschen war die «Validationstherapie» (Feil 1990, 1992, 1993). Naomi Feil wies darauf hin, dass die neurologische Schädigung in vielen Fällen mit ungelösten Problemen aus der Vergangenheit eines Menschen in Zusammenhang steht, sodass bisherige psychische Abwehrmechanismen nicht mehr länger funktionieren. Sie schloss daraus, dass der Mensch mit Demenz in die Vergangenheit zurückkehrt, um diese ungelösten Probleme aufzuarbeiten und dass es die Aufgabe des Therapeuten ist, diese innere Reise zurück in die Vergangenheit anzuerkennen und zu unterstützen. Dazu ist es notwendig, dass der Therapeut empathisch zuhören kann, keine bedrohlichen Fragen stellt und den Menschen nicht mit dem Verlust seiner Fähigkeiten konfrontiert. Auf diese Weise kann Vertrauen entstehen.

Naomi Feils Arbeit hatte zum Teil deshalb einen großen Einfluss auf die geriatrische Arbeit, weil sie eine der ersten war, die Mitarbeiter in der Pflege aufforderte, die emotionalen Bedürfnisse von Menschen mit Demenz ernst zu nehmen. Doch kann man an diesem Ansatz zwei Kritikpunkte äußern. Zum einen besteht die Gefahr, dass wir das Auftreten von Demenz eher persönlichen als organischen Faktoren zuschreiben, wenn wir die Verwirrtheit älterer Menschen mit ungelösten psychischen Problemen assoziieren, zum anderen laufen wir Gefahr – obwohl wir natürlich alle durch unser vergangenes Leben beeinflusst sind –dass wir die aktuelle Realität für Menschen mit Demenz nicht beachten, wenn wir unseren Fokus auf die Vergangenheit lenken. Die wichtigste Aufgabe eines Gruppentherapeuten besteht wohl eher darin, einem Menschen bei der Lösung seiner aktuellen Probleme zu helfen, anstatt ihn in der Bewältigung seiner Vergangenheit zu unterstützen.

9.2 Person-zentrierte Pflege und Gruppenpsychotherapie

Viele Formen psychotherapeutischer Einzelarbeit mit Menschen mit Demenz sind beschrieben worden, wozu psychodynamische (z.B. Sinason 1992), kognitiv-verhaltenstherapeutische (z.B. Scholey/Woods 2003; Teri/Gallagher-Thomson 1991) und humanistische Konzepte (z.B. Bryden 2002; Stokes/Goudie 1990) zählen. Zudem gibt es immer mehr wissenschaftliche Belege für die Wirksamkeit der psychotherapeutischen Einzelarbeit (z.B. Burns et al. 2005).

Trotz der zunehmenden Popularität von individuell zugeschnittenen Therapieformen war die Gruppenarbeit wahrscheinlich die gängigste Form von Psychotherapie als einer Möglichkeit zur Intervention bei Menschen mit Demenz. Cheston (1998a) beispielsweise weist in seiner Überprüfung der Fachliteratur zu diesem Thema darauf hin, dass es über doppelt so viele Berichte zu psychotherapeutischer Gruppenarbeit wie solche zur Einzelarbeit gibt. Cheston ging noch weiter und zeigte auf, dass es trotz der Zunahme dieser Form von klinischer Arbeit nur wenige stichhaltige Forschungsbelege zu ihrer Effektivität gibt.

Obwohl der empirische Nachweis für die Wirksamkeit dieser Interventionsart fehlt, wird immer deutlicher, wie notwendig psychotherapeutische Maßnahmen und Beratung für Menschen mit Demenz sind. Dies ist zum Teil deshalb so, weil die Einführung neuer Medikamente zur Verbesserung der kognitiven Funktion dazu geführt hat, dass sich immer mehr Menschen mit Verdacht auf Alzheimerdemenz in einem frühen Krankheitsstadium bei Ärzten und in speziellen Zentren zur Beurteilung und Diagnose vorstellen. Diesen Menschen muss Unterstützung geboten werden, um ihnen die Möglichkeit zu geben, ihre Verluste zu betrauern und in einen Lernprozess zur Bewältigung eines Lebens mit Demenz einzutreten. Aus diesem Grund wurden in einer amtlichen Veröffentlichung Englands (*Everybody's Business*, Department of Health 2005) Leitlinien für örtliche Beauftragte zum Aufbau von Einrichtungen, in denen die Gedächtnisfunktion beurteilt wird, aufgestellt. Die Empfehlungen beinhalten die Aufforderung, Betroffene vor und nach der Diagnosestellung zu beraten, ihnen die Diagnose zu erklären und über Prognose und Betreuungsmöglichkeiten zu informieren.

Innerhalb dieses Kontextes bietet Gruppenarbeit eine Reihe von therapeutischen Vorteilen gegenüber der individuellen Beratung. Bringt man Menschen zusammen, die sonst möglicherweise allein derartig bedeutende Veränderungen bewältigen müssen, können Erfahrungen ausgetauscht und gemeinsam verarbeitet werden. Die Veröffentlichung eines Buches von Robyn Yale (1995) gab die Anregung zu dem Wunsch, Betroffenen einen Rahmen zu geben, in dem sie über das sprechen können, was mit ihnen geschieht. Yale legte dar, wie Selbsthilfegruppen für Menschen mit Demenz aufgebaut, geführt und evaluiert werden können.

Gruppentherapeuten können von einer ungeheuren Vielfalt psychotherapeutischer Richtungen beeinflusst werden. Allgemein wird die psychotherapeutische Gruppenarbeit für Menschen mit Demenz von zwei verschiedenen Strömungen geprägt:

1. *edukative Gruppen.* Hier liegt der Schwerpunkt darauf, Menschen über ihre Krankheit aufzuklären und sie zur Nutzung unterschiedlicher Strategien zu ermutigen, damit sie sich eher an ihre Beeinträchtigungen gewöhnen und anpassen können. Dazu zählen auch Besuche von Betroffenen, die in der Gruppe über ihr Leben sprechen (z. B. McAfee et al. 1989), Informationen über die Alzheimer-Krankheit (z. B. Haggerty 1990) und gedächtnistherapeutische Schulungen (s. Kap. 7; Thrower 1998).

2. *emotional orientierte Gruppen.* Hierbei liegt der Schwerpunkt darauf, Menschen die Möglichkeit zu geben, ihre Erfahrungen mit anderen auszutauschen. Einer der wichtigsten Aspekte derartiger Selbsthilfegruppen ist wohl der, dass sich die Teilnehmer der Gruppe gehört fühlen und das Gefühl bekommen, ihre Erfahrungen mit Demenz seien wichtig. Zusätzlich können andere therapeutische Maßnahmen hilfreich sein. Dazu zählt das Erlernen von Fähigkeiten im Umgang mit Ängsten (z. B. Marshall 2001), Beziehungen (z. B. Hawkins/Eagger 1999) und mit dem Verlust der Unabhängigkeit (z. B. Barton et al. 2001).

9.3 Allgemeine Fragen zum Aufbau von Gruppen

Beim Aufbau einer psychotherapeutischen Gruppe müssen verschiedene Fragen berücksichtigt werden:

- Besitzen die Teilnehmer die Fähigkeit zur Reflexion?
- Wie kann Gruppenarbeit innerhalb einer Institution funktionieren?
- Funktioniert die Zusammenarbeit der Moderatoren?
- Werden die Betreuungspersonen in die Gruppenarbeit einbezogen?

9.3.1 Fähigkeit der Teilnehmer zur Reflexion

Entscheidungen darüber, wer in eine Gruppe aufgenommen werden soll, verlangen eine Fülle unterschiedlicher Erwägungen. In welchem Kontext steht die Gruppe? Was sind ihre Ziele? Ist das Ziel der Austausch von Erfahrungen, ist es wichtig, auf die Fähigkeiten der potenziellen Teilnehmer zu achten, die in eine solche Arbeit eingebunden werden sollen. Können sie effektiv kommunizieren?

Welche kognitiven Fähigkeiten besitzen sie? Wie flüssig können sie sprechen? Sind sensorische Verluste vorhanden? Doch ebenso bedeutsam wie die aufgeführten Fragen ist ihre Fähigkeit, über ihre innere Welt nachzudenken.

Meine eigenen Erfahrungen haben mich zunehmend dahin geführt, über die Bedeutung der Ressourcen des Einzelnen nachzudenken – eher noch als über ihre kognitiven Probleme. Einige Menschen (keineswegs alle), die erhebliche Schwierigkeiten haben, darüber nachzudenken, was mit ihnen geschehen ist, können als ziemlich fragile, prämorbide Persönlichkeiten beschrieben werden. Das bedeutet, dass sie vormals Menschen gewesen zu sein scheinen, die sich nach außen als Menschen ohne Fehler dargestellt haben – makellos und zerbrechlich wie eine Porzellanvase. Sie sahen sich selbst als etwas Vollkommenes, waren jedoch auch sensibel und angreifbar. Mein Gefühl ist, dass gerade diese Menschen Schwierigkeiten haben, ihre Gedächtnisprobleme in der Öffentlichkeit zuzugeben, denn sie hatten es vor ihrer Krankheit schon schwer damit, eigene «Makel» anzuerkennen. Stattdessen gilt ihre Sorge dem Erhalt ihrer persönlichen Autorität und ihrem Prestige. Sind sie nun mit einem allmählichen Abbau ihrer intellektuellen Fähigkeiten konfrontiert, neigen sie dazu, diese zu ignorieren oder Belege für ihre Offensichtlichkeit zurückzuweisen.

Obwohl Gruppen viele Möglichkeiten des Umgangs mit dem Leben und des Nachdenkens (oder Nicht-Nachdenkens) darüber tolerieren, ist es wichtig, auf ein ausgewogenes Verhältnis der Bewältigungsstrategien, die der Einzelne mit in die Gruppe bringt, zu achten. Die besten Gruppen haben in etwa den gleichen Anteil an Menschen, die eher nachdenken (und dabei Gefahr laufen, von ihren Gedanken überwältigt zu werden) und Menschen, die eher handeln (und dabei Gefahr laufen, das zu ignorieren, was mit ihnen geschieht).

9.3.2 Gruppenarbeit innerhalb einer Institution

Viele klinische Einrichtungen sind weder mit den Anforderungen an noch mit den Inhalten von Gruppenarbeit vertraut. Manchmal führt dieses fehlende Wissen dazu, dass Patienten nicht überwiesen werden oder die Gruppenarbeit nicht den ihr zustehenden, nach außen abgeschirmten Raum erhält. Zudem ist es wichtig, als wesentlicher Teil innerhalb einer Einrichtung fest etabliert zu sein und als etwas angesehen zu werden, das eine eindeutige Funktion erfüllt. Die Institution als Ganzes sollte Gruppenarbeit schätzen und ihr erlauben, zu funktionieren. In der Praxis bedeutet dies, dass geeignete Transportmöglichkeiten für die Gruppenteilnehmer und Räumlichkeiten für die Gruppentreffen zur Verfügung gestellt werden, dass die Gruppen ohne Unterbrechungen oder Beeinträchtigungen stattfinden können, und dass eine Arbeitsatmosphäre ermöglicht wird, die potenziell therapeutisch ist.

9.3.3 Zusammenarbeit der Moderatoren

In der Gruppentherapie arbeiten oft verschiedene Moderatoren zusammen, weshalb ein gemeinsames Arbeitsmodell und gemeinsame Supervision oder eine klare Vereinbarung zur Peer-Supervision erforderlich ist. Therapeuten können ohne die Fähigkeit zur Reflexion und ohne Gelegenheiten, gemeinsam über die Arbeit nachzudenken, nicht zusammenarbeiten.

9.3.4 Einbindung von Betreuungspersonen

Besteht der Zweck der Gruppe darin, einen Kontext bereitzustellen, in dem die Teilnehmer ihre Erfahrungen in einem geschützten Rahmen und in umfassender Form erkunden können, dann ist ein Einmischen der Betreuungspersonen zu vermeiden. Gleichzeitig jedoch müssen sich Betreuungspersonen und Teilnehmer gleichermaßen zur Gruppe bekennen, wenn diese erfolgreich sein soll.

Die Rolle der Betreuungsperson wird wichtiger, wenn das Ziel der Gruppenarbeit darin besteht, einen unterstützenden edukativen Rahmen zu bieten. In unterstützenden Seminargruppen (Snyder et al. 1995) werden die Gruppenteilnehmer von den Betreuungspersonen zur ersten Sitzung begleitet. Nach diesem ersten Zusammentreffen kann sich ein Moderator mit den Betreuungspersonen zusammensetzen und der andere die Sitzung mit den Gruppenteilnehmern beginnen. So können alle Beteiligten getrennt darüber reflektieren, was sie sich von der Gruppe erhoffen und was für sie der schlechteste Aspekt einer Gedächtnisstörung ist. Am Ende der Sitzung können die beiden getrennten Gruppen wieder zusammenkommen und ihre Gedanken austauschen.

9.4 Das «Dementia Voice Group Psychotherapy Projekt»

Aufgrund fehlender methodologisch geeigneter Studien über den Erfolg von Gruppenpsychotherapie setzte sich das Dementia Voice Group Psychotherapy Projekt zum Ziel, die Wirkung einer zehnwöchigen therapeutischen Maßnahme auf Menschen mit Demenz zu untersuchen. Hierzu wurde der psychische Zustand der Teilnehmer (Grad der Depressivität und Ängste) in der Ausgangssituation erfasst und mit ihrem Zustand bei späteren Verlaufskontrollen verglichen. Das Projekt bestand darin, im Südwesten von England sechs Psychotherapiegruppen für Menschen mit der Diagnose «Alzheimerdemenz» oder einer anderen Form von Demenz aufzubauen. Finanziert wurde es von der «Mental Health Foundation» und vom «Avon & Wiltshire Mental Health Partnership Trust». Jede der sechs Gruppen lief über zehn Wochen und wurde von mir in Zusammenarbeit mit einem oder zwei unterschiedlichen Co-Moderatoren geführt.

9.4.1 Teilnehmer

Insgesamt nahmen 42 Personen an den Gruppen teil. Bei allen bestand eine leichte oder mittelgradige Demenz. Die meisten von ihnen lebten mit ihrem Partner zu Hause, einige jedoch auch allein oder in einer Pflegeeinrichtung. Alle Teilnehmer hatten im Mini-Mental-Status-Test einen Wert von 18 Punkten oder darüber erreicht und wiesen demnach leichte bis mittelgradige kognitive Störungen auf.

9.4.2 Therapeutische Ziele

Das zentrale Ziel der Gruppen war, Menschen mit Demenz zusammenzubringen, um darüber zu sprechen, wie es für sie ist, mit Gedächtnisstörungen zu leben. Die Teilnehmer wurden aufgefordert, sich über ihre Erfahrungen und die emotionalen Auswirkungen des Erlebten auszutauschen.

9.4.3 Aufgaben der Teilnehmer und Therapeuten

Die Gruppen dieses Projekts konzentrierten sich auf die aktuellen Erfahrungen der Teilnehmer und die Auswirkungen dieser auf Beziehungen zu anderen, wozu auch solche zählten, die im Rahmen der Gruppe entstanden waren. Die Aufgabe der Teilnehmer bestand darin, darüber nachzudenken, «wie es ist, wenn das Gedächtnis nicht mehr so gut funktioniert wie vorher». In diesem Reflexionsprozess wurden sie von den Gruppentherapeuten unterstützt. Sie interpretierten die in die Gruppe hineingetragenen Inhalte hinsichtlich ihrer zugrunde liegenden emotionalen Bedeutung und stellten sie in den Kontext des Gruppenprozesses. Als solcher unterscheidet sich dieser Ansatz deutlich von anderen Therapieformen bei Demenz wie der Validationstherapie, der Life-Review-Therapie (Lebensrückblick-Therapie, z. B. Garland 1994) oder der Reminiszenztherapie (z. B. Bender 1994). Die Anwendung dieser Form von Psychotherapie innerhalb einer Gruppensituation mit dementiell erkrankten Menschen wird von mir in anderen Arbeiten ausführlicher beschrieben (Cheston 1998b; Cheston/Jones 2002; Cheston et al. 2003a).

9.4.4 Analyse der Ergebnisse

Mit den Gruppenteilnehmern und ihren Betreuungspersonen wurden zu vier verschiedenen Zeitpunkten Gespräche geführt: etwa sechs Wochen vor Beginn der Gruppentherapie, zu Beginn der Gruppentherapie, am Ende und zehn Wochen später. Von den Teilnehmern nahmen 27 an allen Gruppensitzungen und an den Gesprächen bei den Verlaufskontrollen teil, Ausgangsdaten lagen von 19 der 27 Teilnehmer vor. In einer Gruppe wurden zudem die Gespräche aufgezeichnet, um den Veränderungsprozess der Teilnehmer genauer untersuchen zu können.

9.4.5 Veränderungen im psychischen Zustand der Teilnehmer

Die Daten wurden unabhängig von den Moderatoren von der Forschungsleiterin des Projekts (Kerry Jones) gesammelt. Die statistische Analyse der Daten der 19 Teilnehmer, die alle drei Projektphasen durchlaufen hatten, ergab signifikante Belege für einen Behandlungseffekt. Depressionen und Angstzustände der Teilnehmer hatten nachgelassen. Diese positive Veränderung wurde auch bei der Verlaufskontrolle nach zehn Wochen noch bestätigt. Bei den acht Teilnehmern, die zu Beginn der Gruppentherapie hinzukamen, hatten die Angstzustände deutlich nachgelassen, nicht aber ihre Depressionen. Zudem zeigte sich, dass die meisten Gruppenteilnehmer während des Interventionszeitraums weniger unter Depressionen litten als vor Beginn der Gruppentherapie und bei den Verlaufskontrollen danach (Cheston et al. 2003b).

Fallbeispiel Robert

Sicherlich ist es wichtig, die Auswirkungen der Gruppentherapie auf den psychischen Zustand (Depressivität und Angstzustände) festzustellen. Ebenso von Bedeutung ist allerdings auch, wie die Menschen innerhalb einer Gruppe allmählich mit ihrer Diagnose «zurechtkommen». Psychotherapeutisch betrachtet kann die zunehmende Erkenntnis und Akzeptanz als ein Prozess angesehen werden, in dem problematische Erfahrungen oder Gedanken anfangs verdrängt und dann allmählich bearbeitet werden. Wird sich ein Mensch seiner problematischen Erfahrungen bewusst, nehmen Angst und Leid anfangs zu, werden dann aber schwächer, wenn die Erfahrungen allmählich in existierende Bewusstseinsstrukturen integriert werden.

Watkins et al. (2006) haben die Aufzeichnungen von zehn Sitzungen einer anderen Gruppe analysiert. Sie konzentrierten sich auf die Veränderungen, die sich im Laufe des Gruppenprozesses im Bewusstsein des Gruppenteilnehmers Robert zeigten. In der ersten Sitzung beschrieb Robert sein Problem als einen selektiven Verlust des Kurzzeitgedächtnisses, der aber andere Bereiche seines Lebens nicht beeinflusste. Er sagte über andere Menschen des Clubs, den er besuchte, dass «die Hälfte von ihnen Alzheimer oder so was in der Art» hätte. Watkins et al. (2006) wiesen darauf hin, dass Robert während dieser Sitzung die Erkenntnis seines diagnostischen Zustands und die daraus resultierenden Folgen abwehrte.

Entscheidend war für Robert – und vielleicht sogar für die gesamte Gruppe – zweifellos die vierte Sitzung. Bei diesem Treffen reagierten einige Teilnehmer auf Roberts herausfordernde Behauptung: «Ich glaube nicht, dass irgendjemand hier Alzheimer hat» in der Form, dass sie versicherten, sie hätten Alzheimer. Und nicht nur das, sie sagten zudem noch, dass sie Angst hätten, unter Schuldgefühlen litten und sich schämten. Obwohl Robert seine Diagnose vorher nie zugegeben hatte, leugnete er sie danach nie wieder.

Ein Beispiel für Roberts Veränderung hinsichtlich seiner Erklärungen für seine Gedächtnisprobleme war die siebte Sitzung, in der er Scherze über den Befund der computertomografischen Untersuchung machte:

> Robert: Ich habe gestern die Befunde erhalten. Daraus geht hervor, dass mein Gehirn leicht geschrumpft ist, was ziemlich charakteristisch für den Beginn einer Alzheimer-Krankheit ist. Und so fragte ich: «Wenn das der Anfang ist, was passiert dann, wenn man am Ende angekommen ist» [die Gruppe lacht]…und er sagt: «Nur wenig mehr» [Gelächter]. Ich meine, wenn du an den Punkt kommst, an dem du dich an nichts mehr erinnerst, dann ist das Gehirn nicht noch kleiner geworden, aber es ist dieses Schrumpfen, das die Störungen im Kurzzeitgedächtnis verursacht. Das ist interessant. Mich beeinträchtigt das zwar nicht weiter, aber es war spannend, das genauer zu erfahren.

> In der neunten Sitzung äußerte sich Robert zu der Veränderung, die er im Verlauf der Gruppe durchgemacht hat:
>
> **Robert: Ich sehe das Problem mit dem nachlassenden Gedächtnis nicht mehr so wie vorher…**
>
> **Janet: Also haben Sie vorher nicht akzeptiert, dass Sie eines hatten?**
>
> **Robert: Doch schon, aber es machte mir Angst. Ich dachte, okay, ich werde verrückt. Ich dachte darübernach, wie ich wohl in fünf Jahren sein werde.**

In dem komplexen Geflecht von Gefühlszuständen, das die problematische Erfahrung einer Diagnose wie Alzheimer-Krankheit umgibt, ist es möglich, zwischen primär vorherrschenden Gefühlen durch die Erfahrung selbst (z. B. Verlust, Trauer, Wut, Angst) und sekundären Gefühlen, die eine indirekte Reaktion auf diese primären Gefühle sind, zu unterscheiden. Eine der bedeutendsten sekundären Reaktionen ist die Scham. Es wird beispielsweise als beschämend empfunden, schwach zu sein und seine Gefühle zu zeigen. Oft sind es gerade diese sekundären Gefühle, die eine emotionale Verarbeitung der problematischen Erfahrungen verhindern und die dafür verantwortlich sind, dass diese nicht in existierende Bewusstseinsstrukturen integriert werden. Unter diesem Gesichtspunkt ist es besonders interessant, dass viele der Teilnehmer ihr emotionales Unbehagen bezüglich der Diagnose in der vierten Woche anerkannten. Beispielsweise erzählte eine Teilnehmerin über ihre Angst davor, nutzlos zu werden und nicht mehr im Vollbesitz ihrer geistigen Kräfte zu sein.

Watkins et al. (2006) wiesen darauf hin, dass das Aussprechen der sekundären Gefühle den Gruppenteilnehmern ermöglicht, ihre primären Gefühle zu verarbeiten. Es mag sein, dass die Gruppe einen Großteil ihrer therapeutischen Kraft aus einem Gefühl von Universalität bezieht – um es in den Begriffen von Yalom (1970) auszudrücken – dass also die geteilte Erfahrung von Alzheimerdemenz bedeutet: Es ist nicht beschämend und muss nicht peinlich sein, seinem Kummer darüber in einem geschützten und geeigneten Umfeld Ausdruck zu verleihen.

9.5 Fazit

Obwohl die Anwendung von psychotherapeutischer Gruppenarbeit bei dementiell erkrankten Menschen erst in jüngerer Zeit zunehmend erforscht wird, gibt es wichtige Anzeichen dafür, dass diese Therapieform Menschen befähigen kann, einige der emotionalen Auswirkungen der Diagnose «Demenz» zu bearbeiten. Da die Gruppenteilnehmer ihre Probleme gemeinsam besprechen, erfahren sie, dass sie nicht allein sind und ihre Lage somit nicht hoffnungslos ist. Die Folge dieses Gefühls von Gemeinsamkeit ist, dass auch die Depressionen und Angstzustände der Betroffenen nachlassen.

Allerdings wird der empirische Nachweis zur Wirksamkeit von Psychotherapie bei Menschen mit Demenz erst in jüngerer Zeit geführt und folgende Punkte müssen dabei berücksichtigt werden. Erstens eignen sich nicht alle Menschen mit Demenz für die Arbeit in Gruppen oder profitieren davon, zweitens kann Gruppenarbeit sehr unterschiedlich stattfinden und drittens sind vielleicht nicht alle Formen von Gruppenarbeit therapeutisch. Interessanterweise wurde in einer noch unveröffentlichten und von mir geleiteten kleine Studie eine direktive und strukturierte edukative Gruppe mit einer der Dementia Voice Group Psychotherapy ähnlichen Gruppe verglichen. Obwohl die Zahl der Teilnehmer in jedem Studienzweig gering war (jeweils acht), verbesserte sich der psychische Zustand im Hinblick auf Depressionen und Ängste in den explorativen Gruppen in ähnlicher Weise, während sich der Zustand in den edukativen Gruppen verschlechterte. Einer der entscheidenden Unterschiede zwischen den Gruppen war, dass es in den edukativen Gruppen deutlich weniger Gelegenheit gab, die eigenen Gefühle zu erkunden und zu verstehen. Stattdessen erhielten die Teilnehmer viel mehr Informationen – möglicherweise bevor sie bereit waren, diese adäquat zu nutzen.

Das zentrale Element von Gruppenarbeit kann zudem sein, Menschen Zeit und Raum zu geben, über sich selbst im Kontext mit anderen, die ihnen zugleich ähnlich und auch nicht ähnlich sind, nachzudenken. Der Begegnungsprozess mit anderen in einer ähnlichen Lage gibt einerseits Hoffnung, stellt andererseits aber auch eine Bedrohung dar – Hoffnung deshalb, weil das Erleben von anderen in einer ähnlichen Situation dem Gruppenteilnehmer das Gefühl gibt, nicht auf sich allein gestellt zu sein; Bedrohung deshalb, weil in diesem Prozess Veränderung real werden kann. Eine zentrale Aufgabe für Gruppenmoderatoren ist der Umgang mit Spannungen innerhalb der Gruppe, die durch das Aufkommen von Hoffnung und Bedrohung entstehen. Dabei wechseln die Gruppenteilnehmer dazwischen, sich ihrer Ähnlichkeit (Demenz) anzunähern und sie zu vermeiden.

Ein fundamentales Ziel von Gruppenarbeit ist die Bereitstellung eines geschützten Umfelds, in dem die Teilnehmer ihre Gefühlswelt erkunden können. Die Gruppen bieten einen Rahmen, in dem Menschen erfahren, dass sie nicht vergessen werden, dass man an sie denkt und dass das, was geschehen ist, wichtig war – oder wie ein Gruppenteilnehmer sagte: «Nur weil mein Gedächtnis jetzt versagt, heißt das nicht, dass ich ein Versager bin.»

Literaturhinweise

Barton, J., Piney, C., Berg, M. and Parker, C. (2001) Coping with forgetfulness group. *Newsletter of the Psychologists' Special Interest Group in the Elderly 77*, 19–25.

Bender, M. (1994) An Interesting Confusion: What Can We Do with Reminiscence Groupwork? In J. Bornat (ed.) *Reminiscence Reviewed: Perspectives, Evaluations, Achievements*. Maidenhead: Open University Press.

Bryden, C. (2002) A person-centred approach to counselling, psychotherapy and rehabilitation of people diagnosed with dementia in the early stages. *Dementia 1*, 141–156.

Burnham, M. (2008) Memory Group Rehabilitation for People with Early Stage Dementia. In E. Moniz-Cook and J. Manthorpe (eds) *Psychosocial Interventions in Early Dementia: Evidence-Based Practice*. London: Jessica Kingsley Publishers.

Burns, A., Guthrie, E., Marino-Francis, F., Busby, C., et al. (2005) Brief psychotherapy in Alzheimer's disease: a randomised controlled trial. *British Journal of Psychiatry 187*, 143–147.

Cheston, R. (1998a) Psychotherapy and dementia: a review of the literature. *British Journal of Medical Psychology 71*, 211–231.

Cheston, R. (1998b) Psychotherapeutic work with dementia sufferers. *Social Work Practice 12*, 199–207.

Cheston, R. and Jones, K. (2002) A Place to Work It All Out Together. In S. Benson (ed.) *Dementia Topics for the Millenium and Beyond.* London: Hawker Publications.

Cheston, R., Jones, K. and Gilliard, J. (2003a) Remembering and Forgetting: Group Work with People Who Have Dementia. In T. Adams and J. Manthorpe (eds) *Dementia Care.* London: Edward Arnold.

Cheston, R., Jones, K. and Gilliard, J. (2003b) Group psychotherapy and people with dementia. *Aging and Mental Health 7*, 452–461.

Department of Health (2005) *Everybody's Business.* London: The Stationery Office (see www. dh.gov.uk, accessed 8 August 2008).

Feil, N. (1990) *Validation: The Feil Method.* Cleveland, OH: Edward Feil Productions.

Feil, N. (1992) Validation therapy. *Geriatric Nursing* May/June, 129–133.

Feil, N. (1993) *The Validation Breakthrough: Simple Techniques for Communicating with Alzheimer's-type Dementia.* Baltimore, MA: Health Promotions Inc.

Garland, J. (1994) What Splendour, It All Coheres: Life-review Therapy with Older People. In J. Bornat (ed.) *Reminiscence Reviewed: Perspectives, Evaluations, Achievements.* Maidenhead: Open University Press.

Haggerty, A. (1990) Psychotherapy for patients with Alzheimer's disease. *Advances 7*, 55–60.

Hawkins, D. and Eagger, S. (1999) Group therapy: sharing the pain of the diagnosis. *Journal of Dementia Care 6*, 5, 12–14.

McAfee, M., Ruhl, P., Bell, P. and Martichuski, D. (1989) Including persons with early stage Alzheimer's disease in support groups and strategy planning. *The American Journal of Alzheimer's Disease and Related Disorders and Research*, Nov/Dec, 18–22.

Marshall, A. (2001) Coping in early dementia: the findings of a new type of support group. Unpublished PhD thesis, University of Surrey.

Scholey, K. and Woods, R. T. (2003) A series of brief cognitive therapy interventions with people experiencing both dementia and depression: a description of techniques and common themes. *Clinical Psychology and Psychotherapy 10*, 175–185.

Sinason, V. (1992) *Mental Handicap and the Human Condition.* London: Free Association Books.

Snyder, L., Quayhagen, M. P., Sheperd, S. and Bower, D. (1995) Supportive seminar groups: an intervention for early stage dementia patients. *Gerontologist 35*, 691–695.

Stokes, G. and Goudie, F. (1990) Counselling Confused Elderly People. In G. Stokes and F. Goudie (eds) *Working with People with Dementia.* Bicester: Winslow.

Teri, L. and Gallagher-Thomson, D. (1991) Cognitive-behavioural interventions for treatment of depression in Alzheimer's patients. *Gerontologist 31*, 413–416.

Thrower, C. (1998) Support and a crucial sense of belonging. *Journal of Dementia Care 6*, 3, 18–20.

Watkins, B., Cheston, R., Jones, K. and Gilliard, J. (2006) Coming out with Alzheimer's disease changes in insight during a psychotherapy group for people with dementia. *Aging and Mental Health 10*, 1–11.

Yale, R. (1995) *Developing Support Groups for Individuals with Early Stage Alzheimer's Disease: Planning Implementation and Evaluation.* Baltimore, MA: Health Professions' Press.

Yalom, I. D. (1970) *The Theory and Practice of Group Psychotherapy.* New York, NY: Basic Books.

Weiterführende Literatur

Cheston, R. (1996) Stories and metaphors: talking about the past in a psychotherapy group for people with dementia. *Ageing and Society 16*, 579–602.

Cheston, R. (2004) Top-dogs and Under-dogs: Marginalising Problematic Voices. In A. Innes, C. Archibald and C. Murphy (eds) *Dementia: An Inclusive Future? Marginalised Groups and Marginalised Areas of Dementia Research.* London: Jessica Kingsley Publishers.

Cheston, R. (2005) Shame and avoidance: issues of remembering and forgetting with people with dementia. *Context: The Magazine for Family Therapy and Systemic Practice 77*, 19–22.

Cheston, R. and Bender, M. (1999) *Understanding Dementia: The Man with the Worried Eyes.* London: Jessica Kingsley Publishers.

Cheston, R., Jones, K. and Gilliard, J. (2004) Falling into a hole: narrative and emotional change in a psychotherapy group for people with dementia. *Dementia: The International Journal of Social Research and Policy 3*, 95–103.

Cheston, R., Jones, K. and Gilliard, J. (2006) Psychotherapeutic Groups for People with Dementia: the Dementia Voice Group Psychotherapy Project. In B.M.L. Miesen and G.M.M. Jones (eds) *Care-giving in Dementia: Research and Applications 4.* New York, NY: Brunner-Routledge.

Goudie, F. (2002a) Trauma and Dementia. In G. Stokes and F. Goudie (eds) *The Essential Dementia Care Handbook.* Bicester: Speechmark.

Goudie, F. (2002b) Working with Psychological Distress. In G. Stokes and F. Goudie (eds) *The Essential Dementia Care Handbook.* Bicester: Speechmark.

Sabat, S.C. (2002) Epistemological issues in the study of insight in people with Alzheimer's disease. *Dementia: The International Journal of Social Research and Policy 1*, 279–293.

Sutton, L. (2003) When late life brings a diagnosis of Alzheimer's disease and early life brought trauma. A cognitive-analytic understanding of loss of mind. *Clinical Psychology and Psychotherapy 10*, 156–164.

10 Kunsttherapie

In Kontakt mit dem inneren Selbst und der äußeren Welt

Steffi Urbas

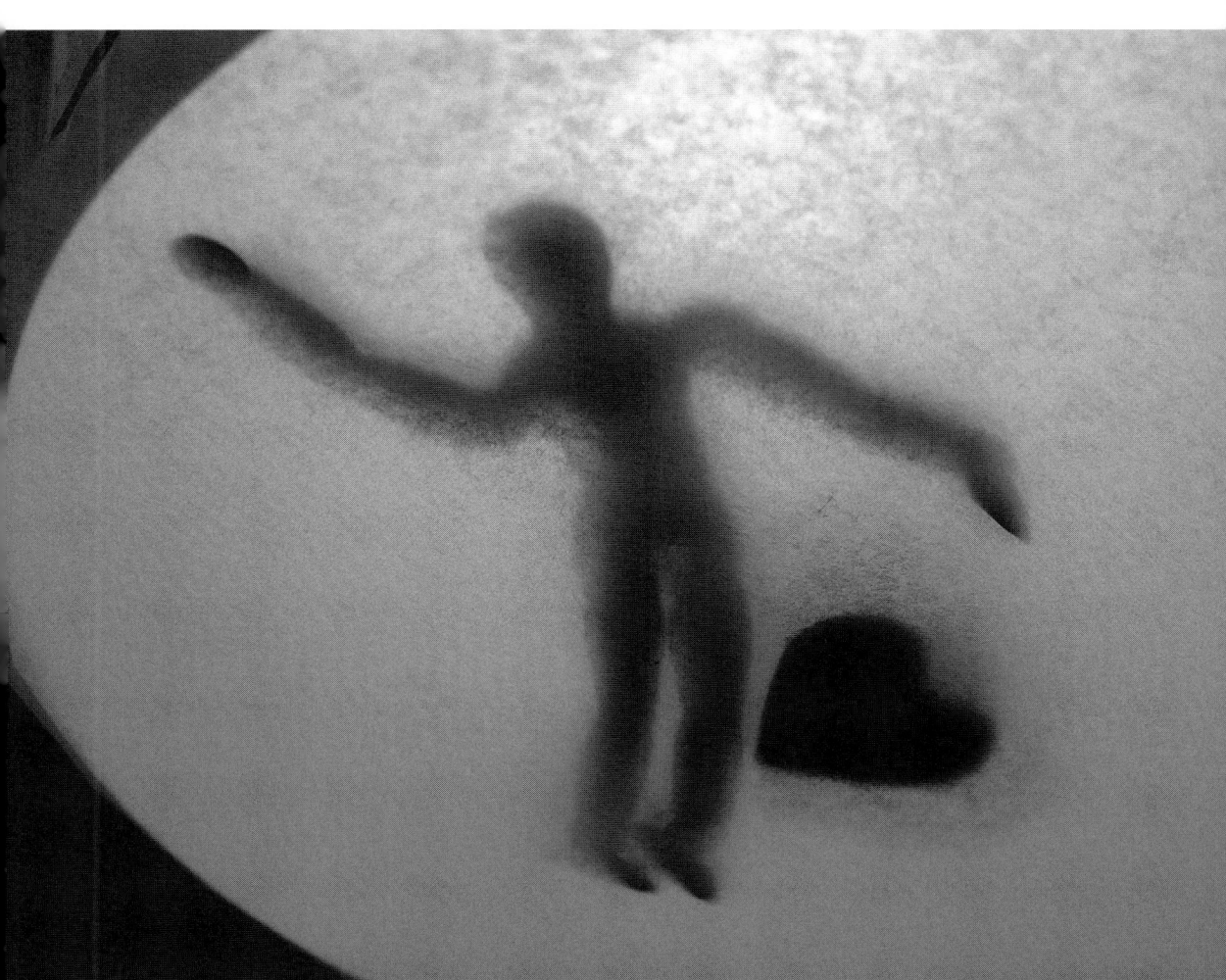

10.1 Überblick

In Deutschland wird die Kunsttherapie mit Menschen, die an einer beginnenden Demenz leiden, schon seit einiger Zeit als Bestandteil eines Rehabilitationsprogramms zur «Erhaltung des Selbst» durchgeführt (Romero/Wenz 2001). Als person-zentrierte psychosoziale Intervention konzentriert sie sich auf die positiven Eigenschaften des Menschen, der sich mit ihr beschäftigt. Die Kunsttherapie basiert auf der Annahme, dass jeder bis zu einem gewissen Grad kreativ sein kann. Die Selbstportraits von William Utermohlen, eines an Alzheimerdemenz leidenden Malers, haben in der medizinischen Fachwelt das Bewusstsein für den Zusammenhang zwischen Kreativität und Gehirn geschärft (Crutch et al. 2001). Die Kunsttherapie ist eine psychosoziale Intervention, die sich damit beschäftigt, wie Menschen mit Demenz tatsächlich von Kunst profitieren können. Sie gewährt dem dementiell erkrankten Menschen Zeit, sich auf sich selbst zu konzentrieren, sich auszudrücken und wieder ein gewisses Gefühl von Kontrolle zu erlangen – alles Aspekte seines vormals geführten Lebens, die vielleicht aufgrund der Erkrankung immer mehr verloren gegangen sind. In diesem Kapitel wird die enorme Bandbreite von Kunstformen und kunsttherapeutischen Maßnahmen in der Betreuung von Menschen mit Demenz zusammengefasst und herausgestellt, wie Kunsttherapie als eine individuell zugeschnittene psychosoziale Intervention im Alzheimer Therapiezentrum Bad Aibling in Deutschland eingesetzt wurde. Anhand der Fallbeispiele wird verdeutlicht, wie Betroffene gelernt haben, sich selbst durch die Kunst auszudrücken. Die Beispiele wurden ausgewählt, um einige der immer wiederkehrenden Themen in den Arbeiten von Menschen mit Demenz aufzuzeigen.

10.2 Kunsttherapie und Demenz

Die Kunsttherapie kann konzeptionell den kreativen Therapien zugeordnet werden, die Bilder (Killick 2005), Poesie, Tanz, Lieder und Musik verwenden. Diese Therapieformen werden häufig kollektiv als «Kunsttherapien» beschrieben und können dann eingesetzt werden, wenn eine Veränderung ermöglicht oder ein «Zugang zu dem Menschen» hergestellt werden soll, der sich aufgrund einer chronischen neurologischen Erkrankung verbal nicht oder nur eingeschränkt ausdrücken kann (Waller 2002a).

Dieses Kapitel setzt den Schwerpunkt speziell auf die Kunst. Andere kreative Therapieformen werden an dieser Stelle nicht behandelt, weil gerade die Kunsttherapie Bestandteil eines individuell zugeschnittenen therapeutischen Rehabilitationsprogramms zur Selbsterhaltung in dem Alzheimer Therapiezentrum in Bad Aibling, Deutschland, war (Romero/Wenz 2001). Sie wurde auch in Großbritannien in einer kleinen kontrollierten Studie über eine gruppentherapeutische Intervention bei beginnender Demenz evaluiert (Sheppard et al. 1998; Waller 1999, 2001, 2002b).

Die Kunst als bedeutende therapeutische Aktivität hat deshalb einen großen Stellenwert erhalten, weil sie ein Kommunikationskanal sein kann (MacGregor 2005). In Großbritannien gibt es einige Projekte der Alzheimer Gesellschaft, in denen ehrenamtlich Tätige, Menschen mit Demenz und betreuende Angehörige künstlerisch kreativ sind, um Beziehungen zu pflegen (Driver 2005; Mitchell 2006; Neal 1996). Kunstprojekte werden im Rahmen der Betreuung von Menschen mit Demenz in verschiedenen Umfeldern angeboten. Dazu zählen:

- Anlaufstellen für Betroffene und Angehörige (Mitchell 2006)
- Gemeindedienste (Driver 2005)
- einzelne Projekte von ehrenamtlich Tätigen (Baker 2004)
- Tageskliniken mit Mitarbeitern und Therapeuten (Benham 2004; Meadows 2004; Ridley/Parker 1996; Wilson 2001)
- Krankenhäuser (Tyler 2002).

In einigen Projekten werden betreuende Angehörige als ehrenamtlich Tätige oder Teilnehmer eingeschlossen (Driver 2005; Mitchell 2006; Neal 1996).

Die kunsttherapeutischen Aktivitäten, die zur Unterstützung von Menschen mit beginnender Demenz beschrieben worden sind, umfassen:

- Kunstunterricht (Driver 2005)
- Modellierkurse in einem Geschichtszentrum (Mitchell 2006)
- einwöchige Kurse in den Räumlichkeiten einer Alzheimer Gesellschaft, in denen Wandzeichnungen hergestellt wurden (Neal 1996)
- die Kreation von Collagen und Decken in einer Tagesklinik (Meadows 2004)
- die Entwicklung eines persönlichen Banners mit Unterstützung eines Künstlers und Ergotherapeuten in einer Tagesklinik (Baker 2004)
- den Ausdruck der Erfahrung von Demenz in einer geschlossenen Gruppe einer Tagesklinik (Benham 2004)
- den Ausdruck von schmerzhaften Gefühlen, die im Verlauf von Demenz aufkommen, wobei die Teilnehmer von geschulten Kunsttherapeuten unterstützt wurden (Osler 1988, Waller 1999).

Die Kunsttherapie wurde sowohl bei jüngeren als auch bei älteren Menschen mit Demenz eingesetzt (Cossio 2002; Falk 2002, Tyler 2002; Waller 1999, 2002b) und kann als gruppentherapeutische (Cossio 2002; Falk 2002; Tyler 2002; Waller 1999, 2002b) oder als Einzelmaßnahme (Liebmann 2002; Tyler 2002; Wilson 2001) stattfinden.

Im nächsten Abschnitt dieses Kapitels wird die Kunsttherapie als eine frühzeitige, individuell zugeschnittene psychosoziale Intervention beschrieben, die im Rahmen der Selbsterhaltungstherapie des Alzheimer Therapiezentrums in Bad Aibling durchgeführt wurde.

10.3 In Kontakt mit dem inneren Selbst und der äußeren Welt

Die Kunsttherapie ist eine Form von nonverbaler Psychotherapie, die visuelle Darstellungen einsetzt, bei denen die Prozesse des Malens, Zeichnens oder Modellierens Raum für individuellen Ausdruck, kreative Beschäftigung mit dem Selbst in Aktion und für den Austausch mit anderen bieten. Sie befasst sich deshalb nicht nur mit der Erfahrung einer erfüllenden Beschäftigung mit sich selbst, sondern auch mit der Befriedigung eines grundlegenden menschlichen Bedürfnisses nach einem aktiven und erfolgreichen Dialog mit der Umwelt. Diese zwei Eckpfeiler von Lebensqualität erfahren Menschen mit Alzheimer im Allgemeinen selten in ihrem täglichen Leben. Es ist die Aufgabe des Kunsttherapeuten, einen therapeutischen Raum zu schaffen und Erfahrungen zu ermöglichen, die diese grundlegenden Bedürfnisse erfüllen. Er sollte die Ressourcen, Bedürfnisse, Stärken und Vorlieben des Einzelnen erkennen und verstehen.

Die Bilder, die dieses Kapitel begleiten, wurden als große farbige Malereien geschaffen. Jedes Bild war ursprünglich Teil einer Serie von Bildern, die die Begegnung mit dem inneren Ich und der äußeren Welt im Kontext der Kunsttherapie demonstrieren. Sie wurden hier ausgewählt, weil sie selbst als kleine Schwarz-Weiß-Bilder noch starke Gefühle ausdrücken. Obwohl sie den Entwicklungsprozess in der Therapie nicht erklären können, bieten sie doch Einblick in die verschiedenen Möglichkeiten therapeutischer Arbeit.

10.4 Ohne Worte

In der Kunsttherapie können Gedanken und Gefühle ausgedrückt werden, die nicht in Worten gesagt werden können. Dies ist besonders wichtig für Menschen mit Sprachstörungen. Die Kunsttherapie arbeitet mit dem Bestreben des Geistes und seiner Protesterklärung, da er sich ausdrücken will und Publikum sucht. Hören Sie die Klage eines Pfarrers, der die ersten Anzeichen der Alzheimer-Krankheit erlebt:

Versunken in einsamer Dunkelheit
in den verborgenen Stunden
bin ich still vor dem Himmel
und bleibe stumm.

Meine Worte versagen
meine Erinnerung schwindet
ich bin verloren in einem
Ghetto der Stille.

Ich kann mich nicht mehr ausdrücken
in der Finsternis meiner Erinnerung und meiner Sprachlosigkeit
suche ich meine Erinnerung und meine Sprache.

Doch eines bleibt –
meine Seele protestiert
gegen das Akzeptieren der Verbitterung über
ein gebrochenes, schon geistloses Leben.

Das Thema der Ausgeschlossenheit vom Kontakt zur Umwelt, gefangen in einer individuellen Welt zunehmender Sprachlosigkeit, ist für Menschen mit Alzheimer immer präsent und wird in dem Bild «Ohne Worte» (s. **Abb. 10-1**) ausgedrückt, das von einem Mann mit beginnender Demenz gemalt wurde. Er hatte sich von den verbalen Einschränkungen, die ihm die Krankheit aufgezwungen hatte, gefangen nehmen lassen und begonnen, sich deprimiert von der Welt zurückzuziehen und mit Sarkasmus auf sich selbst und das Leben im Allgemeinen zu reagieren. Als seine Kunsttherapeutin konfrontierte ich ihn in jeder Sitzung im Studio erneut mit der Herausforderung, den unerwarteten Launen des Schicksals entgegenzutreten. Von einfachen Bildern auf DIN-A4 Papier zur gemeinsamen Entwicklung eines großen Gruppenbildes, von Wasserfarben und Pinsel zum Malen mit den Fingern und der ganzen Hand und zur Anfertigung einer Maske für ein Kostümfest – er wagte immer mehr und versuchte immer und immer wieder, aus seinem Schatten herauszutreten. In einer lockeren, geschützten Atmosphäre überwand dieser intellektuelle Mann seine Haltung des «Ich kann das nicht!» und «Das ist blöd.» und fand zunehmend Vergnügen an spontanem Ausdruck. Die wiederholte Umsetzung eines kreativen Impulses, den er sehr bewusst als psychologisch positiv akzeptierte, schien ihm ein neues Gefühl von Mut und Glauben daran zu geben, Hindernisse überwinden zu können. Am Ende der Therapie sprach er von einer «inneren Flamme», die er als etwas Neues erlebte und die er dadurch am Leben erhalten wollte, dass er sich in einer Reihe von Aktivitäten engagierte.

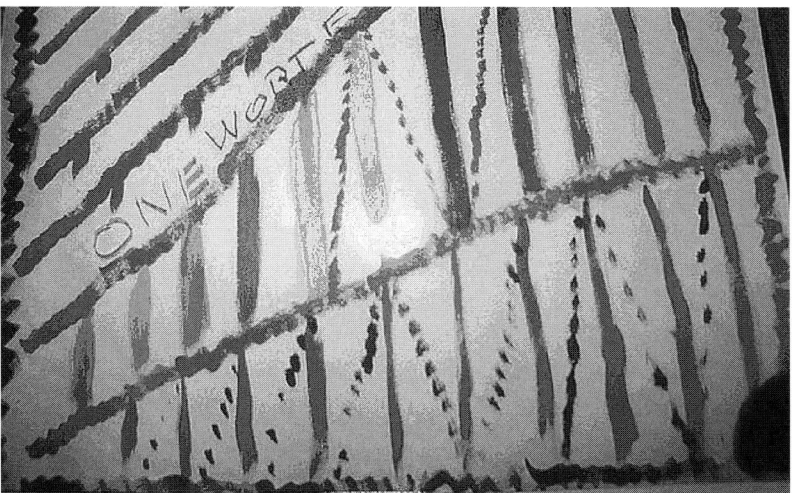

Abbildung 10-1: «Ohne Worte»

10.5 Der Tanz um das innere Wesen

Die Kunsttherapie kann Menschen mit Demenz helfen, in Kontakt mit ihrem inneren Wesen zu treten und sie befähigen, die eigenen Ressourcen aufzuspüren und zu entwickeln. Während des freien Malens ohne besondere Instruktion und unabhängig vom Krankheitsstadium treten häufig Kreisformen zutage. Um diese Kreisformen zu schaffen, streicht der eine Mensch den Pinsel über das Papier, der nächste führt ihn sehr vorsichtig, ein anderer in einer schwungvollen Bewegung und wieder ein anderer mit höchster Konzentration. Das Mandala kreist immer um einen zentralen Punkt, der Klarheit und Einfachheit in einem Leben symbolisiert, das durch Konfusion gekennzeichnet ist, weil sich vertraute Verbindungen auflösen. Oft wachsen die Mandalas mit jedem neuen Kreisen von innen nach außen – wie eine sich öffnende Blüte. Über die Erfahrung des Malens dehnt sich das Selbst aus und schafft Raum – als therapeutische Entwicklung insbesondere für Menschen, die sich aufgrund der Art ihrer Erkrankung klein und ängstlich fühlen. Angela beispielsweise, eine schüchterne und ängstliche Frau, zeichnete ihre Bilder sehr schnell, fast so, als hätte sie Angst, sich zu viel Zeit für sich selbst zu nehmen. Doch bald tanzte sie bei der Entwicklung ihrer Mandalas (s. **Abb. 10-2**) mit einem glücklichen Lächeln auf dem Gesicht und nahm sich mehr und mehr Zeit für sich selbst.

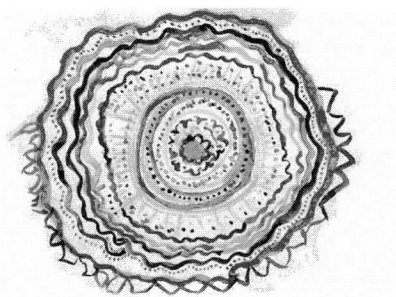 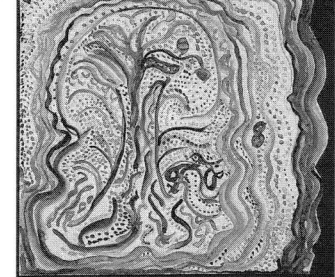

Abbildung 10-2: Angelas «Mandalas»

10.6 Stärkung des Selbst durch Wiederholung

Man kennt Menschen mit Demenz als Meister der Wiederholung. Häufig fühlen sie sich in ihrer Wiederholung gefangen, noch häufiger jedoch sind sie verletzt, wenn andere mit einem abrupten «Nicht das schon wieder!» reagieren. Lesen Sie die Worte eines Mannes, der während der Verarbeitungsphase, in der er sich von dem Wissen um seine fortschreitende Demenz «erholte», folgendes aussagte:

> Wenn ein paar Inseln inmitten eines Nebels von flüchtigen Gedanken auftauchen, vielleicht zu einem gegebenen Moment nur eine einzige Insel, auf die ich springen kann, dann tue ich das. Indem ich diese Insel immer wieder aufsuche und mir selbst und ande-

ren davon erzähle, weil ich mich an sie erinnere, auch wenn ich nichts über sie weiß, bleibt mein Gedächtnis lebendig. Natürlich möchte ich mich meiner Insel versichern, meinem Anker in einem Meer des Vergessens!

Das oben beschriebene Bild macht es dem Therapeuten (und auch dem betreuenden Angehörigen) möglich, den Menschen mit Demenz in seiner Neigung zur Wiederholung zu begleiten. Indem er dem Menschen nicht nur geduldig, sondern mit Begeisterung folgt und die wiederholte Darstellung eines Themas nutzt, stärkt der Therapeut das Gefühl von Sicherheit des Betroffenen. Nach seinem Aufenthalt im Alzheimer Therapiezentrum zeichnete ein Mann mit fortgeschrittener Demenz beispielsweise weiterhin mit ziemlicher Ausdauer und dem größten Vergnügen eine ganze Serie von Bildern, die «nur» aus geraden, horizontalen Linien bestanden.

Die Wiederholung eines Themas kann uns oft auf ziemlich dramatische Art und Weise zeigen, aus welchen zentralen Elementen die Welt besteht, die ein Mensch erlebt. Oft ist es möglich, ein persönliches Thema zu erkennen, das der Betroffene der Außenwelt mitteilen und sich selbst bewusst machen muss. Ein Pfarrer beispielsweise malte auf fast jedes Bild eine oder zwei Kirchen, wodurch er seinen unerschütterlichen Glauben ausdrückte. Genau das brachte er in dem Satz «Ich bin schließlich ein gläubiger Mensch.» auf den Punkt. Dieser Mann durchlief auch eine Phase, in der er wiederholt und in verschiedenen Variationen ein besonderes Motiv darstellte und damit einer lebendigen Urlaubserinnerung Ausdruck verlieh (s. **Abb. 10-3**).

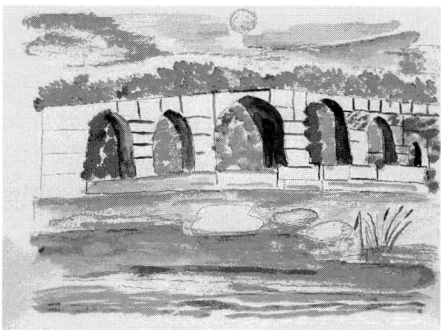 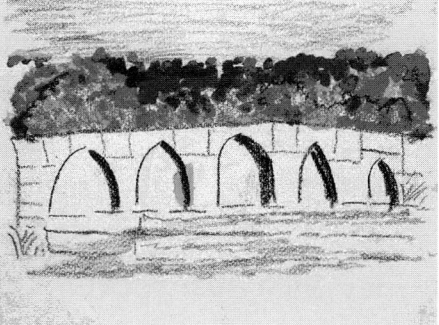

Abbildung 10-3: Urlaubserinnerungen des Pfarrers

10.7 Handeln nach spontanem Impuls und Gespür

«Freies Malen» ist zentraler Bestandteil meiner kunsttherapeutischen Arbeit mit dementiell erkrankten Menschen. Meine Aufgabe ist es, den Betroffenen so viel Raum und so wenig Anweisung und Hilfe wie möglich zu geben. Dazu zählt auch, dass ich die Menschen ermutige, sich abstrakt auszudrücken – nicht zuletzt wegen der offenkundigen Anzeichen von Apraxie oder in Erwartung von derartigen Problemen. Menschen mit Demenz, die im täglichen Leben ständig Feedback zu all den Dingen erhalten, die sie falsch machen, werden ermutigt, beim Malen ihren eigenen, unmittelbaren Impulsen zu folgen und ihrem Gespür zu trauen. Wenn das erfolgreich ist, kann die Beschäftigung mit dem Selbst tiefgehend und therapeutisch sein. Am Ende der Therapie sind dann Bilder entstanden, die dadurch, dass sie mit der Lebenskraft des Einzelnen übereinstimmen, einen authentischen Selbstausdruck darstellen und die persönlichen Stärken des Malers vermitteln.

Betty, eine Frau mit leichter Demenz, konnte sich verbal gut ausdrücken, hatte aber erhebliche apraktische Störungen. Sie selbst hatte entschieden, zum Arzt zu gehen, weil sie bei sich selbst Veränderungen festgestellt hatte, und sie war es, die darauf bestand, dass der Arzt sie ernst nahm. Betty schien eine sehr bestimmte Frau zu sein. Sie stritt sehr viel mit ihrem Mann, der sie betreute. Sie beschrieb sich selbst als «Kämpferin». Auf der einen Seite war sie stolz darauf, doch auf der anderen erkannte sie, dass sie sich und anderen das Leben oft schwer machte. In der Therapie arbeitete sie an diesem Thema sehr selbständig und mit eindrucksvollen Resultaten. Im Gegensatz zu dem, was sie erwartet hatte («Das ist definitiv nichts für mich.»), fand sie schnell Vergnügen am «freien Malen» und vertraute zunehmend auf ihre künstlerischen Fähigkeiten. Eines Tages kam sie mit einem entschlossenen Ausdruck im Gesicht zur Therapiesitzung, denn sie wollte ein schönes Bild mit Sonnenblumen malen. Unglücklich über den ersten Versuch, probierte sie es noch einmal, mit ähnlichen Resultaten. Im anschließenden Gespräch sagte sie: «Ich hatte wieder eine Idee im Kopf und dachte, das muss ich unbedingt umsetzen. Typisch!». Sie schien erleichtert zu sein. An diesem Punkt fasste sie die bewusste Entscheidung, mit sich selbst nicht mehr so streng zu sein und malte von da an mit Begeisterung spontan und in freudiger Erwartung des Entdeckens. Dabei beschränkte sie sich bei jedem Bild auf eine Farbe. «Sonst verbeiße ich mich darin zu überlegen, welche Farben zusammenpassen», erklärte sie. Jedes Mal war sie über ihre Leistungen erneut erstaunt. Voller Vergnügen sprach sie über die sichtbaren Resultate ihres inneren Antriebs und drückte ihre Empfindungen in folgenden Worten aus: «Ich hatte nichts Bestimmtes im Kopf. Die Bilder kamen einfach aus mir heraus.»

10.8 Sich ausdrücken und darstellen

Künstlerische Tätigkeit zeigt therapeutische Resultate, wenn die vorhandene Lebenskraft des Menschen gefördert und entwickelt wird und ihren Ausdruck in einem Bild, einer Kreation oder vielleicht einfach in einer Geste findet. Es geht um die Erfahrung, sich dem eigenen Selbst zu stellen, sich kennenzulernen und zu akzeptieren. Zudem ist die Erfahrung, sich durch kreative Tätigkeit ausdrücken zu können, eine Möglichkeit, sich anderen zu präsentieren. Wenn ein Therapeut in der Lage ist, aufmerksam in diesen Prozess einzutreten, so kann er etwas über und durch den Menschen erfahren, der diese kreative Arbeit erschaffen hat. Die Kunsttherapie schafft Möglichkeiten, in Kontakt mit dem inneren Selbst und der äußeren Welt zu treten.

10.9 Fazit

Die in diesem Kapitel vorgestellten Beispiele beschreiben die Themen, die bei der Kunsttherapie mit dementiell erkrankten Menschen häufig bearbeitet werden. Dazu gehört, sich ohne Worte auszudrücken, Kontakt zum inneren Selbst herzustellen, um Veränderung zu ermöglichen, sich durch Wiederholung zu stärken, nach spontanem Impuls und Gespür zu handeln und das Selbst auszudrücken und darzustellen. Künstlerische Aktivität gibt Menschen mit Demenz die Möglichkeit, die spontane Freude am «Loslassen» wieder kennenzulernen. Dies ist in vielerlei Hinsicht wichtig. Betroffene haben damit die Chance, an der Oberfläche ihrer Erkrankung «zu kratzen und tiefer zu graben», um sich an ihre Fähigkeiten zu erinnern und sich erneut zu erfahren. Sie haben die Gelegenheit, etwas aus Freude zu tun, wobei von ihnen lediglich verlangt wird, dass sie es ausprobieren und dabei so kreativ und fantasievoll sind, wie sie dies wünschen. Auf einer anderen Ebene können sie, wenn sie sich auf die Aufgaben einlassen und sich damit beschäftigen, wieder ein Gefühl von Kontrolle und Selbstvertrauen erlangen und Mut fassen. Vielleicht ist ihre künstlerische Arbeit zudem später einmal ein Instrument, um sich selbst auszudrücken – zu einer Zeit, wenn dies mit anderen Mitteln nicht mehr möglich ist.

Anmerkung

Der Text dieses Kapitels über die kunsttherapeutische Arbeit des Alzheimer Therapiezentrums basiert auf einem Gespräch, das im Oktober 2000 während des 10. Jahrestreffens von Alzheimer Europe in München stattgefunden hat. Der Text wurde in *Proceedings of the Alzheimer Europe 10th Anniversary Meeting* veröffentlicht. Das Kapitel wurde von den Herausgebern seit seiner Veröffentlichung 2001 aktualisiert.

Literaturhinweise

Baker, S. (2004) How the arts can reveal a stairway of hope: Sandwell Third Age Arts. *Journal of Dementia Care 12*, 6, 21.

Benham, L. (2004) How the arts can reveal a stairway of hope: an abstract. *Journal of Dementia Care 12*, 6, 20.

Cossio, A. (2002) Art Therapy in the Treatment of Chronic Invalidating Conditions: From Parkinson's Disease to Alzheimer's. In D. Waller (ed.) *Art Therapies and Progressive Illness*. Hove: Brunner-Routledge.

Crutch, S. J., Isaacs, R. and Rossor, M. N. (2001) Some workmen can blame their tools: artistic change in an individual with Alzheimer's disease. *The Lancet 357*, 2129–2133.

Driver, B. (2005) Art in action. *Journal of Dementia Care 13*, 6, 21.

Falk, B. (2002) A Narrowed Sense of Space: An Art Therapy Group with Young Alzheimer's Sufferers. In D. Waller (ed.) *Art Therapies and Progressive Illness*. Hove: Brunner-Routledge.

Killick, J. (2005) Making sense of dementia through metaphor. *Journal of Dementia Care 13*, 1, 22–23.

Liebmann, M. (2002) Working with elderly Asian clients. *Inscape 7*, 2, 72–80.

MacGregor, K. (2005) Activities that paint a thousand words. *Journal of Dementia Care 13*, 6, 19–20.

Meadows, G. (2004) How the arts can reveal a stairway of hope: art and craft. *Journal of Dementia Care 12*, 6, 21.

Mitchell, R. (2006) Meet Angus and Theresa. *Journal of Dementia Care 14*, 2, 5.

Neal, D. (1996) All things bright and beautiful. *Journal of Dementia Care 4*, 1, 21.

Osler, I. (1988) Creativity's influence on a case of dementia. *Inscape*, Summer, 20–22.

Ridley, C. and Parker, J. (1996) A promise of things to come: the Grange Day Unit mural project. *Journal of Dementia Care 4*, 1, 22–24.

Romero, B. and Wenz, M. (2001) Self-maintenance Therapy in Alzheimer's Disease. In L. Clare and R. T. Woods (eds) *Neuropsychological Rehabilitation in Dementia*. Hove: Psychology Press.

Sheppard, L., Rusted, J., Waller, D. and Mclnally, F. (1998) Evaluating art therapy for older people with dementia: a control group trial. *Group Analysis 39*, 517–536.

Tyler, J. (2002) Art Therapy with Older Adults Clinically Diagnosed as Having Alzheimer's Disease and Dementia. In D. Waller (ed.) *Art Therapies and Progressive Illness*. Hove: Brunner-Routledge.

Waller, D. (1999) Art therapy: a channel to express sadness and loss. *Journal of Dementia Care 7*, 3, 16–17.

Waller, D. (2001) Art therapy and dementia: an update on work in progress. *Inscape 6*, 2, 67–68.

Waller, D. (ed.) (2002a) *Art Therapies and Progressive Illness*. Hove: Brunner-Routledge.

Waller, D. (2002b) Evaluating the Use of Art Therapy for Older People with Dementia: A Control Group Study. In D. Waller (ed.) *Art Therapies and Progressive Illness*. Hove: Brunner-Routledge.

Wilson, P. (2001) Going with the flow: art workshops for everyone. *Journal of Dementia Care 9*, 4, 14–15.

Weiterführende Literatur

Beaujon-Couch, J. (1997) Behind the veil: mandala drawings by dementia patients. *Journal of the American Art Therapy Association 14*, 187–193.

Kamar, O. (1997) Light and death: art therapy with a patient with Alzheimer s disease. *American Journal of Art Therapy 35*, 120–121.

Khan-Denis, K. (1997) Art therapy with geriatric dementia clients. *Journal of the American Art Therapy Association 14*, 194–199.

Steritt, P. F. and Pokorny, M. E. (1994) Art actvities for patients with Alzheimer's and related disorders. *Geriatric Nursing 15*, 155–159.

Tingley, N. (2002) Art as Therapy for Parkinson's. In D. Waller (ed.) *Art Therapies and Progressive Illness*. Hove: Brunner-Routledge.

Urbas, S. (2000) Kunsttherapie mit Demenzkranken. In Deutsche Alzheimer Gesellschatt (ed.) *Fortschritte und Defizite im Problemfeld Demenz*. Referate auf dem 2. Kongress der Deutschen Alzheimer Gesellschaft, Berlin, 9–11 September 1999. Berlin: Deutsche Alzheimer Gesellschaft.

11

Ein Meer von golden Erinnerungen

Reminiszenztherapie im Familienkontext und als Gruppenprogramm für Paare

Irene Carr, Karen Jarvis und Esme Moniz-Cook

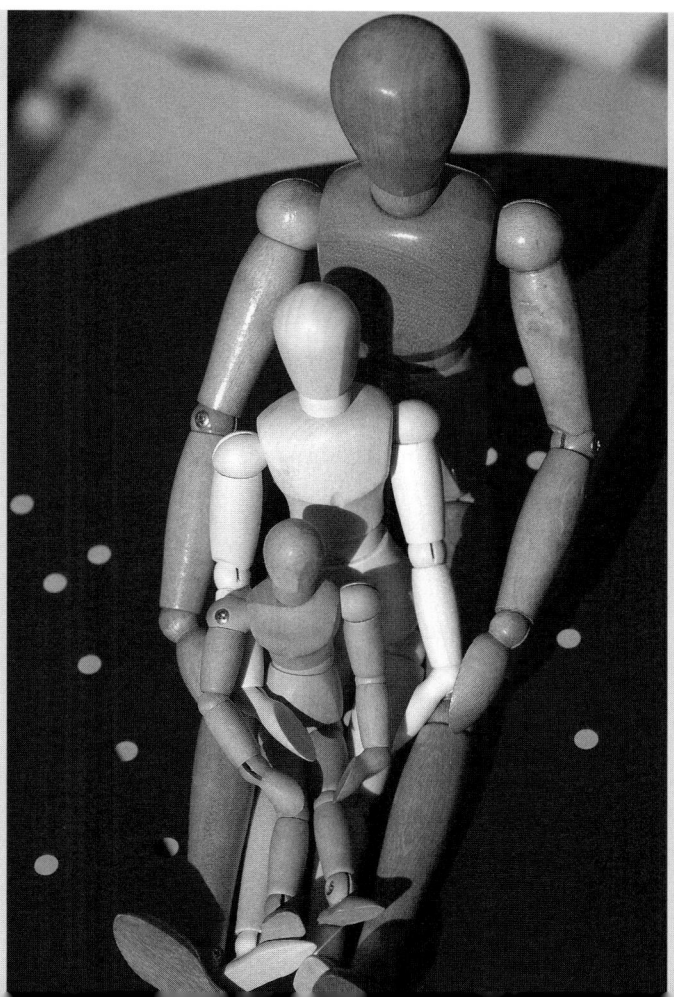

11.1 Überblick

Die Effektivität von Reminiszenztherapie (Erinnerungsarbeit) in der Betreuung von Menschen mit Demenz ist empirisch kaum nachgewiesen, weil dazu bisher nur wenige aussagekräftige Studien durchgeführt worden sind (Woods et al. 2005). Und doch bleibt Erinnerungsarbeit als Gruppenaktivität und Methode der Interaktion zwischen Menschen mit Demenz und ihren Angehörigen populär, wie das von Bruce und Gibson (1999a) evaluierte europaweite Reminiszenztherapie-Projekt (Remembering Yesterday, Caring Today) gezeigt hat. Des Weiteren wurden praktische Vorschläge und Schulungsmaterialien für die Arbeit mit Menschen mit Demenz entwickelt (s. Disch 1988; Gibson 1994a, 1994b; Murphy 1994, 1995; Norris 1986), wobei gerade das Londoner Modellprojekt «Age Exchange», ein Erinnerungsprojekt für Kinder und ältere Menschen, besonders aktiv auf diesem Gebiet war (Bruce et al. 1999; Schweitzer 1993, 1998, 1999). Herausgestellt wurden auch der therapeutische Zweck von Erinnerungsarbeit sowie die Notwendigkeit von adäquaten Schulungen und von Supervision bei der Ausführung dieser Art von Arbeit (Bender et al. 1999). Betreuende Angehörige werden heute immer mehr in die Reminiszenztherapie einbezogen (Woods et al. 2005).

In diesem Kapitel beschreiben wir Erinnerungsarbeit mit Einzelpersonen in einer häuslichen, familienorientierten Umgebung und ein Gruppenprogramm für Paare für ältere Menschen mit beginnender Demenz und ihre Angehörigen. Wir stellen zwei Fallstudien vor, in denen die zu Hause stattfindende Biografiearbeit und das Erstellen von Collagen als Methode zur Erhaltung von familiären Beziehungen, Lebensfreude und Identität bei beginnender Demenz genutzt werden. Des Weiteren beschreiben wir das von zwei ehrenamtlich tätigen Mitarbeitern der Alzheimer Gesellschaft entwickelte Gruppenprogramm für Paare «Die Vergangenheit aufleben lassen – der Gegenwart Impulse geben» (Rekindling the Past – Enlivening the Present), das für Menschen mit Demenz und ihre Angehörigen in der Hull Memory Clinic durchgeführt wurde. Dieses Gruppenprogramm als frühzeitige Intervention zur Förderung neuer, angenehmer Aktivitäten und sozialer Beziehungen richtete sich sowohl an Menschen mit Demenz als auch an ihre primären Betreuungspersonen.

Europaweite Studien zum Einsatz von Erinnerungsarbeit für Menschen mit Demenz, die entweder zu Hause (s. Schweitzer 1999) oder in Pflegeeinrichtungen (s. Penhale et al. 1998) leben, wurden von der Europäischen Kommission gefördert und umfassen Programme örtlicher Gemeinden, Projekte ehrenamtlich Tätiger und kunsttherapeutische Interventionen. Aktivitäten wie Erinnerungsarbeit, mündliche Weitergabe gelebten Lebens (oral history), Lebensrückblick und Biografiearbeit können allesamt unter dem Überbegriff «Reminiszenz» gefasst werden (s. Bornat 1994). Obwohl es keine klare Definition des Begriffs gibt, kann Erinnerungsarbeit folgendermaßen beschrieben werden:

> **Man könnte sagen, dass Gruppen von älteren Menschen…, deren Hauptanliegen ist, sich an vergangenes Leben zu erinnern, diese Erinnerungen festzuhalten und zu bewahren, an einer mündlichen Überlieferung von gelebtem Leben mitwirken. Wenn diese Gruppen**

Erinnerungen in einer Art und Weise austauschen, die von gegenseitigem Verständnis geprägt ist oder zum Ziel hat, das gegenwärtige Leben in irgendeiner Form zu verändern, dann ist das Erinnerungsarbeit. (Murphy 1994, S. 1)

Gemäß dieser Definition überrascht es nicht, dass Erinnerungsarbeit in der Regel in der Gruppe stattgefunden hat. Lebensrückblick, Biografiearbeit und die Entwicklung von Collagen erfolgen hingegen eher zu zweit oder zu dritt. Daran beteiligt sind der Mensch mit Demenz, ein enger Angehöriger oder Freund und eventuell ein Moderator oder Koordinator. Obwohl die gruppenbasierte Erinnerungsarbeit als frühzeitige psychosoziale Intervention durchaus ihren Platz hat, kann die individuelle, familienorientierte Erinnerungsarbeit zur Stärkung familiärer Beziehungen wichtig sein. In den frühen Stadien von Demenz ist die Beziehung zwischen dem Betroffenen und seiner primären Betreuungsperson (z. B. Ehepartner, Tochter oder Sohn) infolge von Wortfindungsstörungen, verminderter Kommunikationsfähigkeit und sozialem Rückzug, die von den Angehörigen als Persönlichkeitsveränderungen wahrgenommen werden, manchmal in ganz subtiler Form beeinträchtigt.

Wird die Diagnose «Demenz» beispielsweise in einer Memory Clinic gestellt, ist es wichtig, dass die Betroffenen Unterstützung erfahren, damit sie ihre zwischenmenschlichen Beziehungen, Gewohnheiten und ihre Lebensweise beibehalten können, wobei aktive Bewältigungsstrategien wie der «Kampf des Geistes» und «die Bagatellisierung der Krankheit Demenz» während des Anpassungsprozesses notwendig sind, um das Selbstvertrauen, das Selbstwertgefühl und ein Gefühl für sich selbst als eigene Person bewahren zu können. Die individuelle familienorientierte Erinnerungsarbeit (z. B. Biografiearbeit) ist deshalb für Betroffene und ihre Angehörigen oder Freunde in den frühen Stadien der Demenz vielleicht eher geeignet als eine organisierte Gruppenaktivität.

Integraler Bestandteil der Erinnerungsarbeit «Lebensrückblick» ist, wie der Begriff selbst schon besagt, auf vergangenes Leben zurückzublicken und zu bewerten sowie gelebte Erfahrungen zu nutzen, um Lebensübergänge und bedeutende Wendepunkte im Alter zu bewältigen. Auch die Biografiearbeit (Murphy 1995; Murphy /Moyes 1997) ist ein individualistischer Ansatz. Sie bietet jedoch eventuell mehr rehabilitative Möglichkeiten. Bis zu einem gewissen Grad kann sie im Rahmen von Gesundheitsförderung betrachtet werden, da Gesundheit eher «eine Ressource für das Leben als die bloße Abwesenheit von Krankheit» ist (Weltgesundheitsorganisation 1986). Biografiearbeit kann frühzeitig eingesetzt werden, um Beziehungen zu entwickeln und zu erhalten, um Kommunikation zu fördern, angenehme Tätigkeiten zu ermöglichen und das psychische Befinden zu verbessern. Da Demenz fortschreitet, kann sie als sichtbares Ergebnis dem Betroffenen und anderen helfen, ein Gefühl für die Identität des Menschen zu bewahren, sie kann die Kommunikation verbessern und Beziehungen stärken. Biografiearbeit kann in vielerlei Form stattfinden. Dazu zählen ganz konkrete Endprodukte wie Erinnerungskisten, Lebensbücher und Collagen. Die beiden letzteren verweilen nicht nur bei persönlichen Erzählungen, sondern beziehen auch sensorische Signale ein, die dazu anregen, die eigene, einzigartige Lebensgeschichte zu erzählen.

Dazu können Gedanken über Fakten und Anekdoten aus dem vergangenen und gegenwärtigen Leben zählen, Hoffnungen, Sehnsüchte und Wünsche für die Zukunft. Auf diese Weise kann Biografiearbeit eine angenehme und sinnvolle Tätigkeit werden. Elizabeth Shipway beschreibt, wie sie dazu kam, mit ihrer Mutter ein Lebensbuch zu entwickeln. Den Anstoß dazu erhielt sie, als sie die Wohnung ihrer Mutter nach deren Umzug in eine Senioreneinrichtung ausräumte. Während ihrer gemeinsamen Tätigkeit der Gestaltung eines Lebensbuches konnte ihre Mutter ihren Kummer darüber, die eigene Wohnung aufgeben zu müssen, vergessen und acht Monate später hatten sie auf ihrer «Reise» in die Vergangenheit 1936 erreicht (Shipway 1999). Murphy (1995) weist darauf hin, dass das Endprodukt der Biografiearbeit, unabhängig davon, ob es sich um ein Buch, eine Collage oder etwas anderes handelt, niemals als fertiggestellt beiseite gelegt werden sollte, weil dies beinhalten würde, dass das Leben dieses Menschen vorüber oder sinnlos ist.

Die Arbeit mit Collagen – hier leistete die Stadt Hull in Großbritannien Pionierarbeit – hat, wie die Entwicklung von Lebensbüchern, ihren Ursprung in der Erinnerungsarbeit im Allgemeinen und im Lebensrückblick im Besonderen (s. Bruce et al. 1999). Sie kann jedoch auch mit vielen verschiedenen, sich entwickelnden kreativen Ansätzen in der Betreuung von Menschen mit Demenz in Zusammenhang gebracht werden, wie beispielsweise mit der kunsttherapeutischen Arbeit (Killick/Allen 1999; Lawrence 1998; Neal 1996; Waller 1999; s. Kap. 10), die eine Möglichkeit zur Förderung von Selbstausdruck als eine Form von Kommunikation und als Tätigkeit mit ästhetischer Absicht sein kann (Allen/Killick 2000). In Hull war das Erstellen von Collagen eine therapeutische Tätigkeit für ältere Menschen mit und ohne Demenz in einer psychiatrischen Klinik (s. Jarvis 1997, 1998a, 1998b; 2000a, 2000b) sowie für Mitarbeiter und verhaltensauffällige Menschen mit Demenz zur Verbesserung persönlicher Beziehungen (Moniz-Cook et al. 2001). Zudem war die Gestaltung von Collagen auch Teil der Gruppenarbeit innerhalb des später in diesem Kapitel beschriebenen Gruppenprojekts für Paare «Die Vergangenheit aufleben lassen – der Gegenwart Impulse geben». Die hier genannten Interventionen unterscheiden sich von anderer Kunst- und Collagearbeit mit Menschen mit Demenz wie der gemeinsamen Entwicklung von Collagen (s. Bruce et al. 1999, S. 42; Jagger 2000) und Wandbildern (Neal 1996) sowie der kunsttherapeutischen Arbeit in Gruppen (Waller 1999). Wie bei der Erstellung von Lebensbüchern zielt auch die Arbeit mit Collagen darauf, das Selbst oder die Identität des Menschen mit Demenz zu stärken. Zwischen beiden Formen therapeutischer Arbeit bestehen viele Ähnlichkeiten, doch sind die Endprodukte unterschiedlich. Eine Collage wird auf Papier oder auf einem Plakat, (s. Jarvis 2001 und **Abb. 11-1**), ein Lebensbuch in Buchform oder in einer Mappe präsentiert. Die Collage ist vielleicht eher für Menschen geeignet, deren Ängste zu Depressionen und anderen, damit verbundenen kognitiven Aufmerksamkeitsstörungen geführt haben. Die Beurteilung dessen, welche Form von Biografiearbeit (d. h. Lebensbücher, Collagen oder Erinnerungskisten) für einen Menschen die beste ist, sollte immer im Kontext der persönlichen Umstände des Betroffenen erfolgen (Murphy/ Moyes 1997), wie die beiden in diesem Kapitel vorgestellten Fallstudien zeigen

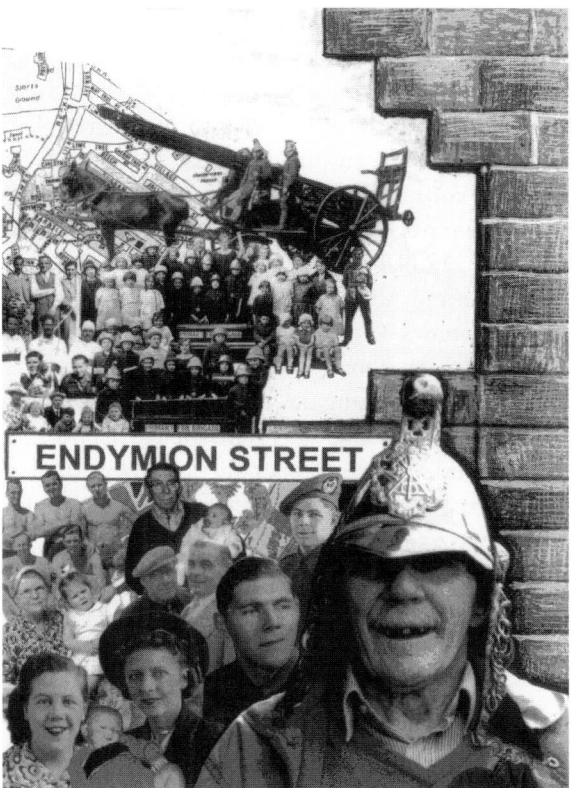

Abbildung 11-1: Harolds Collage

werden. Im folgenden Abschnitt betrachten wir die Entwicklung von Lebens-büchern und Collagen als eine frühzeitige Intervention bei Menschen mit Demenz innerhalb ihres familiären Kontextes.

11.2 Gestaltung von Lebensbüchern und Collagen

Die Gestaltung von Lebensbüchern und Collagen ist eine angenehme Tätigkeit im therapeutischen Prozess. Sie dient der Anregung des Gesprächs, der Stärkung und Demonstration von erhaltenen Fähigkeiten, der Validation und Verbesserung per-sönlicher Leistungen und hat häufig eine erlösende Wirkung. Ein Lebensbuch drückt die Persönlichkeit eines Menschen aus. Es ist Gedächtnishilfe, Konversa-tionsmittel für Angehörige und Freunde und kann in leidvollen Lebensphasen ablenken und bestärkend sein. Nachfolgenden Generationen dient es als Anden-ken an das Leben dieses Menschen.

Die einfachste Form eines Lebensbuches oder einer Collage ist die Sammlung von Anekdoten, Bildern und persönlichen Erinnerungsstücken, die oft eine beson-dere symbolische Bedeutung für den Menschen haben. Beispielsweise gehörte für eine Frau ein kleines Stück Baumwollflanell dazu, welches sie an ihre Zeit als junge Mutter erinnerte, als sie ihre Tochter abends ins Bett brachte. Ein anderes Beispiel war das Lebensbuch eines Mannes, in das ein stark riechendes Poliertuch eingeklebt worden war. Dieses hatte er während seiner langjährigen Tätigkeit als Fahrer regelmäßig verwendet, um sein Auto zu putzen. Es ist nicht immer ratsam, das geschriebene Wort in den Vordergrund zu stellen, da einige Menschen mit Demenz – vor allem diejenigen mit Sprachstörungen – dann das Interesse an der Tätigkeit verlieren und das Gefühl haben, das Lebensbuch gehöre nicht ihnen. Wichtig ist auch, die Sprache und Ausdrucksweise des Menschen zu verwenden. Jede persönliche Interpretation des Therapeuten kann dazu führen, dass sich der Betreffende zu sehr auf den Dialog konzentrieren muss und nicht mehr spontan sein kann. Damit verliert die Verwendung des Lebensbuches als künftige Erinnerungshilfe möglicherweise ihre Wirkung. Aus dem gleichen Grund ist es beim Erstellen von Lebensbüchern oder Collagen auch nicht immer notwendig, sich zu stark auf Faktengenauigkeit zu konzentrieren. Ein Überblick oder eine «Momentaufnahme» einer bedeutsamen Erinnerung ist oft viel ergiebiger.

Obwohl die Arbeit mit Lebensbüchern oder Collagen im Wesentlichen ein fließender und flexibler Prozess ist, sind dabei in der Regel wichtige Phasen zu beobachten. Ganz wesentlich ist die Beurteilung der Bereitschaft und Motivation des Menschen mit Demenz und, falls angebracht, seiner Betreuungsperson zu dieser Art von Tätigkeit. Oft können Betroffene am besten motiviert werden, wenn ihnen die Lebensbücher oder Collagen von anderen (mit deren Einverständnis) erklärt und gezeigt werden. Stimmt der Betreffende zu, sollten Format, Titel und die Art, wie das Buch oder die Collage präsentiert werden sollen, mit ihm und, falls erwünscht, mit seiner Familie oder Freunden besprochen werden. Danach werden die Themen festgelegt. Dabei ist darauf zu achten, vergangenes Leid und Niederlagen im Leben des Menschen mit Demenz und der Angehörigen zu vermeiden. Häufig folgt der Dialog den persönlich entscheidenden Erlebnissen wie Schulzeit, Familienleben, Urlaube etc., bevor mit dem vielleicht vergnüglichsten Teil der Tätigkeit, dem Reden, Reflektieren, Ideen erkunden und dem Zusammentragen von Erinnerungsstücken zur kreativen Gestaltung des Buches oder der Collage begonnen wird. Bei der Ausarbeitung ist es nicht nötig, alle Lebensphasen eines Menschen zu berücksichtigen. Wichtiger ist, ein oder zwei Aspekte herauszustellen, die als besonders schön und bedeutungsvoll empfunden werden. Derartige Aspekte oder Erlebnisse beziehen sich häufig auf die Familie, auf das Berufsleben oder auf bestimmte Hobbys. Haben sich die Beteiligten einmal entschieden, ein Lebensbuch oder eine Collage anzufertigen, ist es wichtig, dass der Therapeut Struktur bietet, damit die Arbeit effektiv ist. Dabei sollte er darauf achten, die Beteiligten nicht zu führen oder zu leiten, denn schließlich sind sie es, die ihre Identität, ihre Beziehungen und Vorstellungen ausdrücken.

11.3 Sind Lebensbücher und Collagen für jeden Menschen mit Demenz geeignet?

Wir empfehlen in diesem Kapitel nicht, mit jedem dementiell erkrankten Menschen Lebensbücher oder Collagen zu erstellen. Erinnerungsarbeit ist nicht für jeden Betroffenen geeignet. Wichtig ist die sorgfältige Evaluation der Situation und die Fragestellung, wer von einem Lebensrückblick und von Erinnerungsarbeit profitiert und wen diese Form therapeutischer Arbeit möglicherweise übermäßig belastet (Bender et al. 1999), bevor die Entscheidung getroffen wird, ein Lebensbuch oder eine Collage anzufertigen. Aspekte, die dagegen sprechen, sollten vorher sorgfältig geprüft werden. Hilfreich dabei ist ausreichend Zeit für die Entwicklung einer Beziehung zwischen dem Therapeuten und dem Menschen mit Demenz und seiner Familie.

Die Gestaltung von Collagen und Lebensbüchern ist bei Menschen mit schweren Sehstörungen nicht immer möglich. Zudem können bestimmte Themen, die bei der Erinnerungsarbeit im Allgemeinen aufkommen können, schmerzhafte Gefühle bei Betroffenen, die in der Vergangenheit traumatische Erfahrungen gemacht haben, bewirken. Bei Menschen mit Demenz, bei denen der Frontallappen geschädigt ist, besteht dann die Gefahr, dass sie in diesem Vergangenheitstrauma verharren. Ein solches Erleben kann schwer aufzulösen sein und das Leid dieses Menschen eher noch verschlimmern. Ebenso notwendig ist es, Spannungen innerhalb der Familie zu berücksichtigen, bevor mit der Biografiearbeit begonnen wird. Einer Frau beispielsweise musste immer wieder versichert werden, dass ihr Exmann keinen Zugang zu dem Lebensbuch haben wird.

Die Wahl von Format, Inhalt, Impetus und Art der Verwendung sind wichtige Überlegungen, die vor Beginn der Biografiearbeit durchgesprochen werden sollten (Murphy/Moyes 1997). Nach einer ausreichenden psychosozialen Beurteilung ist die Gestaltung von Lebensbüchern und Collagen wahrscheinlich eine effektive Tätigkeit für Menschen in den Frühstadien von Demenz, die trotz ihrer Schwierigkeiten, neue Gedächtnisinhalte zu speichern, oft zu weit zurückliegenden Erinnerungen und einigen Kommunikationsbereichen sehr lange Zugang haben.

Die therapeutische Arbeit mit Collagen wurde sowohl bei Menschen mit Demenz als auch bei geistig nicht beeinträchtigten Personen eingesetzt. So wurden beispielsweise auch mit Patienten im Endstadium ihrer Krankheit (z. B. Krebserkrankung) Collagen angefertigt. Die Tätigkeit bot den Betroffenen die Möglichkeit, Lebensfragen zu thematisieren und die dabei entstandenen Produkte waren für die Angehörigen ein wichtiges Andenken an diesen Menschen (Jarvis 1997). Diese Art therapeutischer Arbeit kann Angst und Depression mindern sowie das Selbstwertgefühl stärken. Bruce et al. (1999, S. 28) und Jarvis (1998a, 1998b; 2000a, 2000b) beschreiben die biografische Arbeit mit Collagen und ihre positive Wirkung auf Menschen mit Demenz und ihre Angehörigen.

11.4 Fallbeispiele

Im Folgenden stellen wir zwei Fallbeispiele vor, um die Wirkung der therapeutischen Arbeit mit Lebensbüchern und Collagen zu demonstrieren. Im ersten geht es um einen Mann, der zur Diagnosestellung und zur Durchführung frühzeitiger therapeutischer Maßnahmen an die Hull Memory Clinic überwiesen worden war. Ein Lebensbuch ergänzte hierbei andere, ebenso wichtige psychosoziale Interventionen während dieser ziemlich traumatischen und schwierigen Lebensphase. Das zweite Fallbeispiel beschreibt die Arbeit an einer Collage mit einem Mann, der an eine ambulante psychiatrische Einrichtung für ältere Menschen überwiesen worden war und von einer psychiatrisch geschulten Pflegekraft sowie Mitarbeitern einer Tagesklinik für Menschen mit Demenz betreut wurde. Hier verbesserte diese Form der Biografiearbeit die Kommunikation mit dem Sohn, die als Folge der Demenz des Vaters und der Beunruhigung um seinen Zustand gestört war.

Aus dem Schatten – Eric, Mary und ihr Lebensbuch

Eric, ein ruhiger, ausgeglichener 70-jähriger Mann, war im Oktober 1997 von seinem Hausarzt an die Hull Memory Clinic überwiesen worden, weil sich seine Frau Mary zunehmend Sorgen um seine Zerstreutheit und seine geringe Antriebskraft machte. Das Zusammentreffen mit dem Ehepaar zur Erstbeurteilung der Situation war für die Mitarbeiter der Klinik interessant und amüsant. Mary war eine gesellige, extrovertierte und auffällig gekleidete Frau, die gern im Mittelpunkt stand. Eric hingegen wirkte stark, ruhig und hatte einen trockenen Humor. Schnell wurde deutlich, dass er während ihres gemeinsamen Lebens der «Fels in der Brandung» für seine Frau gewesen war. Er hatte sie beschützt und bei all ihren, wie sie es ausdrückten, «spinnerten» Ideen und Vorhaben unterstützt.

Dieses liebenswerte Paar hatte eine Tochter, die mit einem Mann verheiratet war, der von seiner Großmutter liebevoll als ihr «Lebensquell» bezeichnet wurde. Das Paar Mary und Eric zeigte so viel Energie und Schwung, dass es nicht überraschte, welch große Bedeutung die Eltern für ihre Tochter hatten, die die beiden in gewisser Weise überhöhte und ihren möglichen Abbau oder letztlich auch ihre Sterblichkeit nur schwer begreifen konnte. Daher war Erics Diagnose einer schon etwa drei Jahre bestehenden vaskulären Demenz ein enormer Schock für sie. Seine Frau versuchte verzweifelt, ihr gemeinsames glückliches Leben aufrechtzuerhalten. Sie bemühte sich, Mittel und Wege zu finden, damit Eric die kleinen und doch so ärgerlichen Fehler wie die Haustür offen lassen und die Milch nicht in den Kühlschrank zurückstellen nicht mehr machte. Doch benötigte die Tochter der beiden viel mehr emotionale Unterstützung bei der Bewältigung dieser Situation und Schulung hinsichtlich der Prognose der Erkrankung als Mary und Eric selbst. Sie war offen für neue Ideen, Ratschläge und Demonstrationen der Pflegekräfte. Sie verstand die Notwendigkeit, ihren Vater nicht zu unterfordern und ihm dabei zu helfen, sein Leben zu meistern, wobei gut geübte Routineabläufe und externe Gedächtnishilfen zur Vermeidung und Kompensation häufig gemachter Fehler hilfreich waren. Diese Strategien waren sehr erfolgreich bei der Bewältigung der praktischen Anforderungen des täglichen Lebens.

So gut die Familie die praktischen Probleme bewältigen konnte, so war sie doch nicht in der Lage, den emotionalen Verlust ihres «Felsens in der Brandung», der Hauptstütze der Familie, anzusprechen, dessen Persönlichkeit und Charakter sie nun zunehmend als «schattenhaft» und weniger klar definiert empfanden. Auch befähigten die bisher durchgeführten Maßnahmen Eric nicht, seine Gefühle, Schwierigkeiten und Zukunftsängste auszudrücken. Daher wurde ihm vorgeschlagen, mit Unterstützung seiner Familie und der Pflegekraft der Memory Clinic ein

Lebensbuch entwickeln – eine besondere Tätigkeit, für die er als Biograf die Führung übernehmen sollte. Eric war sehr daran interessiert, diese Herausforderung anzunehmen und verbrachte viele glückliche Stunden auf dem Dachboden, in der Garage und beim Durchforsten von Schränken, um Fotos und Erinnerungsstücke herauszusuchen. Es zeigte sich, dass die darauffolgenden Gespräche das normale Alltagsleben der Familie belebten. Er und seine Frau konnten gemeinsam über die Fehlschläge und Errungenschaften der Vergangenheit lachen. Die Kommunikation zwischen beiden wurde einfacher und die Familie konnte Erics eigentlichen Charakter wiederentdecken, seine noch erhaltenen Fähigkeiten und schließlich auch sein Bedürfnis nach emotionaler Unterstützung erkennen.

Einige Wochen später begann Mary, sich immer schlechter zu fühlen. Bei ihr wurde ein Hirntumor (Metastase eines anderen Primärtumors) festgestellt und sie starb nach zwei großen Operationen etwa sechs Monate später. Während sich ihr Zustand immer mehr verschlechterte, wurde das Lebensbuch regelmäßig betrachtet, überarbeitet und ergänzt. Dieses Werk hatte eine starke emotionale Bedeutung kurz nach ihrem Tod.

Obwohl er sich vollkommen verlassen fühlte, war Eric nicht in der Lage, die richtigen Worte für seine Trauer zu finden und konnte auch nicht auf die Trauer der anderen reagieren. Dies belastete besonders seine Schwägerin, die deshalb nicht so leicht mit ihm sprechen oder ihre Hilfe anbieten konnte. Wenn er ermutigt wurde, sprach er jedoch mit ihr über seine Ehe mit ihrer Schwester. Beide konnten ihre Freundschaft verfestigen, Verständnis füreinander zu entwickeln und ihre Trauer miteinander teilen. Dies half, den gesamten Prozess der Ablösung durchzustehen und weiterzumachen.

Mit Unterstützung der Familie, von örtlichen Einrichtungen, der Entwicklung von regelmäßigen Abläufen und Gedächtnishilfen konnte Eric sein tägliches Leben erfolgreich meistern und lebt überraschenderweise immer noch zu Hause. Jedoch hat sich sein körperlicher Zustand in letzter Zeit verschlechtert, wie dies häufig der Fall ist bei vaskulärer Demenz, bei der die begleitenden körperlichen Gesundheitsprobleme im Vordergrund stehen können. Daher muss Eric im nächsten Jahr eventuell in eine Senioreneinrichtung umziehen. Man kann in dieser Phase nur spekulieren, ob das persönliche Lebensbuch dabei hilft, den Übergang in die nächste Lebensphase sanft zu gestalten, wenn sie dann eintritt. Es ist zu hoffen, dass entweder wir und/oder seine Tochter ihn bei der Nutzung des Lebensbuches unterstützen, damit das Pflegepersonal die Möglichkeit hat, ihn als Mensch kennenzulernen und ihm zu helfen, sich an die neue Umgebung in der Pflegeeinrichtung zu gewöhnen.

Aus Zorn wurde Lachen – Harold, sein Sohn und ihre verbesserte Kommunikation durch die Collage

Harold litt seit über einem Jahr an Gedächtnisstörungen. Sein Sohn lebte zu Hause und betreute sowohl den Vater als auch die Mutter, die in sehr schlechter körperlicher Verfassung war. Harold besuchte eine Tagesklinik und lebte zeitweise auch in einer Kurzzeitpflegeeinrichtung, obwohl er nicht gern von daheim fort war. Zu Hause wiederholte sich Harold ständig, stritt oft und verlor manchmal die Kontrolle. Er leugnete seine Gedächtnisstörungen, wobei ihm diese Bagatellisierung seiner Probleme wohl auch dienlich war (s. Stokes 2000, S. 57). Die Situation schien den Sohn zu überfordern, er konnte mit dem Verhalten des Vaters nicht mehr umgehen.

Als die psychiatrisch geschulte Gemeindeschwester Harold zu Hause besuchte, wurde schnell deutlich, wie gern er über die Vergangenheit sprach. Gemeinsam mit ihr betrachtete er alte Fotos, die für ihn eine große Bedeutung hatten, und sprach mit ihr über seine Erinnerungen. Harold suchte ihr Bilder und andere Erinnerungsstücke heraus, sie fertigte Kopien davon an und erstellte aus diesem ihr zur Verfügung gestellten Material eine Collage (s. Abb. 11-1). Als Harold die Collage zum ersten Mal betrachtete, war er sehr bewegt. Seine Augen füllten sich mit Tränen und er sprach sofort sehr liebevoll über alles, was auf der Collage zu sehen war. Bei einem späteren Besuch meinte er, die Collage sei für ihn so wertvoll, dass er sie mit in sein Testament aufnehmen wolle, worin eindeutig festgelegt werden sollte, wer sie erbt.

Seit der Fertigstellung der Collage war die Beziehung zwischen Vater und Sohn besser geworden. Hatte sich Harold etwas in den Kopf gesetzt oder begann zu streiten, dann war die Collage eine einfache Möglichkeit für den Sohn, den Inhalt des Gesprächs vom Negativen ins Positive zu lenken. Seine Probleme mit dem Kurzzeitgedächtnis hatten keinen Einfluss auf seine Fähigkeit, über die Collage zu sprechen oder darauf, sich an damit in Zusammenhang stehende Ereignisse zu erinnern. Jedes Gespräch darüber verbesserte seine Stimmung deutlich und er wurde oft dabei beobachtet, wie er anschließend mit anderen lachte oder scherzte. Harolds Art der Selbstdarstellung hatte sich deutlich verändert, was wiederum die vom Sohn empfundene Belastung verringerte.

11.5 Validation früherer Erfahrungen und gegenwärtigen Personseins

Was auch immer das Endprodukt (Buch oder Collage) ist – Biografiearbeit gibt Menschen mit Gedächtnisproblemen oder beginnender Demenz die Möglichkeit, ihre eigene, einzigartige Geschichte zu erzählen sowie über ihre Vergangenheit und ihr Leben in der Zukunft nachzudenken. Wichtig ist jedoch, daran zu denken, dass Lebensbücher und Collagen lediglich Hilfsmittel sind – das Augenmerk gilt der Art und Weise, wie diese genutzt werden (Murphy/Moyes 1997). Die therapeutische Biografie- und Erinnerungsarbeit mit Menschen mit Demenz und ihren Angehörigen erfordert weiterhin Einfühlungsvermögen, Schulung und Supervision (s. Bender et al. 1999; Bornat 1994).

In den beschriebenen Fallbeispielen verwendeten die beiden unter unterschiedlichen psychosozialen Bedingungen lebenden Männer mit beginnender Demenz (Eric und Harold) verschiedene Formate (Eric ein Buch, Harold eine Collage). Den Anstoß zu dieser Arbeit gab die Beziehung zwischen einer psychiatrisch geschulten Pflegekraft und den Betroffenen. Der Inhalt wurde von den Männern selbst bestimmt, wobei es die veränderten Umstände innerhalb der Familie im ersten Fallbeispiel möglich machten, dass die Arbeit immer weitergeführt wurde und auch bei der Gewöhnung an eine veränderte Lebenssituation Unterstützung bot. In beiden Fallbeispielen leisteten Lebensbuch und Collage ihren Beitrag zu einer positiven Interaktion und zu emotionalen Erfahrungen.

Biografiearbeit macht es möglich, frühere Erfahrungen und gegenwärtiges Personsein zu validieren. Das Gefühl des Menschen für die eigene Person kann durch diese kreative und angenehme Tätigkeit gestärkt werden. Die gestalterischen Methoden von Selbstausdruck können eine wichtige Rolle dabei spielen, dem Krankheitsmodell von Demenz, das häufig mit dem diagnostischen Prozess in den Frühstadien einer sich entwickelnden Demenz assoziiert wird, entgegenzutreten. Gerade dieser Prozess führt bei einigen Betroffenen zu sozialem Rückzug, Isolation und schließlich zu Depression – besonders dann, wenn die Beziehung zwischen dem Menschen mit Demenz und seiner Familie dadurch bestimmt wird, dass Angehörige mehr und mehr zu «Betreuern» werden. Biografiearbeit in frühen Stadien von Demenz schafft den Kontext für angenehme, aber intensive und wirkungsvolle Aktivitäten. Diese können helfen, zusätzlichen Einschränkungen infolge verminderten Selbstvertrauens und sozialen Rückzugs bei den Betroffenen vorzubeugen und für den Angehörigen den Prozess, zum «Betreuer» des anderen zu werden, verlangsamen.

11.6 Gruppenprogramm für Paare: «Die Vergangenheit aufleben lassen – der Gegenwart Impulse geben»

Die in der Gruppentherapie gebotene emotionale Unterstützung ist eine wichtige frühzeitige Intervention für Menschen mit beginnender Demenz (s. Jones et al. 2002). Hilfreich ist für einige Betroffene und ihre Familien aber auch, andere Menschen zu treffen und soziale Beziehungen durch die Beschäftigung mit angenehmen Tätigkeiten zu stärken. Strukturierte Erinnerungsarbeit ist eine gemeinsame Aktivität, an der die meisten Menschen teilhaben können – auch diejenigen, die nur über geringe Kommunikationsfähigkeiten verfügen – weil die eigene Vergangenheit immer Aspekte bietet, die Freude bereiten. Deshalb eignet sie sich als frühzeitige, gruppenbasierte psychosoziale Intervention für Menschen mit Demenz und ihre Angehörigen, die aufgrund subtiler, zwischenmenschlicher und sozialer Auswirkungen durch die tückischen Veränderungen bei beginnender Demenz isoliert worden sind.

Das Gruppenprogramm «Die Vergangenheit aufleben lassen – der Gegenwart Impulse geben» für Menschen mit beginnender Demenz, deren Diagnose in der Hull Memory Clinic festgestellt worden war, und ihre Angehörigen oder Freunde wurde in der Anlaufstelle der Hull Memory Clinic 2002 von zwei ehrenamtlichen Mitarbeiterinnen der örtlichen Alzheimer Gesellschaft entwickelt. Das Hauptziel dieses Programms war die Förderung von unterhaltsamen sozialen Aktivitäten und zwischenmenschlicher Kommunikation durch strukturierte Erinnerungsarbeit, wobei der betreuende Angehörige als «Therapeut» agierte und beide, Betroffener und Betreuender, ihren Beitrag zu dem natürlichen sozialen Kontext leisteten, der notwendig ist, um neue Beziehungen zu fördern und soziale Isolation zu verringern. Angestrebt war, Menschen mit Demenz und ihren Angehörigen einen idealen Ort für Aktivitäten zur Verfügung zu stellen, an dem sie ihre positiven Ressourcen maximieren können. Hatten ein Betroffener und seine primäre Betreuungsperson zum Zeitpunkt der Diagnosestellung angezeigt, dass sie (a) aufgrund der sich entwickelnden Demenz keine Freude mehr aneinander empfanden, dass sie (b) Angst vor einer Trennung hatten oder dass sie sich (c) sozial isoliert fühlten, wurde die Teilnahme an einem Gruppenprogramm für Paare zur gemeinsamen Erinnerungsarbeit als eine Möglichkeit angesehen, diesen Menschen ein soziales Umfeld zu bieten, in dem sie wieder Lebensfreude empfinden konnten. Zu Beginn wurden auch Menschen mit Demenz unter 65 Jahren und ihre Partner, die diesem Profil entsprachen, in das Projekt eingeschlossen. Doch machte niemand von ihnen nach der ersten Sitzung weiter. Sie berichteten, dass die Erinnerungsarbeit ihnen nicht gefiele, sondern stattdessen ihre Angst vor dem Altern und vor Demenz verschlimmere.

Um ein Gruppenprogramm mit Paaren aufzubauen, müssen folgende Vorbedingungen erfüllt sein:

- Zugang zu öffentlichen Verkehrsmitteln
- ein regelmäßiger Treffpunkt mit telefonischer Kontaktstelle, bei der die Familien zwischen den Sitzungen Fragen stellen und Anliegen äußern können
- ein angenehmer, für diesen Zweck geeignet ausgestatteter Raum
- ausreichend Platz und ein zusätzlicher weiterer Raum mit ruhiger Atmosphäre für Privatgespräche in den Pausen
- ein großer Tisch für Collage- und Gruppenarbeit
- DVD- und Fernsehgerät für Diskussionen zu bestimmten Themen
- Erfrischungen und Toiletten.

Insgesamt wurden drei Gruppen von zwei Moderatoren und einem früheren betreuenden Angehörigen ein Jahr lang geleitet. Bis zu fünf Paare nahmen an jeder Gruppe teil. Die Teilnehmer wurden den Gruppen zugeteilt, denen sie aufgrund ihrer persönlichen Interessen, ihres kulturellen Hintergrunds und Alters am ehesten entsprachen. Die meisten von ihnen benutzten das eigene Auto, ein Taxi oder öffentliche Verkehrsmittel und jedes Treffen fand nachmittags von 13.30 bis 15.30 Uhr statt. Die wöchentlichen Sitzungen folgten im Wesentlichen biografischen Erfahrungen, wobei die Teilnehmer in der zweiten bis achten Sitzung Zeit hatten, das für die Gestaltung ihres Lebensbuches und/oder ihrer Collage wichtige Material auszuwählen. Der im Folgenden aufgeführte zehnwöchige Plan zum Ablauf des Programms wurde jeder Gruppe entsprechend ihres kulturellen Hintergrunds, ihrer Interessen und früherer Erfahrungen angepasst:

- *1. Woche*   Einführung und Kennenlernen
- *2. Woche*   Schulzeit
- *3. Woche*   Berufsleben
- *4. Woche*   Heirat/Familie/Feiern
- *5. Woche*   Urlaub/Erinnerungen an Filme/Theater etc.
- *6./7. Woche*   Besuche bekannter Plätze in Hull (Hafen, wichtige Straßen) oder Demonstration beliebter Tätigkeiten der Teilnehmer Backen, Sticken etc.), Hobbys
- *7./8. Woche*   Besuch eines Gastredners einer örtlichen Wohltätigkeitsorganisation zur orführung von Miniaturmodellen von Häusern und Geschäften des Ortes, Ziel: Förderung der Diskussion und Vereinbarung von Besuchen
- *8. Woche*   Kriegserinnerungen (nicht für alle Gruppen; Thematisierung beim zweiten bis fünften Treffen, um eine zusätzliche Sitzung für die Inhalte der 6. Woche zu ermöglichen)

- *9. Woche*   Beginn der Arbeit an der Collage/am Lebensbuch
- *10. Woche*   Fertigstellung von Collage/Lebensbuch.

Die wichtigsten Grundsätze der Gruppe waren, die Themen umfassend zu behandeln und ihnen Bedeutung zuzumessen. Im Laufe der Zeit lernten die Moderatoren die Teilnehmer besser kennen. Sie erfuhren mehr aus ihrem Leben und erkundeten mit ihnen gemeinsam die Vergangenheit und damit in Verbindung stehende bedeutende Erinnerungsstücke, um die Teilnehmer auf diese Weise zur Beteiligung anzuregen und ihr Gedächtnis zu stimulieren. Gut geplante Aktivitäten zur Anregung der Diskussion sind wichtige Stimuli (Bruce/Gibson 1999b) und themenbasierte Aktivitäten waren Teil jedes Gruppentreffens. Besonders gut aufgenommen wurde die Sitzung, in der ein Gastredner einer örtlichen Wohltätigkeitsorganisation, die kleine Modelle früherer Geschäfte und Häuser anfertigte, zu Besuch kam. Auf diese Weise konnten sich die Teilnehmer an ihre ehemaligen Wohnhäuser erinnern, die einige danach besuchten und für ihre Collage fotografierten. Nach der Teepause wurde in einer moderierten Diskussion besprochen, welche Erinnerungsstücke für jedes Paar wichtig waren und in die Biografiearbeit eingeschlossen werden sollten. Die Sitzung endete mit einer schriftlichen Hausarbeit und einer Zusammenfassung der Vereinbarungen für die darauffolgende Woche.

11.7 Fallstudie zu einem Gruppenprogramm für Paare

Eine der Gruppen setzte sich aus vier Männern mit beginnender Demenz und ihren Ehefrauen zusammen. Die Männer waren bereit, etwas zur Verbesserung ihrer Gedächtnisfunktion zu tun, wollten aber auch ihren Frauen einen Gefallen tun. Sie waren sich bewusst, dass ihre Partnerinnen seit Beginn ihrer Gedächtnisprobleme mehr Tätigkeiten im Alltag übernommen hatten (s. Kap. 12). Die Frauen wiederum waren froh, dass ihre Partner «sozial stimuliert» wurden, da sie nach ihrer Aussage «nicht mehr derselbe Mensch» waren, sich nicht an Gesprächen beteiligten und sich von sozialen Aktivitäten zurückgezogen hatten. Auch sie, die Frauen, fühlten sich irgendwie einsam und waren traurig über den von ihnen empfundenen Verlust der Partnerschaft, da ihr Mann «nicht mehr der war, den sie kannten».

Durch die Teilnahme an der Gruppe konnten die subtilen, aber negativen Folgen von Demenz, die sich auch auf die betreuenden Frauen auswirkten, durch das gemeinsame Durchleben vergangener Zeiten gemindert werden. Zudem realisierten die Partnerinnen, dass sich ein Mensch zwar verändern kann, dass aber wertvolle Aspekte seiner Identität erhalten werden können. So genoss es beispielsweise ein vorher zurückhaltender Mann sehr, der Gruppe von seiner Arbeit im Hafen zu erzählen, und seine Lebhaftigkeit überraschte und gefiel seiner Frau, die ihn seit vielen Monaten nicht mehr frei hatte sprechen hören. In der Gruppe gab es zahlreiche positive Beispiele, insbesondere in der dritten bis fünften Woche und in den letzten Sitzungen, in denen sich die Paare gegenseitig ihre Hingabe und Dankbarkeit zeigten (Schweitzer 1998).

Um den Männern dabei zu helfen, die Beziehung zwischen Gedächtnis und Erinnerungsarbeit zu verstehen, nahmen sie vor Beginn der Gruppe an einem autobiografischen Gedächtnistest («Autobiographical Memory Interview», AMI, Kopelman et al. 1990) und an einem anschließenden Gespräch über das autobiografische Gedächtnis im Vergleich zu anderen Gedächtnisformen teil. Mittels AMI wird die Fähigkeit eines Menschen ermittelt, Fakten aus der eigenen Vergangenheit («Personal Semantic Schedule», PSS) und spezifische Ereignisse («Autobiographical Incident Schedule», AIS) abzurufen. **Tabelle 11-1** zeigt die Ergebnisse der vier Männer im autobiografischen Gedächtnistest vor und nach der Erinnerungsarbeit in der Gruppe.

Die Gesamtpunktzahl der Gruppe war nach der Intervention höher und drei Männer verbesserten sich im Bereich PSS und AIS. Die Fähigkeit von George, Fakten aus der eigenen Vergangenheit abzurufen (PSS), verbesserte sich, sehr zu seinem Gefallen, ziemlich deutlich. Er konnte sich nicht nur genauer an Details erinnern, sondern die Informationen auch häufiger abrufen. Erics Fähigkeit im Bereich PSS blieb im Wesentlichen gleich, doch konnte er nach der Maßnahme viel mehr autobiografische Ereignisse (AIS) abrufen und sein Vergnügen daran, von diesen zu erzählen, war offenkundig.

Die Männer trafen sich gern und sie und ihre Frauen hielten ihre Freundschaften weiterhin aufrecht. Sie trafen sich auch noch nach Beendigung des Gruppenprogramms. Zwei Paare gingen regelmäßig zusammen ins Schwimmbad und zwei andere traten gemeinsam einem Wanderclub bei. Alle vier Paare besuchten sich im darauffolgenden Jahr etwa einmal im Monat gegenseitig zum Teetrinken. Zwei Paare scannten ihre Collage und ließen sie für ihre Angehörigen rahmen, ein Paar verwendete Abzüge der Collage als Weihnachtskarten für die Familie.

Tabelle 11-1: Ergebnisse des autobiografischen Gedächtnistests (AMI)

Name	Bewertung vor der Intervention		Bewertung nach der Intervention	
	PSS	AIS	PSS	AIS
Len	32	3	30	1
George	48	24	57	27
Eric	50	11	50,5	16
William	57,5	13	61	14
Gesamtpunktzahl	187,5	51	198,5	58

11.8 Praktischer Leitfaden zur Gestaltung von Lebensbüchern und Collagen

Die im Folgenden aufgeführten Empfehlungen sollten bei der Gestaltung von Lebensbüchern oder Collagen berücksichtigt werden (vollständiger Leitfaden s. Jarvis 2001):

- Die Entscheidung für ein Format – Lebensbuch oder Collage – basiert auf einer sorgfältigen psychosozialen Beurteilung und einem Gespräch mit dem Beteiligten.
- Bedenken Sie im Voraus mögliche Spannungen oder Schwierigkeiten in der Familie, die den Menschen mit Demenz hindern könnten, seine Biografiearbeit zu entwickeln und zu nutzen.
- Vermeiden Sie unglückliche und verstörende Erlebnisse, traurige Ereignisse oder Verluste, vergangene Traumata und fehlgeschlagene Beziehungen. Versichern Sie dem Beteiligten, dass Sie nur an Bereichen aus seiner Vergangenheit interessiert sind, die er mit Menschen seiner Wahl teilen möchte.
- Bei der Gestaltung von Lebensbüchern sollten Sie einige Zeit darauf verwenden, mit dem Betroffenen gemeinsam einen Namen für das Buch zu finden und zu besprechen, wie es präsentiert werden soll. Gladys wollte ihr Buch beispielsweise «Mein Erinnerungsbuch» nennen und Jane wählte den Titel «Meine Lebensgeschichte». Gladys präsentierte ihr «Werk» in einem grünen Ordner mit dem Bild einer Rose (ihrer Lieblingsblume und Name ihrer Schwester) als Titelbild. Jane entschied sich für ein Thema, das ihr vergangenes Leben als Mutter und Hausfrau, die gern backte, Blumen arrangierte und mit Wasserfarben malte. Sie wählte ein Bild, welches sie früher als Deckblatt für ihr Sammelalbum gemalt hatte.
- Geben Sie dem Menschen mit Demenz genügend Zeit, um Fotos und andere Erinnerungsstücke auszuwählen. Wiederholt sich das Material oder gibt es viel davon, besprechen Sie, ob eine oder mehrere Collagen angefertigt werden sollen. Auf einer großen Collage können verschiedene Themen erfasst werden, auf mehreren Collagen unterschiedliche Inhalte, die für den Einzelnen wichtig sind. Das Gleiche gilt für ein Lebensbuch. Auch hier können auf einzelnen Seiten oder in verschiedenen Abschnitten unterschiedliche Themen behandelt werden.
- Ist das Thema eher allgemein, kann zusätzliches Material aus Zeitungen oder Magazinen verwertet werden. Mag jemand beispielsweise Gartenarbeit, können Samenpäckchen und Bilder von Pflanzen oder gepressten Blumen verwendet werden. Wichtig ist immer, die Auswahl mit dem Beteiligten und, falls dies gewünscht wird, mit den Angehörigen zu besprechen.
- In einem Lebensbuch sollte der Text immer groß gedruckt sein und Stil sowie Vokabular des Gestalters reflektieren.
- Mit Erlaubnis des Beteiligten dürfen Sie Fotos und anderes Material kopieren oder einscannen. So können die Originale ihm oder den Angehörigen zurückgegeben werden. Zudem können verschiedene Farben oder Schattierungen ver-

wendet werden, auch eine sepia-farbene Tönung kann diskutiert werden. Bei der Gestaltung eines Lebensbuches oder einer Collage sollten die Vorlieben des Menschen mit Demenz berücksichtigt werden, nicht die der Mitarbeiter. Farbe hat in verschiedenen Religionen eine Bedeutung. Vielleicht sind einige Menschen aber auch abergläubisch und sprechen bestimmten Farben eine besondere Bedeutung zu. Möglicherweise ruft eine bestimmte Farbe auch Erinnerungen wach (s. Stokes 2000, S. 104–105 zur Farbe Violett; Moniz-Cook et al. 2001, Fallbeispiel Jack und die Farbe Grün).

- Binden Sie den Menschen mit Demenz so viel wie möglich in die Aktivität ein. Dies können Sie erreichen, indem sie ihn auffordern, das für eine Collage ausgewählte Material so zurechtzulegen, dass es ein Bild ergibt oder, bei einem Lebensbuch, sich an Entscheidungen zur Präsentation, Anordnung und zum Einkleben der Fotos zu beteiligen. Besprechen Sie Größen und Farbzusammenstellungen, die das Thema oder individuelle Neigungen am besten übermitteln. Bei einer Collage sollten Sie sich über die endgültige Anordnung geeinigt haben, bevor das Material aufgeklebt wird. Ein Kleber in Sprayform ist sehr benutzerfreundlich, doch eignen sich auch andere Klebstoffe, die vielleicht kostengünstiger sind.

- Sie können die fertiggestellte Collage und den Einband eines Lebensbuches laminieren. So reißen sie nicht und können abgewischt werden. Eine Collage kann auch gerahmt werden und ist auf diese Weise ein bleibendes Andenken für die Zukunft.

- Für die Gestaltung von Collagen oder Lebensbüchern ist folgendes Zubehör hilfreich:

- Eine Auswahl an farbigen Ordnern, Sammelalben und Mustern von speziell gestalteten Fotoalben, die häufig in Buchläden erhältlich sind. Letztere können zwar die eigene Kreativität einschränken, sind aber vielleicht für Menschen mit besonderen Vorlieben nützlich. Beispiele dafür sind:
  - Short, P. (1993) *My Life Story.* Springfield Leisure Art Collection, 47 Yarborough Road, Wroxall, Isle of Wight, PO38 3EA.
  - Short, P. (1993) *Memory Diary.* Springfield Leisure Art Collection (Adresse s. oben).
  - Pettigren, J. und Woodin, M. (1992) *From Grandmother with Love.* London: Little Brown.
  - Pedersen, J. und Taylor-Smith, A. (1995) *Grandparents' Book.* London: Four Seasons.
  - Sheppard, L. und Rusted, J. (1999) *A Pocket Book of Memories.* London: Hawker Publications.

- Farbstifte
- Farben
- Scheren oder Messer
- Klebestifte oder Klebespray
- farbiges Papier oder Karton für Collagen (DIN-A3 ist eine gute Arbeitsgröße und praktisch zu fotokopieren)

- stabile oder dicke Unterlage, auf der zugeschnitten werden kann
- Metalllineal
- Laminiergerät
- Scanner oder Farbdrucker.

11.9 Fazit

Die Gestaltung von Lebensbüchern und Collagen kann die Identität von Menschen mit beginnender Demenz stärken und ein Weg sein, um die Beziehung zwischen Betroffenen und Angehörigen im häuslichen Umfeld zu verbessern, Ängste abzubauen und sozialen Rückzug zu verhindern. Möglicherweise ist es schwierig, Menschen mit beginnender Demenz zur Teilnahme an Gruppenaktivitäten zu bewegen, da viele von ihnen Angst davor haben, «sich zu blamieren» (Moniz-Cook/Vernooij-Dassen 2006). Durch strukturierte Gruppenprogramme für Paare, in denen in einem geeigneten sozialen Umfeld und in angenehmer räumlicher Umgebung Erinnerungsarbeit geleistet wird, kann diesen Ängsten entgegengewirkt werden. Gruppen bieten den sozialen Kontext, in dem neue Beziehungen entstehen können – besonders dort, wo dementiell erkrankte Menschen und ihre Angehörigen sozial isoliert sind. Wir empfehlen Erinnerungsarbeit in Gruppen, in denen die Teilnehmer gemeinsame Erfahrungen aus der Vergangenheit austauschen und die Freude daran teilen, als Intervention der Wahl, wenn das Ziel der Rehabilitation ist, Betroffenen und ihren Angehörigen Zugang zu neuen sozialen Situationen und Kontakten zu ermöglichen. Die Funktion von Erinnerungsarbeit, die in der häuslichen Umgebung stattfindet, ist vielleicht eine andere als die der Arbeit in Gruppen – beiden gemeinsam ist jedoch die Freude an der Auseinandersetzung mit der Vergangenheit und der therapeutisch positive Effekt hinsichtlich einer Stärkung des Vertrauens zu anderen sowie eine Entlastung der Betreuungsperson. Deshalb eignen sich beide Methoden, um einer übermäßigen Beeinträchtigung bei Demenz vorzubeugen. Unsere Erfahrungen mit dem frühzeitig durchgeführten Interventionsprogramm in der Hull Memory Clinic deuten darauf hin, dass diese Form der Erinnerungsarbeit jedoch von jüngeren Menschen mit Demenz und ihren Angehörigen nicht angenommen wird.

Danksagungen
Wir danken Joan Rennardson und Christine Elston (Alzheimer Gesellschaft, Zweigstelle Hull), die das Gruppenprogramm für Paare von 2002 bis 2005 in der Anlaufstelle der Hull Memory Clinic entwickelt und geleitet haben.

Das Projekt «Die Vergangenheit aufleben lassen – der Gegenwart Impulse geben» (Rekindling the Past – Enlivening the Present) wurde von Joan Rennardson auf den Weg gebracht. Sie hatte einen «After Dementia: Millennium Award Grant» erhalten, mit dem Gelder zur Verfügung standen, um das Projekt durchführen zu können.

Literaturhinweise

Allen, K. and Killick J. (2000) Undiminished possibility: the arts in dementia care. *Journal of Dementia Care 8*, 3, 16–18.

Bender, M., Bauckham, P. and Norris, A. (1999) *The Therapeutic Purposes of Reminiscence*. London: Sage.

Bornat, J. (ed.) (1994) *Reminiscence Reviewed*. Maidenhead: Open University Press.

Bruce, E. and Gibson, F. (1999a) Remembering yesterday: having fun, making friends. *Journal of Dementia Care 7*, 3, 28–29.

Bruce, E. and Gibson, F. (1999b) Remembering yesterday: stimulating communication. *Journal of Dementia Care 7*, 2, 18–19.

Bruce, E., Hodgson, S. and Schweitzer, P. (1999) *Reminiscing with People with Dementia: A Handbook for Carers*. London: Age Exchange.

Disch, R. (ed.) (1988) *Twenty Years of the Life Review: Theoretical and Practical Considerations*. New York, NY: Howarth Press.

Gibson, F. (1994a) *Reminiscence and Recall*. London: Age Concern Books.

Gibson, F. (1994b) Reading around... reminiscence. *Journal of Dementia Care 2*, 3, 24–25.

Jagger, B. (2000) Roses all year in memory lane. *Journal of Dementia Care 8*, 5, 16.

Jarvis, K. (1997) I remember me. *Signpost 2*, 3, 18–19.

Jarvis, K. (1998a) Recovering a lost sense of identity. *Journal of Dementia Care 6*, 3, 7–8.

Jarvis, K. (1998b) The way we were. *Nursing Times 94*, 38–39.

Jarvis, K. (2000a) Collage and memory. *Community Practitioner 73*, 5, 593–594.

Jarvis, K. (2000b) Stolen moments. *Nursing Standard 14*, 16–17.

Jarvis, K. (2001) *Collage and Dementia: A Practical Guide for Carers and Care-workers*. London: Alzheimer's Society.

Jones, K., Cheston, R. and Gilliard, J. (2002) Sharing problems through group psychotherapy. *Journal of Dementia Care 10*, 3, 22–23.

Killick, J. and Allen, K. (1999) The arts in dementia care: tapping a rich resource. *Journal of Dementia Care 7*, 4, 35–38.

Kopelman, M., Wilson, B.A. and Baddeley, A. (1990) *Autobiographical Memory Interview*. London: Harcourt Assessment.

Lawrence, L. (1998) Using the arts to cross boundaries. *Journal of Dementia Care 6*, 2, 22–24.

Moniz-Cook, E., Woods, R. and Richards, K. (2001) Functional analysis of challenging behaviour: the role of superstition. *International Journal of Geriatric Psychiatry 16*, 45–56.

Moniz-Cook, E. and Vernooij-Dassen, M. (2006) Editorial: Timely psychosocial intervention in dementia: a primary care perspective. *Dementia 5*, 307–315.

Murphy, C. (1994) *It Started with a Sea-Shell: Life Story Work and People with Dementia*. Stirling: Dementia Services Development Centre.

Murphy, C. (1995) This is your life. *Journal of Dementia Care 3*, 2, 9–10.

Murphy, C. and Moyes, M. (1997) Life Story Work. In M. Marshall (ed.) *State of the Art in Dementia Care*. London: Centre for Policy on Ageing.

Neal, D. (1996) All things bright and beautiful. *Journal of Dementia Care 4*, 1, 21–24.

Norris, A. (1986) *Reminiscence with Elderly People*. Bicester: Winslow Press.

Penhale, B., Bradley, G., Parker, J., Manthorpe, J., et al. (1998) *EQUAL: Enhancing the Quality of Life of People with Alzheimer's Disease. Final report for the European Commission under the Action for Alzheimer's Disease Framework*. Hull: University of Hull.

Schweitzer, P. (1993) *The Reminiscence Handbook: Ideas for Creative Activities with Older People*. London: Age Exchange.

Schweitzer, P. (1998) *Reminiscence in Dementia Care*. London: Age Exchange.

Schweitzer, P. (1999) Remembering yesterday: a European perspective. *Journal of Dementia Care 7*, 1, 18–21.

Shipway, E. (1999) Creating a life story book. *Alzheimer's Disease Society Newsletter*, February, 4.

Stokes, G. (2000) *Challenging Behaviour in Dementia. A Person-Centred Approach.* Bicester: Winslow Press.

Waller, D. (1999) Art therapy: a channel to express sadness and loss. *Journal of Dementia Care 7*, 3, 16–19.

Woods, B., Spector, A., Jones, C., Orrell, M. and Davies, S. (2005) Reminiscence therapy for dementia. *The Cochrane Database of Systematic Reviews*, Issue 2. Chichester: Wiley.

World Health Organisation (1986) *Ottawa Charter for Health Promotion.* Ottawa, ON: Canadian Public Health Association.

Weiterführende Literatur

Keady, J., Clarke, C.L. and Adams, T. (eds) (2003) *Community Mental Health Nursing and Dementia Care: Practice Perspectives.* Maidenhead: Open University Press.

Marshall, M. (ed.) (1997) *State of the Art in Dementia Care.* London: Centre for Policy on Ageing.

Schweitzer, P. (2005) Making memories matter: a project of the European Reminiscence Network. *Dementia 4*, 450.

Thorgrimsen, L., Schweitzer, P. and Orrell, M. (2003) Evaluating reminiscence in dementia care. *Journal of Dementia Care 11*, 5, 35–36.

12

Gruppenarbeit mit Männern mit leichter kognitiver Beeinträchtigung und beginnender Demenz

Jill Manthorpe und Esme Moniz-Cook

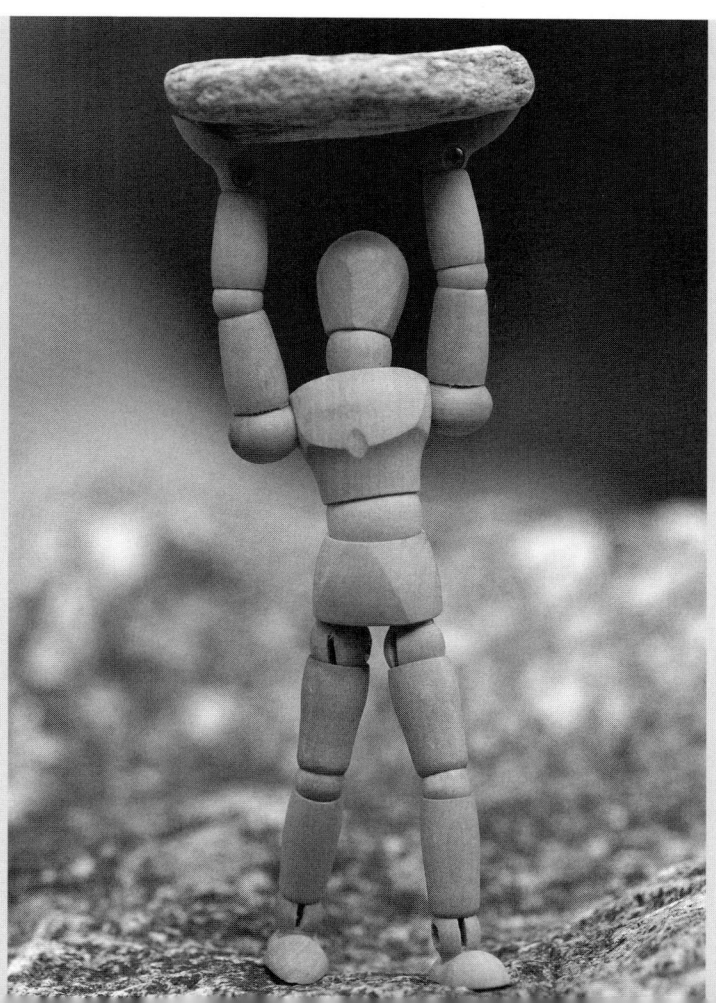

12.1 Überblick

In einer nordenglischen Einrichtung zur Früherkennung und Behandlung von Gedächtnisstörungen bei Menschen über 65 Jahren stellten die Mitarbeiter fest, dass einige der Männer, die die Einrichtung besuchten, nur wenig Gelegenheit hatten, andere Männer in der gleichen Situation zu treffen. Die meisten von ihnen litten unter einer beginnenden Demenz, lebten zu Hause und liefen Gefahr, depressiv zu werden, weil sie sich aufgrund ihrer kognitiven Probleme vom sozialen Leben zurückgezogen hatten. Sie nahmen weniger am gesellschaftlichen Leben teil und erlebten den Verlust ihrer sozialen Identität. Aus diesen Gründen erschien der Gedanke hilfreich, diesen Männern ein regelmäßiges Zusammentreffen mit anderen Männern ihrer Generation, die ebenfalls zu Hause lebten und sich in einer ähnlichen Situation befanden, zu ermöglichen. Das Ziel war, sie dabei zu unterstützen, sozial wieder aktiver zu werden und auf diese Weise ihr Gefühl von Isolation sowie auf lange Sicht die Gefahr von Depressionen zu verringern. In diesem Kapitel beschreiben wir den Aufbau und die Organisation derartiger Gruppen, ihre Inhalte, die Erfahrungen während der Gruppentreffen und die Ergebnisse für die Teilnehmer.

12.2 Gründe für den Aufbau einer Gruppe für Männer

Menschen mit Demenz, die zu Hause leben, verfügen im Vergleich zu Menschen ohne Demenz über ein eher begrenztes soziales Netzwerk, haben vermehrte Kontakte innerhalb der Familie und verbringen weniger Zeit mit Freunden, Nachbarn und in Gemeindegruppen (Wenger 1994). Dies überrascht nicht, da es «Routine und ein nicht weiter bemerkenswerter Bestandteil von Familienleben» ist (Forbat 2005, S. 18), dass sich Angehörige umeinander kümmern. Obwohl Männer mittlerweile häufiger selbst Betreuungspersonen sind, weil sie heute länger leben als noch vor zehn Jahren, existieren doch immer noch standardisierte geschlechtsspezifische Erwartungen bezüglich der Rolle der Frau als Betreuende und Versorgende.

Über die positiven Effekte von sozialer Unterstützung und – eher in jüngerer Zeit – von Selbsthilfegruppen wurde viel geschrieben (Kap. 9; Henderson 1990; Lees 2006; Mills/Bartlett 2006). Gruppen können Rückhalt geben und Kontakte mit anderen ermöglichen, Menschen zum Denken, Fühlen und Handeln anregen sowie die psychischen und sozialen Bedürfnisse erfüllen, die wir alle haben (Bender et al. 1987; de Klerk-Rubin 1995; Mason et al. 2005). Sie bieten den Teilnehmern Gelegenheit, den Initiatoren von Gruppen Feedback zu geben und Vorschläge zum Angebot im Gesundheits- und Sozialbereich zu machen. In Gruppen haben Menschen die Möglichkeit, ihre Probleme in formloser, eher privater Atmosphäre zu besprechen, wenn sie dies wünschen. Gruppen und gemeinschaftliche Aktivitäten können Menschen im Frühstadium einer Behinderung oder Erkrankung helfen, sich an den Verlust ihrer Fähigkeiten zu gewöhnen und ihnen Zuversicht vermitteln.

In vielen Teilen Großbritanniens gibt es lokale Kontakt- oder Selbsthilfegruppen für Menschen mit Demenz. Zu erfahren, wie man zu ihnen Verbindung aufnimmt, wenn man Hilfe benötigt, gilt als ein Vorteil von frühzeitiger Diagnosestellung (Iliffe/Manthorpe 2004). Obwohl die Stigmatisierung im Zusammenhang mit dem Wort «Demenz» dazu beitragen kann, dass es Betroffenen widerstrebt, sich außerhalb der Familie mit dem Thema «Demenz» auseinanderzusetzen, sind Selbsthilfegruppen in Großbritannien weiter verbreitet als die individuelle Beratung für Menschen mit beginnender Demenz. Dies ist vielleicht, wie Cheston (1998) beobachtete, eher eine Sache von Ressourceneffizienz als von erwiesener Effektivität einer bestimmten Art von Gruppe. Doch obwohl es immer mehr Gruppen gibt, hat immer noch nur eine Minderheit Zugang zu ihnen (Mason et al. 2005).

Es ist bekannt, dass Menschen die Diagnose «Demenz» unterschiedlich aufnehmen und dass sich ihre Erfahrungen mit diesem Zustand im Kontext von Beziehungen abspielen. Doch gibt es bisher – abgesehen von wenigen Berichten (s. Pearce et al. 2002; Rainsford/Waring 2005; van Dijkhurzen et al. 2006) – überraschend wenig Diskussion über die Rolle der Geschlechterzugehörigkeit in Gruppen. Frauen sind häufiger von Demenz betroffen als Männer. Sie sind größtenteils diejenigen, die soziale Angebote nutzen und sie stellen die Mehrheit der Beschäftigten im Gesundheits- und Sozialbereich. In der Sozialarbeit arbeiten beispielsweise größtenteils Frauen, die wiederum mit Frauen arbeiten (White 2006). Ältere Frauen scheinen die Nutzung von sozialen Angeboten eher zu akzeptieren als ältere Männer (Scott/Wenger 1995) – und dies vielleicht deshalb, weil sie an ein weibliches Umfeld gewöhnt sind. Wahrscheinlich spielen auch lokale Zusammenhänge eine Rolle bei den demografischen Profilen von Nutzern sozialer Angebote. Beispielsweise sind Männer in Gebieten, in denen sehr viele von ihnen frühzeitig sterben – insbesondere in ärmeren Gegenden und ehemaligen Industriegebieten Großbritanniens – nicht die primären Nutzer von Angeboten für ältere Menschen.

Nutzer von Angeboten für Menschen mit Demenz und Mitarbeiter in diesem Bereich sind größtenteils Frauen. Kommentatoren wenden deshalb ein, dass diese Tatsache zu einer nicht angemessenen Vorrangstellung und Ressourcenverteilung beiträgt (Bender 2003). Dies kann dazu führen, dass Minderheiten, wie in diesem Fall Männer, derartige Angebote nicht nutzen. Zudem haben verwitwete, geschiedene und unverheiratete Männer häufig ein begrenztes soziales Netzwerk, verhalten sich nicht sehr gesundheitsbewusst und sind materiell eher benachteiligt als ältere verheiratete Männer (Age Concern Surrey 2006). All diese Faktoren tragen dazu bei, dass sie freiwillig eher nicht an einer Gruppe teilnehmen. Vielleicht bevorzugen Männer andere Formen von sozialer Einbindung als Frauen, um ihr Identitätsgefühl zu stärken (Davidson et al. 2003). Auch scheinen sie später Kontakt zu Mitarbeitern im Gesundheitsbereich aufzunehmen (Davidson et al. 2003). Daraus ist zu schließen, dass Erfahrungen und Aktivitäten von Menschen weiterhin von ihrem Geschlecht bestimmt werden. Zudem hat die Arbeit mit älteren verwitweten Männern gezeigt, dass sich einige schwer tun, wieder Kontakt zu Freunden herzustellen und ihr soziales Netzwerk immer kleiner wird, je älter sie werden (Chambers 2005; Davidson 2000).

Es gibt soziale Angebote, die die Unterschiedlichkeit der Nutzer berücksichtigen. So gibt es Gruppen oder Aktivitäten für Betreuungspersonen, für jüngere Menschen mit Demenz und für Menschen bestimmter kultureller Zugehörigkeit. Mit der «Entdeckung» (Fisher 1994) des Mannes als Betreuungsperson begannen Gesundheits- und Sozialdienste in Großbritannien, das Geschlecht als ein wichtiges soziodemografisches Kriterium im Zusammenhang mit Angeboten für ältere Menschen zu betrachten. Im Bericht der Wohltätigkeitsorganisation Age Concern von Surrey (Age Concern Surrey, 2006, S. 40) wird beispielsweise eine Gruppe für ältere Männer in einem sozialen Zentrum beschrieben, die sich anhaltend darum bemühte, Männer anzusprechen, indem sie Gastredner einlud. Zudem war die Gruppe klarer strukturiert, um die Akzeptanz zu verbessern. Archibald (1994) berichtete, dass Männern ein «spezieller» Ort helfen könnte, ungezwungener zu sein und sie vielleicht befähigt, über gemeinsame Interessen oder Erfahrungen zu sprechen.

Natürlich möchten nicht alle Männer Kontakte zu anderen Männern herstellen. Die Wohltätigkeitsorganisation Age Concern von Surrey hat warnend angemerkt, dass im Gesundheits- und Sozialbereich Tätige den Wunsch von Männern nach Kontakten zu anderen Männern manchmal überbewerten:

> Professionelle Mitarbeiter neigten dazu, das Bedürfnis von Männern nach Kontakten zu anderen Männern herauszustellen, doch viele (keineswegs alle) der interviewten Männer trafen gern Frauen, weil sie die weibliche Gesellschaft vermissten (Age Concern Surrey 2006, S. 13).

12.3 Demenz und Depression

Innerer Aufruhr, Hilflosigkeit und ein geringes Selbstwertgefühl treten häufig zutage, wenn Menschen, die gerade die Diagnose «beginnende Demenz» erhalten haben, in Selbsthilfegruppen miteinander sprechen (Snyder et al. 1995). Der Erhalt der Diagnose und die Bekanntgabe der schlechten Nachrichten können auch dann, wenn der Betroffene sozial sehr gut eingebettet ist, Depressionen verursachen. Möglicherweise sieht sich derjenige sehr schnell mit der Situation konfrontiert, Verluste hinnehmen zu müssen. Hinzu kommen vielleicht Reaktionen von anderen. All das führt dazu, dass der Betroffene darüber nachgrübelt, was wohl auf ihn zukommt. Das Risiko, depressiv zu werden, ist dabei hoch. Einer britischen Studie zufolge leiden schätzungsweise 63 % der Menschen mit Alzheimerdemenz unter Symptomen einer Depression (Burns et al. 1990). In einer US-amerikanischen Studie erfüllten 30 % der Menschen mit Alzheimerdemenz die Kriterien einer schwereren Depression (Teri/Reifler 1987). Bender (2003) beschreibt, welche Auswirkungen es haben kann, wenn sich Vermutungen bestätigen und ein Mensch zu realisieren beginnt, dass sein Gedächtnis versagt und ihm dann bewusst wird, dass sein Körper und sein Gehirn nicht mehr richtig funktionieren und alles in seinem Leben unsicher und potenziell instabil ist.

Sicherlich können viele Gespräche, die mit einem Menschen mit beginnender Demenz geführt werden – über seine Zukunftswünsche, die Erfüllung seiner Träume oder Pläne zur Lebensgestaltung und Fragen zu finanziellen Angelegenheiten – problematisch sein, wenn der Betroffene unter Depressionen leidet (Manthorpe/Iliffe 2005). Dann ist dieser Mensch vielleicht nicht bereit, eine Selbsthilfegruppe zu besuchen oder an einer Gruppe teilzunehmen, die therapeutische Ziele verfolgt. Wie von Cheston et al. beschrieben (Kap. 9; 2006), erfüllen viele dieser Gruppen eine wertvolle soziale Funktion. Doch kann gerade diese Eigenschaft und die Art, wie die Gruppe propagiert wird, auf Menschen mit Depressionen beunruhigend wirken. Um dem entgegenzuwirken – wobei das Recht auf eigene Entscheidung anerkannt wird – empfehlen Manthorpe und Iliffe (2005) Mitarbeitern im Gesundheits- und Sozialbereich, folgende Punkte zu beachten:

- Bieten Sie dem Betroffenen an, ihn in die Gruppe zu begleiten und bei ihm zu bleiben.
- Ermutigen Sie Angehörige oder Betreuungspersonen, Selbsthilfegruppen zu nutzen, auch wenn der Mensch mit Demenz, den sie unterstützen, nicht teilnehmen möchte – oder zumindest nicht mit ihnen gemeinsam (Kap. 14).
- Organisieren Sie Hausbesuche von professionellen oder ehrenamtlichen Mitarbeitern, die dem Betroffenen eine Übersicht über das Programm der Selbsthilfegruppe mitbringen. Auf diese Weise erhält derjenige bis zu einem gewissen Grad die gleichen Informationen wie die anderen Teilnehmer, bis er sich bereit fühlt, die Gruppe zu besuchen.
- Bitten Sie einen anderen Gruppenteilnehmer, mit dem Betroffenen vor der Gruppe Kontakt aufzunehmen. So können Bedenken, niemanden zu kennen, gemindert werden.
- Sprechen Sie mit den Gruppenleitern über eventuelle Schwierigkeiten und über Möglichkeiten, einen Menschen mit Depressionen in Gruppenaktivitäten einzubinden.

In einer Gruppe eine Minderheit zu sein, kann Ängste hervorrufen. Vielleicht fühlt sich der einzige männliche Teilnehmer sehr isoliert oder gehemmt. Wohltätigkeitsorganisationen in England haben in jüngerer Zeit beobachtet, dass ihre Aktivitäten häufig als «auf die Frau zugeschnitten» wahrgenommen werden und dass es an männlichen professionellen und ehrenamtlichen Mitarbeitern an vorderster Front fehlt (Ruxton 2006).

12.4 Entwicklung von sozialen Gruppen für Männer

Keady und Nolan (1995) wiesen darauf hin, dass sich Ansätze zur Betreuung bei Demenz immer mehr auf die Bedürfnisse von Betreuungspersonen konzentrieren. Sie traten dafür ein, besonders in den frühen Stadien von Demenz den Betroffenen selbst in den Mittelpunkt zu stellen. Die hier vorgestellten Gruppen waren Versuche, Männern eine Struktur zu bieten, innerhalb der sie Bewältigungsstrategien zum Umgang mit Gedächtnisverlust und damit in Verbindung stehenden Einschränkungen entwickeln konnten. Sicherlich war für einige betreuende Angehörige die Entlastung und die Möglichkeit, eine Auszeit zu nehmen, ein zusätzlicher Nebeneffekt. Das Ziel von person-zentrierten Gruppen kann sein, Männern mit beginnender Demenz Unterstützung in einem Kontext zu bieten, in dem sie eine Art Seelenverwandtschaft mit Gleichgesinnten empfinden können. Für gegenwärtige Generationen von Männern kann der Dienst beim Militär bis zu einem gewissen Grad ein Gefühl von Gemeinsamkeit erzeugen. Zudem haben die meisten Männer etliche Jahrzehnte Berufserfahrung hinter sich (s. **Kasten 12-1**).

Kasten 12-1: sozialer Hintergrund von drei männlichen Teilnehmern einer Gruppe

Thomas: Thomas hatte als Zimmermann gearbeitet. Er erzählte davon, dass er sieben Stunden als «vermisst» galt und von der Polizei und von Freunden gesucht worden war. Thomas sagte, er hätte sich nicht verlaufen, sondern einen langen Spaziergang gemacht und das Haus besucht, in dem er früher gewohnt hatte. Er erzählte, dass er jeden Tag spazieren ginge und in der Woche 16 bis 20 km laufen würde.

William: William hatte als Buchhalter gearbeitet und war seit etwa zehn Jahren im Ruhestand. Er war 80 Jahre alt und hatte einen Sohn und eine Tochter. Zehn Jahre lang hatte er beim Militär gedient und seine Frau während dieser Zeit in Italien kennengelernt.

Alan: Alan hatte mit 14 Jahren die Schule verlassen und arbeitete danach in einem Kino, in dem er ca. zwei Jahre lang Süßwaren verkaufte. Danach wurde er zum Filmvorführer befördert. Alan übte diese Tätigkeit solange aus, bis er zum Militärdienst bei der Luftwaffe einberufen wurde. Danach wollte er nicht wieder nachts arbeiten und fing bei einer Elektronikfirma an. Alan erzählte, dass er bei dieser Firma viele Aufgaben übernommen hatte und dort bis zu seiner Rente geblieben war.

Im einführenden Kapitel dieses Buches wird darauf hingewiesen, dass Gruppen für Menschen mit Demenz etliche Funktionen erfüllen und die Ziele mithilfe von psychoedukativer oder sozialer Unterstützung, kognitiver Stimulation, Psychotherapie und Erinnerungsarbeit erreicht werden. Die von Sainsbury et al. (1996) herausgestellten und hier erörterten Ziele einer sozialen Testgruppe für Männer waren von einer speziell geschulten Pflegekraft und einem Psychologen einer Memory Clinic ausgearbeitet worden. Folgende Ziele sollten erreicht werden:

- Verbesserung der Sozialisation und Vermeidung von sozialem Rückzug
- Zusammentreffen mit Gleichgesinnten mit ähnlichen Problemen in einer nicht bedrohlichen Umgebung, damit die Betroffenen Unterstützung erfahren und erkennen, dass ihre Schwierigkeiten «normal» sind
- Erhalt der Gedächtnisfunktion durch vermehrte Aktivität
- Förderung von Freude und Vergnügen
- Entlastung der Betreuungsperson: Pausen ermöglichen; realistische Vorstellungen von Demenz im Frühstadium vermitteln und negative Einstellungen gegenüber therapeutischen Maßnahmen, die oft in der Betreuung von Menschen mit Demenz vorherrschen, verringern.

12.5 Die Testgruppe

Männer können zur Teilnahme an einer Gruppe ermutigt werden, weil sie dort mit anderen Männern zusammenkommen, mit denen sie ihr Problem, an Demenz im Frühstadium zu leiden, teilen können. In der hier beschriebenen Testgruppe litten vier Männer unter beginnender Demenz und ein Mann unter einer leichten kognitiven Beeinträchtigung sowie unter funktionellen Störungen, weshalb auch er sich, ähnlich wie die anderen, von sozialen Kontakten zurückgezogen hatte. Das Team der Memory Clinic entschied, die Gruppentreffen mit Zustimmung der Teilnehmer und ihrer Ehefrauen in der häuslichen Umgebung der Männer stattfinden zu lassen, um Ängste abzubauen und eine «normale» Situation herzustellen. Die Gruppe traf sich in der Anfangszeit acht Wochen lang einmal pro Woche. Danach sollte sie über weitere drei Wochen stattfinden, wobei das Team der Memory Clinic den Transport organisierte. Man hoffte, dass die Gruppe danach eigenständig weiter bestehen konnte und die von ehrenamtlichen Mitarbeitern angebotenen Transportmöglichkeiten nutzen würde.

Während der ersten Sitzungen entschied die Gruppe selbst, welche Struktur die Treffen haben sollten, wobei die Mitarbeiter den Prozess unterstützten. Es wurde eine Liste der Ideen, welche Aktivitäten stattfinden sollten, erstellt und am Ende jeder Sitzung entschieden die Teilnehmer, wo sie sich in der darauffolgenden Woche treffen, worüber sie sprechen oder was sie tun wollten. Dabei wurde beispielsweise vorgeschlagen, ein örtliches Militärmuseum zu besuchen und Bowling spielen zu gehen. Die Inhalte jeder Sitzung wurden am Ende zusammengefasst und Informationen über das nächste Treffen gegeben. Dieses Schreiben wurde jedem Teilnehmer nach jedem Treffen persönlich nach Hause geschickt, um ihn an den Inhalt der letzten Sitzung zu erinnern und das Interesse wachzuhalten. Duff und Peach (1994) haben Selbsthilfegruppen für Menschen mit beginnender Demenz evaluiert, wobei die Teilnehmer rückgemeldet hatten, dass schriftliche Einladungen und Erinnerungshilfen sinnvoll und nützlich waren.

12.5.1 Evaluation der Testgruppe

Vor dem ersten Gruppentreffen wurde jeder Mann gebeten, einen Fragebogen zur Selbsteinschätzung von Zufriedenheit, Selbstvertrauen und Gemütsverfassung (nach Burns 1989) auszufüllen. Des Weiteren sollte er einen Fragebogen zur Selbsteinschätzung seiner sozialen Situation beantworten, um zu untersuchen, wie die Männer in letzter Zeit Begegnungen mit anderen empfunden hatten. Positive Ergebnisse wurden durch eine höhere Punktzahl auf der Bewertungsskala verdeutlicht. Die Messungen wurden beim vierten und beim achten, dem letzten der offiziellen Treffen, wiederholt. Nach jeder Sitzung beurteilten die Moderatoren die Teilnehmer anhand folgender Kriterien und ermittelten einen Gesamtpunktwert auf einer Messskala:

- *Aufmerksamkeit:* Wie viel Interesse zeigt der Teilnehmer an der Gruppe?
- *Empfänglichkeit:* Inwieweit reagiert der Teilnehmer auf die Gespräche, Aktivitäten und Hilfestellungen?
- *Spontanität:* Inwieweit trägt der Teilnehmer selbständig zur Gruppe bei?
- *Mitwirkung:* Inwieweit reagiert der Teilnehmer nonverbal auf die Gruppenaktivität?
- *Interaktion:* Inwieweit tritt der Teilnehmer mit anderen Teilnehmern in Kontakt?
- *Ängste:* Inwieweit hat der Teilnehmer Ängste vor und während der Gruppentreffen?

12.5.2 Ergebnisse

Die Männer nahmen regelmäßig an der Gruppe teil, nur ein Mann konnte vier der späteren Treffen aufgrund von Krankheit nicht beiwohnen. Im Verlauf der Gruppentreffen verbesserte sich die Mitwirkung, die allgemeine Sozialisation, Konzentrationsfähigkeit und die Bewältigung der sozialen Situation. Die Männer wussten, wann die Gruppe stattfand, kannten die Namen der anderen Teilnehmer und konnten sich daran erinnern, was sie in der Gruppe tun oder besprechen wollten. Dies war besonders ermutigend, weil vier der Männer eine beginnende Demenz hatten (Gerber et al. berichteten 1991 über ähnliche Ergebnisse). Allerdings waren die Verbesserungen, die in diesem Gruppenrahmen erzielt worden waren, nach den Berichten der Männer nicht auf andere soziale Situationen übertragbar. Die vier in der Gruppe verbliebenen Männer bewerteten ihre Empfindungen zu Begegnungen mit anderen Menschen als nur wenig verbessert, was jedoch an veränderten Erwartungen an sich selbst, an der Art des Fragebogens oder an der kurzen Zeitspanne zwischen den einzelnen Bewertungen gelegen haben könnte.

Bei der Selbsteinschätzung der Kriterien «Zufriedenheit» und «Selbstvertrauen» zeigte sich außer bei einem Mann, der im Verlauf der Gruppentreffen über eine größere Zufriedenheit berichtete, keine Veränderung. Mike Bender (persönliche Kommunikation) kommentierte, dass sechs bis acht Wochen in einer Gruppe nicht ausreichen, um das Selbstvertrauen zu verbessern. Die Skala zur Selbsteinschätzung der Gemütsverfassung zeigte unterschiedliche Ergebnisse. Ein Mann gab an, sie habe sich verschlechtert, ein anderer berichtete, sie habe sich verbessert. Doch blieb die Punktzahl auf der Bewertungsskala im Allgemeinen hoch. Eine Verschlechterung einiger Messwerte war zu erwarten, doch kann es auch sein, dass die Gruppe eine noch weitere Verschlechterung verhindert hat. Letztendlich war der Zeitraum zu kurz, um das beurteilen zu können.

Die Gruppe schien den Effekt gehabt zu haben, dass die Männer viele ihrer Schwierigkeiten als «normal» betrachten konnten – vielleicht, weil sie Einblick in die täglichen Probleme der anderen erhalten hatten. Ermutigend war, in welchem Ausmaß dies geschehen konnte, denn das war nicht das primäre Ziel der Gruppe gewesen.

12.5.3 Verbesserungsmöglichkeiten

Im Rückblick erkannten die Mitarbeiter mehrere Aspekte dieses Pilotprojekts, die ihrer Meinung nach bei zukünftigen Gruppen verändert werden müssten. Beispielsweise fühlten sich die Männer zu Beginn nicht wohl, weil die Treffen einen eher inoffiziellen Charakter hatten. In der Anfangszeit profitieren derartige Gruppen vielleicht eher von einem strukturierteren Format, welches erst allmählich, wenn sich die Teilnehmer besser kennen, einen lockeren Charakter erhält. Dies haben Beispiele gezeigt, in denen sich zeitbegrenzt geplante psychoedukative Gruppen zu langfristig bestehenden Selbsthilfegruppen entwickelt haben (Bender 2006). Zudem machten die Kommentare eines Teilnehmers einige Wochen nach Beginn der Gruppentreffen deutlich, dass er sich isoliert fühlte, weil er den Eindruck hatte, der einzige mit Gedächtnisstörungen zu sein, da keiner der Teilnehmer über die eigene Problematik berichtet hatte. Die Gruppenstruktur könnte Gespräche darüber, in welcher Form der Einzelne von bestimmten Gedächtnisproblemen betroffen ist, erleichtern – mit dem Ziel, das Bewusstsein für die Ähnlichkeit der Probleme zu schärfen. Zu dem Zeitpunkt, als die Gruppe unabhängig wurde, sagte ein Mann, der aufgeschlossener war als die anderen, er fühle sich unter Druck, die Gespräche in der Gruppe aufrechterhalten zu müssen. Im Nachhinein betrachtet wäre es hilfreich gewesen, einen anderen Teilnehmer mit einer ähnlichen Persönlichkeit in die Gruppe aufzunehmen, der ihn dabei hätte unterstützen können.

Am Ende des organisierten Gruppenteils konnten sich die Moderatoren allmählich zurückziehen. Es wurden Vorbereitungen für die Entlassung der Gruppe in die Eigenständigkeit getroffen. Die Mitarbeiter hatten den Eindruck, dass die Fortführung des Projekts wichtig war – insbesondere hinsichtlich des Forschungsaspekts, dass Verbesserungen nach Beendigung einer Gruppe möglicherweise nicht aufrechtzuerhalten sind (Gerber et al. 1991). Andere Gruppen profitieren vielleicht von wiederholten Evaluationen des Gruppenprozesses oder von Interviews mit den Gruppenteilnehmern, nachdem sich die Moderatoren zurückgezogen haben. Dadurch erhält man möglicherweise Einblick, ob die Gruppen weiter bestehen, Verbesserungen erhalten bleiben und welche Faktoren förderlich sind. Zudem sollte die Bereitschaft von ehrenamtlich tätigen Mitarbeitern, Transportmöglichkeiten bereitzustellen und andere organisatorische Aufgaben zu übernehmen, weiter in Erwägung gezogen und von Anfang an in die Planung und Gestaltung von Angeboten einbezogen werden.

Es wäre auch möglich, Gruppen aus Teilnehmern zusammenzustellen, die sich in ihrer Persönlichkeitsstruktur und Geschichte ähnlicher sind. Messungen von Selbstwirksamkeit, allgemeinen Ängsten und Depressionen könnten in die Evaluation einbezogen werden. So könnte man beurteilen, ob sich die Gruppe positiv auf die Gemütsverfassung auswirkt und sich direkter auf die Wirksamkeit von Gruppenprozessen, auf die Verbesserung des Kontrollgefühls und einen adäquaten Umgang mit beginnender Demenz konzentrieren. Entscheidungen darüber, in welcher Form die Betreuung von Menschen mit Demenz evaluiert wird, werden häufig durch die zur Verfügung stehenden Ressourcen eingeschränkt, wobei eine Reihe von Fragen zur Kommunikation und Ethik berücksichtigt werden müssen (Murphy 2007). Nichts desto trotz kann die Evaluation Gruppenteilnehmer und Mitarbeiter gleichermaßen befähigen. Forschungsmethoden, die von Frauen entwickelt werden, sind in Forschungsprojekten im Gesundheits- und Sozialbereich im Allgemeinen geläufiger. Die Evaluation von Angeboten für Männer wird sowohl die Frage des Geschlechts von Mitarbeitern und Forschenden berücksichtigen müssen als auch die Frage, inwieweit Männer Studien konzipieren können, die die männliche Perspektive einnehmen oder inwieweit sie diese beeinflussen können.

Seit der Pilotstudie haben vier weitere Gruppen für Männer stattgefunden. Die letzte Gruppe (2007) setzte Veränderungen in die Praxis um, die auf den gewonnenen Erfahrungen beruhten. Beispielsweise achtete man schon früh darauf, was sich die Männer von den Gruppentreffen erhofften (s. **Kasten 12-2**). Ein Thema, das sich in den bisher stattgefundenen fünf Gruppen herauskristallisiert hat, ist die praktische und emotionale Hilfe, die Partnerinnen leisten (s. **Kasten 12-3**). Das hat uns dazu gebracht, darüber nachzudenken, wie man Männer einbeziehen kann, die nicht mit einer Partnerin zusammenwohnen und nicht in einer heterosexuellen Beziehung leben, denn obwohl man hier von einer «Männergruppe» sprechen kann, handelt es sich doch um eine Gruppe von verheirateten Männern (Manthorpe/Price 2003).

Spätere Gruppen fanden aufgrund von fehlenden Transportmöglichkeiten im Notfall und von Problemen, die sich für die Angehörigen stellten, nicht mehr im häuslichen Umfeld der Teilnehmer statt. Konnte ein Mann das Haus oder die Wohnung eines anderen Teilnehmers nicht erreichen oder konnten die Angehörigen die Gruppe aus unterschiedlichen Gründen nicht aufnehmen, führte dies zu fehlender Kontinuität und Organisationsproblemen. Derzeit treffen sich die Männer in Gemeindezentren, Gaststätten oder einer Anlaufstelle. Öffentliche Verkehrsmittel und Parkmöglichkeiten sind eine wesentliche Voraussetzung dafür, dass eine Gruppe stattfinden kann.

Kasten 12-2: Wünsche der Männer an die Gruppe

> **William:** Ich möchte mit Menschen sprechen, die in der gleichen Situation sind wie ich.
> **Alan:** Es ist etwas anderes, ob man mit Menschen spricht, die keine Gedächtnisprobleme haben oder mit solchen, die im gleichen Boot sitzen wie man selbst.
> **Thomas:** Wir sitzen alle im gleichen Boot und haben die gleichen Probleme.
> **Alan:** Du nimmst es nicht wahr, dass es da draußen Menschen gibt, die die gleichen Probleme haben wie du selbst. Man ist nicht allein.

Kasten 12.3: Aussagen der Gruppenteilnehmer

> **Thomas:** Unsere Frauen haben wirklich ein gutes Gedächtnis. Wir alle finden es hilfreich, mit anderen über unsere Probleme reden zu können und zu erfahren, wie andere damit zurechtkommen.
>
> **William:** Es gibt eine ganze Armee von Menschen mit Gedächtnisproblemen.
>
> **Alan:** Wenn man versucht, seine Gedächtnisprobleme zu verstecken, wird es noch schlimmer. Ich mache mir Notizen, wenn ich mir etwas merken will. Ich schreibe es auf ein Stück Papier und stecke das in meine Tasche. Je mehr du versuchst, dich an das zu erinnern, was du vergessen hast, desto schlimmer wird es.
>
> **William:** Wenn du anfängst, dir darüber Sorgen zu machen, dann beeinträchtigt es dich noch mehr.
>
> **Thomas:** Ich mache mir keine Sorgen über mein Gedächtnis, meine Frau ist ja immer da.
>
> **Alan:** Ich glaube, wir alle wären ohne unsere Frauen verloren. Wir merken gar nicht, wie sehr wir uns auf sie verlassen. Wenn meine Frau weggeht, mache ich mir darüber Sorgen, was passiert, wenn das Telefon klingelt. Wie kann ich die Nachricht behalten? In der Regel geht es, weil ich die Leute und die Antworten auf die Fragen kenne.
>
> **Alle:** Wir haben über nichts Bestimmtes gesprochen, sondern einfach nur geredet. So bleibt unser Gehirn aktiv.

Die Rolle des Moderators ist weiterhin wichtig, doch wenn die Männer gefragt werden, ob sie einen männlichen oder weiblichen Moderator bevorzugen, haben sie bisher keinen speziellen Wunsch geäußert, was es einfacher macht, die Anwesenheit eines Mitarbeiters zu organisieren. Kontinuität ist dabei hilfreich, doch weniger wichtig, wenn das Treffen in einer Einrichtung stattfindet, da das Gefühl, dass andere Mitarbeiter verfügbar sind, ausreichend ist und sich als wichtig für Selbsthilfegruppen herauskristallisiert hat (Mason et al. 2005).

Unsere Erfahrungen mit den ersten Gruppen haben gezeigt, dass eine Männergruppe nur weiter bestehen kann, wenn sie von den Partnerinnen unterstützt wird und wenn diese unterstützt werden. Ihnen muss versichert werden, dass die Gruppe ein sicheres Umfeld bietet, dass sie von dem Angebot nicht ausgeschlossen sind und die Unterstützung langfristig gegeben wird.

12.6 Fazit

Wir beginnen, uns der Bedeutung des sozialen Kontextes stärker bewusst zu werden, in dem die Erkenntnis, dementiell erkrankt zu sein, erlebt und ausgedrückt wird (Clare et al. 2006, S. 142). Die Zugehörigkeit zum selben Geschlecht kann einen solchen Kontext darstellen und Selbsthilfegruppen für Männer können Hilfsangebote sein, die auf lokaler Ebene stattfinden. Wenn dem so ist, muss darüber nachgedacht werden, welche Mitarbeiter derartige Angebote bereitstellen und wie Männer, die nicht an einer Gruppe teilnehmen wollen, in andere, allgemeine Angebote einbezogen werden können. Die Erfahrungen aus dem Pilotprojekt und aus anderen Gruppen zeigen zwar positive Ergebnisse, sie machen aber auch deutlich, dass derartige Gruppen ressourcenintensiv sind. Wir schlagen vor, mehr darüber nachzudenken, wie Männer besser in Angebote für Menschen mit beginnender Demenz integriert werden können und welche Bilder über die Werbung sowie über beispielhafte Aktivitäten vermittelt werden. Können Männer auf diese Weise angesprochen werden, erkennen sie vielleicht, dass ihr Minderheitenstatus kein Grund dafür ist, sich selbst auszuschließen. Sie werden möglicherweise dazu befähigt, Verhaltensweisen, Erwartungen und Aktivitäten anzusprechen, die ihre Bedürfnisse nicht erfüllen.

Danksagungen

Wir danken den Psychologinnen und Psychologen Louise Sainsbury, Gillian Gibson, Hannah Wilkinson, Jas Harrison und Marcus Tredinnick an der Hull Memory Clinic für die Berichte über ihre Arbeit als Gruppenmoderatoren und dafür, dass sie uns gestattet haben, ihre Einblicke und Erfahrungen zu verwenden. Des Weiteren danken wir den Menschen, die die Angebote der Klinik genutzt haben, für ihren Beitrag zu dieser Studie.

Literaturhinweise

Age Concern Surrey (2006) *Investigation into the Social and Emotional Wellbeing of Lone Older Men*. Guildford: Age Concern Surrey.

Archibald, C. (1994) The trouble with men... *Journal of Dementia Care 2*, 1, 20–22.

Bender, M. (2003) *Explorations in Dementia: Theoretical and Research Studies into the Experience of Remediable and Ensuring Cognitive Losses*. London: Jessica Kingsley Publishers.

Bender, M. (2006) The Wadebridge Memory Bank Group and beyond. *PSIGE – Psychology Specialists Promoting Psychological Wellbeing in Late Life – Newsletter 95*, 28–33.

Bender, M., Norris, A. and Bauckham, P. (1987) *Groupwork with the Elderly: Principles and Practice*. Nottingham: Nottingham Rehab Limited.

Burns, A., Jacoby, R. and Levy, R. (1990) Psychiatric phenomena in Alzheimer's disease, III: disorders of mood. *British Journal of Psychiatry 157*, 81–86.

Burns, M. C. (1989) Correlates of psychological well-being among caregivers of dementing and non-dementing elderly relatives. MSc dissertation, University of Leeds.

Chambers, P. (2005) *Older Widows and the Lifecourse: Multiple Narratives of Hidden Lives*. Abingdon: Ashgate.

Cheston, R. (1998) Psychotherapeutic work with people with dementia: a review of the literature. *British Journal of Medical Psychology 71*, 211–231.

Cheston, R., Jones, K. and Gilliard, J. (2006) Psychotherapeutic Groups for People with Dementia: The Dementia Voice Psychotherapeutic Project. In B.M.L. Miesen and G.M.M. Jones (eds) *Care-giving in Dementia: Research and Applications*, Vol. 4. London: Routledge.

Clare, L., Markova, L., Romero, B., Verhey, F., et al. (2006) Awareness and People with Early-stage Dementia in 2006. In B.M.L. Miesen and G.M.M. Jones (eds) *Care-giving in Dementia: Research and Applications*, Vol. 4. London: Routledge.

Davidson, K. (2000) What we want: older widows and widowers speak for themselves. *Practice 12*, 1, 45–54.

Davidson, K., Daly, T. and Archer, S. (2003) Older men, social integration and organisational activities. *Social Policy and Society 2*, 2, 81–89.

de Klerk-Rubin, V. (1995) A safe and friendly place to share feelings. *Journal of Dementia Care 3*, 3, 22–24.

Duff, G. and Peach, E. (1994) *Mutual Support Groups: A Response to the Early and Often Forgotten Stage of Dementia.* Stirling: University of Stirling, Dementia Services Development Centre.

Fisher, M. (1994) Man-made care: community care and older male carers. *British Journal of Social Work 24,* 659–680.

Forbat, L. (2005) *Talking about Care: Two Sides to the Story.* Bristol: The Policy Press.

Gerber, G. J., Prince, P. N., Snider, H. G., Atchinson, K. et al. (1991) Group activity and cognitive impairment among patients with Alzheimer's disease. *Hospital and Community Psychiatry 42,* 843–845.

Henderson, A. S. (1990) The social psychiatry of later life. *British Journal of Psychiatry 156,* 645–653.

Iliffe, S. and Manthorpe, J. (2004) The recognition of and response to dementia in primary care: lessons for professional development. *Learning in Health and Social Care 3,* 5–16.

Keady, J. and Nolan, M. (1995) IMMEL: assessing coping responses in the early stages of dementia. *British Journal of Nursing 4,* 309–314.

Lees, K. (2006) Gentlemen who lunch: developing self-help groups for people with early diagnosis of dementia. *PSIGE-Psychology Specialists Promoting Psychological Wellbeing in Late Life-Newsletter 96,* 33–37.

Manthorpe, J. and Iliffe, S. (2005) *Depression in Later Life.* London: Jessica Kingsley Publishers.

Manthorpe, J. and Price, E. (2003) Out of the shadows. *Community Care,* 3 April, 40–41.

Mason, E., Clare, L. and Pistrang, N. (2005) Processes and experiences of mutual support in professionally led support groups for people with early-stage dementia. *Dementia 4,* 87–112.

Mills, M. and Bartlett, E. (2006) Experiential Support Groups for People in the Early to Moderate Stages of Dementia. In B. M. L. Miesen and G. M. M. Jones (eds) *Care-giving in Dementia: Research and Applications,* Vol. 4. London: Routledge.

Murphy, C. (2007) User Involvement in Evaluation. In A. Innes and L. McCabe (eds) *Evaluation in Dementia Care.* London: Jessica Kingsley Publishers.

Pearce, A., Clare, L. and Pistrang, N. (2002) Managing sense of self: coping in the early stages of Alzheimer's disease. *Dementia 1,* 173–192.

Rainsford, C. and Waring, J. (2005) Support groups offer a lifeline. *Journal of Dementia Care 13,* 3, 13–14.

Ruxton, S. (2006) *Working with Older Men: A Review of Age Concern Services.* London: Age Concern England.

Sainsbury, L., Gibson, G. and Moniz-Cook, E. (1996) It's good to talk – man to man. *Journal of Dementia Care 4,* 5, 20–22.

Scott, A. and Wenger, C. (1995) Gender and Social Support Networks in Later Life. In S. Arber and J. Ginn (eds) *Connecting Gender and Ageing: A Sociological Approach.* Maidenhead: Open University Press.

Snyder, L., Quayhagen, M. P., Shepherd, S. and Bower, D. (1995) Supportive seminar groups: an intervention for early stage dementia patients. *The Gerontologist 35,* 691–695.

Teri, L. and Reifler, B. V. (1987) Depression and Dementia. In L. L. Carstensen and B. A. Edelstein (eds) *Handbook of Clinical Gerontology.* New York, NY: Pergamon Press.

van Dijkhurzen, M. I., Clare, L. and Pearce, A. (2006) Striving for connection: appraisal and coping among women with early-stage dementia. *Dementia 5,* 73–94.

Wenger, C. (1994) Support networks and dementia. *International Journal of Psychiatry 9,* 181–194.

White, V. (2006) *The State of Feminist Social Work.* London: Routledge.

13

Psychoedukative Gruppeninterventionen für Betreuungspersonen

Rabih Chattat, Marie V. Gianelli und Giancarlo Savorani

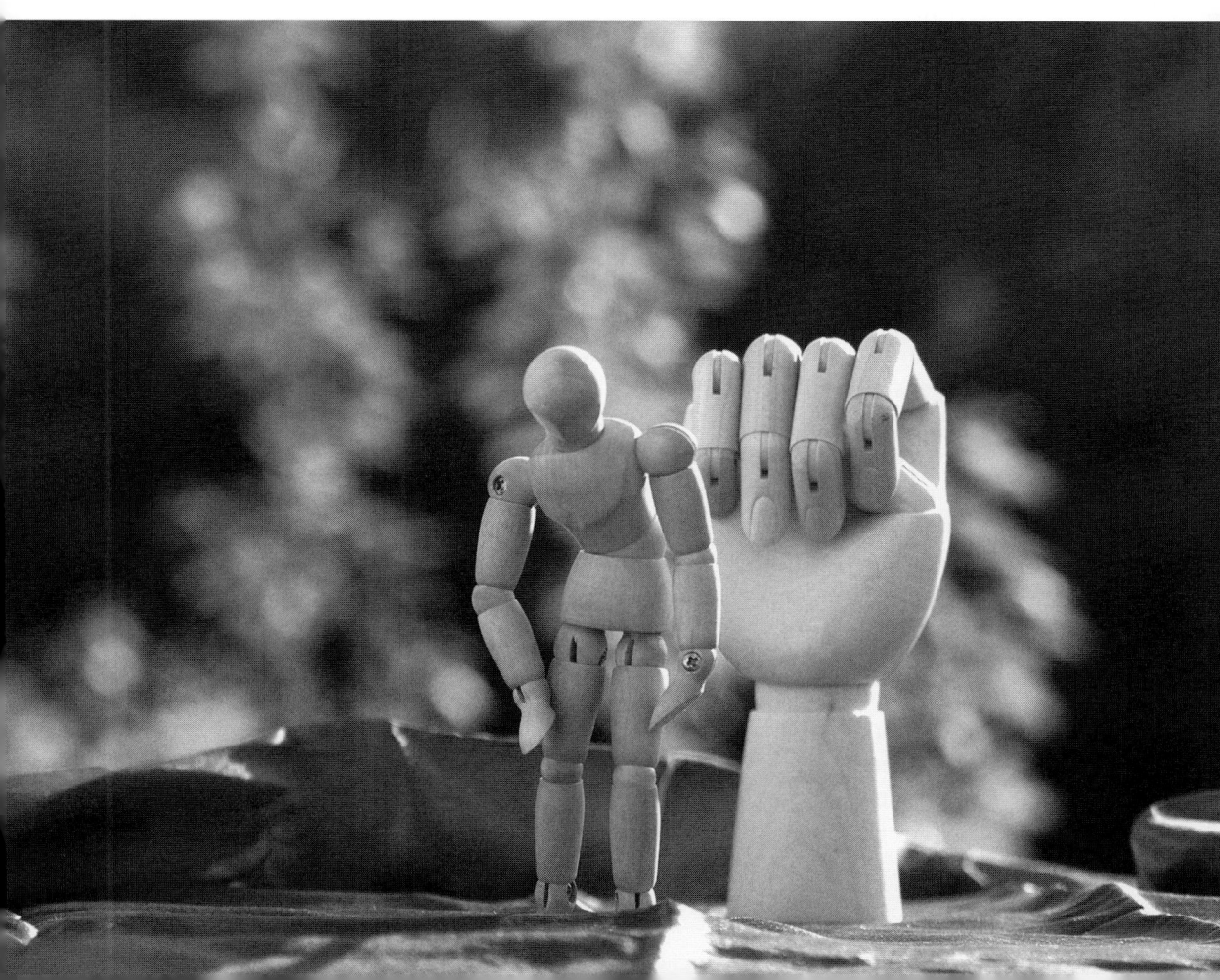

13.1 Überblick

Im Jahr 2000 wurde in Bologna, Italien, von der Region Emilia-Romagna ein psychoedukatives Gruppenprogramm für betreuende Angehörige von Menschen mit Demenz aufgebaut. Später wurde dieses Programm auf gemeindebasierte Einrichtungen ausgedehnt, die von den geriatrischen Abteilungen der Universität und den Galliera Kliniken in Genua geleitet wurden. In diesem Kapitel beschreiben wir den Kontext, die Teilnehmer und die Ergebnisse dieses Gruppenprogramms. Zusammenfassend kommen wir zu dem Schluss, dass es trotz der von Knight et al. (1993) berichteten geringen Wirkung von zeitlich begrenzten Selbsthilfegruppen für Familien Raum für psychoedukative Gruppeninterventionen für betreuende Angehörige gibt, wenn diese theoretisch ausreichend begründet sind und von empirischen Untersuchungen gestützt werden. Diese sollten sich auf die Messung von Ergebnissen berufen, die in die konzeptionelle Basis des Interventionsprogramms passen. Diese Studie unterstützt die Ergebnisse der kanadischen randomisierten Studie von Hébert et al. (2003), in der die Verbesserung der Strategien von Betreuungspersonen innerhalb von Gruppen die Belastung durch Verhaltensauffälligkeiten und psychische Symptome bei Demenz («Behavioural and Psychological Symptoms in Dementia», BPSD) zu verringern schien. Dadurch, dass Betreuungspersonen die Veränderungen ihrer Angehörigen oft missverstehen und damit zusammenhängend die Gefahr von Isolation besteht, ist es sinnvoll, den Bedürfnissen von Angehörigen schon zu der Zeit Beachtung zu schenken, wenn der Mensch, den sie betreuen, noch im Frühstadium der Demenz ist.

In Italien, ebenso wie in anderen Teilen Europas, wird ein Großteil der älteren Menschen mit Demenz zu Hause von der Familie oder von gering bezahlten Betreuungskräften versorgt (Murray/McDaid 2002). Die Belastungen im Zusammenhang mit der Betreuung von dementiell erkrankten Menschen sind gut dokumentiert und viele Studien machen deutlich, dass Betreuende mit Selbsthilfegruppen sehr zufrieden sind (Brodaty et al. 2000), obwohl fast dreißig Jahre Forschung allenfalls fragwürdige Ergebnisse hinsichtlich ihrer Effektivität gezeigt haben (Cooke et al. 2001; Knight et al. 1993; Pusey/Richards 2001). Studien, die demonstrieren, dass sich Selbsthilfegruppen auch auf andere Variablen außer der Zufriedenheit auswirken, haben eher schwerpunktmäßige Programme als zeitlich begrenzte Selbsthilfegruppen zum Gegenstand. Sie beziehen sowohl den Menschen mit Demenz als auch die Betreuungsperson mit ein. Zudem ist ein Unterstützung bietender professioneller Mitarbeiter längerfristig und flexibler verfügbar (Brodaty et al. 2003). Es ist nicht eindeutig festzustellen, ob die geringe Wirksamkeit in unzureichenden Messungen, in nicht geeigneten Programmen oder in beidem begründet ist, wie dies in einem Artikel von Lavoie (1995) mit dem Titel «Support Groups for Informal Carers Don't Work! Refocus the Groups or the Evaluations?» (Selbsthilfegruppen für nicht professionelle Betreuungspersonen funktionieren nicht! Müssen die Gruppen oder die Evaluationsmethoden neu ausgerichtet werden?) herausgestellt wird.

Häufig basieren Interventionen für Selbsthilfegruppen nicht auf einer eindeutigen Theorie und die Ergebnisse stehen offenkundig in Konflikt zueinander (s. Charlesworth 2001). Sogar in Studien, die auf einer Theorie basieren, kann die Beziehung zwischen theoretischem Rahmen und Wirksamkeit der eingesetzten Maßnahmen uneindeutig sein. Für Dienstleistungsanbieter und Entscheidungsträger besteht dann die Schwierigkeit, wichtige Forschungsergebnisse in brauchbare Programme und Hilfsangebote auf lokaler Ebene umzusetzen (Coon et al. 2003a). Eine Möglichkeit, diese Situation zu verändern, besteht darin, sich nicht auf verbesserte Forschungsmethoden zu konzentrieren, sondern darauf, wie man die Wirkung der Maßnahme verbessern kann (Charlesworth 2001), da in den vergangenen zwanzig Jahren bedeutende Fortschritte in der Wirksamkeit von psychosozialen Interventionen gemacht worden sind (Brodaty et al. 2003).

Diejenigen, die Selbsthilfegruppen leiten, haben wenig Zweifel daran, dass sie betreuenden Angehörigen helfen – und die Tatsache, dass die Menschen weiterhin teilnehmen, könnte als ein Indiz für Effektivität gewertet werden. Zudem hat die methodologische Entwicklung von Forschung und klinischen Selbsthilfegruppen für Angehörige, die von Brodaty et al. (2003) herausgestellt wurde, begonnen, Bewegung in klinische Ergebnisse zu bringen. So zeigte beispielsweise eine randomisierte kontrollierte Studie über eine psychoedukative Gruppenintervention mit 158 betreuenden Angehörigen eine deutliche Wirkung auf die Art und Weise, wie die Teilnehmer auf die Verhaltensprobleme ihrer Angehörigen reagierten. Zudem traten die Probleme seltener auf (Hébert et al. 2003). In dieser Studie nahm die Versuchsgruppe über 15 Wochen hinweg an einer zweistündigen, theoretisch begründeten Gruppenintervention zu kognitiven und Verhaltensauffälligkeiten teil, die auf der Transaktionstheorie zu Stress und Bewältigung von Lazarus und Folkman (1984) beruhte, während die Kontrollgruppe die übliche Art von Unterstützung erhielt.

Die theoretische Grundlage von Stress, Bewältigung und Anpassung in der Studie von Hébert et al. (2003) hat die Forschung über betreuende Angehörige über viele Jahre dominiert. Hier wurden Messungen zur Wahrnehmung von Stress und Bewältigung als Ergebnisse verwendet. Zu anderen theoretischen Gerüsten zählen psychodynamische Ansätze und verschiedene soziale Lerntheorien, die typischerweise Ergebnismessungen von Selbstwirksamkeit und Selbstwertgefühl einschließen. Die Wahl der Theorie hatte einen Einfluss auf die Wahl der Interventionsmethoden, der Art und Weise, wie die gewünschten Ergebnisse erzielt werden und der Ergebnismessungen (Schulz/Williamson 1997). Doch zeigen fortlaufende Untersuchungen zur Betreuung von Menschen mit Demenz immer mehr die Multidimensionalität des Betreuungsprozesses auf und deuten darauf hin, dass neue Modelle oder mehr Flexibilität in existierenden Modellen (zur Einbindung von kontextuell besser zugeschnittenen Ergebnismessungen) die einzige Möglichkeit sind, um unser heutiges Verständnis von Betreuung als einem komplexen, dynamischen Prozess zu verbessern (Coon et al.2003b). Ein Beispiel dafür, wie existierende Modelle weiterentwickelt werden können, macht die vorher beschriebene kanadische Studie deutlich, in der sowohl der Interventionsprozess als auch der Inhalt berücksichtigt worden sind (Lévesque et al. 2002).

Über die Effektivität einer psychoedukativen Gruppe für betreuende Angehörige wurde in der italienischen Stadt Brescia berichtet (Magni et al. 1995; Nobili et al. 2004; Zanetti et al. 1998a), doch hatte bis in die jüngste Vergangenheit die Unterstützung betreuender Angehöriger keine landesweite Priorität. Im Jahr 2000 wurde ein regionales Gesetz zum Gesundheitssystem für die Region Emilia-Romagna verabschiedet, in dem festgeschrieben wurde, dass Interventionen für Betreuungspersonen wesentlicher Bestandteil des Programms zur Entwicklung von Hilfsangeboten und Interventionsprotokollen für Menschen mit Demenz sein müssen. In Übereinstimmung mit diesem Gesetz und in Zusammenarbeit mit den lokalen Verbänden professioneller Fachkräfte und betreuender Angehörige von Menschen mit Demenz entwickelten wir eine psychoedukative Gruppenintervention für betreuende Angehörige in Bologna. Im Folgenden beschreiben wir diese Maßnahme und stellen einige der Ergebnisse vor.

13.2 Hintergründe und Argumente für die Entwicklung des Programms

Die italienische Stadt Bologna, in der das Programm entwickelt wurde, war insofern eher untypisch für viele Städte im Süden Europas – Italien eingeschlossen – dass sie die meisten der für große städtische Gebiete typischen Merkmale aufwies. Hier herrschen sehr unterschiedliche soziale Verhältnisse. In Bologna leben wenige große Familien, sondern eher kleinere Kernfamilien und zahlreiche Familien mit doppeltem Einkommen, da beide Partner berufstätig sind. Zudem ist die Scheidungs- und Trennungsrate hoch. All diese Faktoren haben dazu geführt, dass nur wenige Familien ihre älteren Angehörigen unterstützen können oder wollen und dass es eine steigende Zahl von Nicht-EU-Bürgern (in der Regel Frauen) gibt, die als «Altenpfleger/innen», also als bezahlte Pflegekräfte arbeiten. Trotzdem bleibt die Betreuung und Versorgung von Menschen mit Demenz weiterhin zum größten Teil eine «Familienangelegenheit» (Vernooij-Dassen et al. 2005), und dies hauptsächlich aus folgenden Gründen:

- Die mit Demenz verbundene erhebliche Stigmatisierung stellt immer noch eine Barriere dar, Hilfsangebote wahrzunehmen.
- Die Unterstützung, die Hilfsprogramme bieten können, wird zu wenig erkannt.
- Es fehlen Erfahrungen mit Selbsthilfegruppen und Gruppentherapien allgemein.

Die Mehrheit der betreuenden Angehörigen in Bologna entsprach den Dokumentationen der Fachliteratur (Senesi et al. 1999). Sie waren oft Frauen, die als «versteckte Patientinnen» (Coon et al. 2003a) bezeichnet werden konnten. Diese hatten ihren demenzkranken Angehörigen über lange Zeit betreut und berichteten über

- vermehrte körperliche und psychische Gesundheitsprobleme,
- fehlenden Schlaf,
- zusätzliche berufliche Schwierigkeiten,

- größere familiäre Konflikte
- eine eingeschränkte Freizeit,
- einen höheren Gebrauch von Psychopharmaka und
- ein schlechteres Immunsystem im Vergleich zu anderen Personen, die keinen Menschen mit Demenz oder überhaupt niemanden betreuen (s. Ory et al. 1999; Schulz et al. 1995; Zarit et al. 1998).

Unter den Methoden, die als für die Umsetzung von der Theorie in die Praxis am effektivsten galten, wählten wir einen Ansatz, der primär auf der Schulung von Wissen und Kompetenz basierte. Die Bedeutung von Wissen und seiner Rolle als «Mäßiger» in belastenden Situationen wurde vor einigen Jahren von Lazarus und Folkman (1984) herausgestellt. Auch Paykel (1983) hat die Wirkung von Bekanntem im Gegensatz zu Unbekanntem und ihren Einfluss auf Bewältigungsstrategien verglichen. In einem psychiatrischen Kontext war es Liberman (1987), der ein «psychoedukatives» Modell zur familiären Betreuung vorgeschlagen hat. Er war der Meinung, dass Betreuungskompetenzen und ihre Wirksamkeit durch die Schulung von Wissen und Kompetenz verbessert werden können.

Wir folgten einem Modell, welches das Leid von Betreuungspersonen in den Vordergrund stellt und die Behandlung von primären und sekundären Belastungen einschließt, wobei sich letztere auf den Rollenwandel und innere Konflikte beziehen. Unser Programm vollzog sich in drei Schritten, wie dies auch von Zarit und Edwards empfohlen wird (1999):

1. *Informationsstrategie:* Schulung über Demenz und ihren Verlauf; Wirkung der Krankheit auf den Betroffenen und seine Familie; Probleme bei der Langzeitbetreuung; Verfügbarkeit von Ressourcen.
2. *Umgang mit belastenden Situationen:* zwischenmenschliche Beziehungen und emotionale Probleme.

Diese beiden Schritte helfen Betreuenden möglicherweise, mit problematischen Situationen besser umzugehen und ihr Kontrollgefühl zu verbessern.

3. *Praktische und emotionale Unterstützung:* Diese sollte langfristig erfolgen, da sie dem Betreuenden über den gesamten Krankheitsverlauf hinweg ein Gefühl von Sicherheit vermittelt.

13.2.1 Das Programm

Das Schulungsprogramm war in zehn wöchentlich stattfindende Sitzungen von jeweils neunzig Minuten Dauer gegliedert. In jeder Sitzung wurde ein Aspekt von Demenz behandelt. Während des ersten, von einem Psychologen geleiteten Treffens, wurden die Teilnehmer gebeten, über ihre Situation, ihre Schwierigkeiten, ihren ersten Kontakt mit der Krankheit, erste Symptome bis zur Diagnose und über die Wirkung von Demenz auf ihr Befinden zu erzählen. Das Ziel dieser ersten

Sitzung war, die Sozialisation zu verbessern und Erfahrungen nicht nur zwischen Betreuenden und Gruppenleiter, sondern auch zwischen den Teilnehmern auszutauschen. Während der folgenden drei Treffen erläuterte ein Facharzt für Geriatrie einige klinische Aspekte von Demenz wie Epidemiologie, Risikofaktoren, Formen, Krankheitsverlauf und verschiedene Symptome. Drei weitere, vom Psychologen geleitete Sitzungen waren der Besprechung von Beziehungen zwischen dem jeweiligen Menschen mit Demenz und dem betreuenden Angehörigen, Schwierigkeiten mit Bewältigung, Orientierung und Kommunikation mit dem demenzkranken Menschen, leidensfördernden Faktoren und einigen Strategien zum Umgang mit Symptomen, Verhaltensproblemen und Stress gewidmet. Die verbleibenden drei Sitzungen wurden abwechselnd von einer Pflegefachkraft, einem Experten in rechtlichen und ethischen Fragen bei Demenz und einem Sozialarbeiter geleitet, die die lokalen Hilfsangebote erklärten. Zu Beginn jeder Sitzung besprach der Gruppenleiter eine halbe Stunde lang das Thema des Tages und die verbleibende Zeit konnten die Teilnehmer eigene Themen oder Fragen erörtern.

Nach Beendigung des Programms konnten die betreuenden Angehörigen weiterhin an einer Selbsthilfegruppe teilnehmen. Diese fand monatlich statt, wurde von einem Psychologen geleitet und hatte zum Ziel, Kontakte zu erhalten, den Ausdruck von Gefühlen zu erleichtern und die Betreuenden über den gesamten Krankheitsverlauf hinweg zu unterstützen. In diesem Stadium waren auch individuelle Beratungen möglich, um dem Betreuenden verstärkt Rückhalt und zusätzliche Gelegenheit zur Besprechung seiner Probleme zu geben.

13.3 Teilnehmer und Ergebnisse

Die Teilnehmer wurden in Zusammenarbeit mit dem italienischen Verband zur Erforschung und Unterstützung bei Alzheimerdemenz («Association for Research and Assistance in Dementia», ARAD), dem lokalen Amt des nationalen Gesundheitssystems von Bologna Nord und der geriatrischen Abteilung der Galliera Kliniken in Genua rekrutiert. Die Betreuungspersonen erhielten Informationen zum Programm und Einladungen zur Teilnahme per Rundbrief und bei einem öffentlichen Treffen. Die erste Gruppe fand im Herbst 2001 in Bologna statt und bis 2003 wurden drei weitere Gruppenprogramme mit insgesamt 46 Teilnehmern durchgeführt. In Genua wurde das Projekt 2004 gestartet und wird bis jetzt weitergeführt. Die in diesem Kapitel aufgeführten Daten beziehen sich jedoch nur auf Bologna.

Der erste Schritt, d. h. die Informationsstrategie, wurde mit Gruppen von zehn bis zwölf Betreuungspersonen entwickelt, die ihre schriftliche Zustimmung zur Teilnahme gegeben hatten. Alle waren primäre Betreuungspersonen ihres demenzkranken Angehörigen und lebten in Bologna. Die Diagnose war von einem Facharzt für Geriatrie gestellt worden. Von den 46 Teilnehmern waren 16 Männer und 30 Frauen. Das Durchschnittsalter lag bei 57,5 Jahren ($\pm$ 11,00 Jahre, 30 bis 82 Jahre). Alle hatten ihre Angehörigen direkt betreut oder waren täglich an ihrer Betreuung beteiligt. Von den 46 Teilnehmern lebten 26 mit dem demenzkranken

Angehörigen zusammen. Die anderen zwanzig wohnten in unmittelbarer Nähe und waren an der täglichen Versorgung beteiligt. Dreißig Teilnehmer waren Töchter oder Söhne und 16 Ehepartner. Diese Zahlen verdeutlichen möglicherweise die Schwierigkeiten von Ehepartnern – insbesondere dann, wenn sie selbst älter sind – an dieser Art von Programm teilzunehmen, und ihre Tendenz, die Verantwortung zur Interaktion mit der Außenwelt an die Töchter oder Söhne abzugeben.

Gerade etwas über die Hälfte der Teilnehmer (54,3 %) hatte eine achtjährige Schulbildung und etwas weniger als die Hälfte (45,7 %) eine dreizehnjährige oder längere Schulbildung. Etwa die Hälfte war berufstätig (47 %), die anderen 53 % waren Rentner. Die meisten betreuten weibliche Angehörige (weiblich n = 33; männlich n = 13) mit einem Durchschnittsalter von 80,17 Jahren (± 7,30 Jahre, 60 bis 93 Jahre). Die durchschnittliche Krankheitsdauer betrug 4,18 Jahre (± 2,88 Jahre). Somit hatten diese Angehörigen bedeutende Erfahrungen mit der Betreuung von Menschen mit Demenz.

Vor und nach den Gruppen wurden die Teilnehmer anhand der im folgenden Abschnitt aufgeführten Messinstrumente beurteilt, um die Interaktion zwischen subjektiven Faktoren, Bewältigung und Krankheitsaspekten zu ermitteln und damit Belastung und Befinden der Betreuungspersonen zu bestimmen. Während Krankheitssymptome und soziodemografische Daten als primäre Stressfaktoren angesehen werden können, gleichen adäquate Bewältigungsstrategien der Betreuungsperson die erlebte Belastung möglicherweise aus.

13.3.1 Messinstrumente

- Mini-Mental-Status-Test (MMST) zur Bestimmung des kognitiven Status des Menschen mit Demenz (Folstein et al. 1975).
- «Neuropsychiatric Inventory» (NPI, Cummings et al. 1994): strukturiertes Interview mit der Betreuungsperson zur Beurteilung von Verhaltensauffälligkeiten und psychischen Symptome des Menschen mit Demenz. Das NPI umfasst elf Bereiche neuropsychiatrischer Symptome bei Demenz, die auf einer Fünf-Punkte-Likert-Skala nach Häufigkeit (Wie häufig tritt das Symptom auf?), Schweregrad (Wie gravierend ist das Symptom für den Menschen mit Demenz?) und Multiplikation von Häufigkeit und Schweregrad (Ausmaß der Verhaltensprobleme) bewertet werden. Das NPI beinhaltet auch eine Vier-Punkte-Likert-Skala zur Bewertung von Stress, den die Betreuungsperson in Zusammenhang mit den Symptomen empfindet.
- «Caregiver Burden Inventory» (CBI, Novak/Guest 1989): umfasst 24 Punkte, die auf einer Fünf-Punkte-Likert-Skala gemessen werden, um verschiedene Bereiche von Belastung betreuender Angehöriger im Zusammenhang mit Demenz zu beurteilen. Die fünf Subskalen beinhalten:
  - physische Belastung: Wie viel körperliche Hilfestellung ist zur Unterstützung des demenzkranken Angehörigen erforderlich und welche Auswirkungen hat diese auf die eigene körperliche Verfassung?

- zeitliche Belastung: Wie viel Zeit benötigt die Unterstützung des demenzkranken Angehörigen?
- soziale Belastung: Wie wirkt sich die Betreuung des demenzkranken Angehörigen auf das eigene soziale Leben aus?
- emotionale Belastung: Wie empfindet die Betreuungsperson die emotionalen Auswirkungen?
- Belastung hinsichtlich der eigenen Entwicklung: Wie hat sich das eigene
  Leben infolge der Aufgabe als Betreuungsperson verändert?

- «Coping Orientations to Problems Experienced» (COPE): Der Fragebogen
  umfasst 60 Punkte sowie eine Fünf-Punkte-Skala zur Selbsteinschätzung von
  Bewältigungsstrategien und wurde für die italienische Bevölkerung validiert
  (Carver et al. 1989; Sica et al. 1997). Folgende Bereiche werden abgefragt: sozi-
  ale Unterstützung, Problemlösung, Vermeidung von emotionaler Beteiligung,
  positive Einstellung und religiöse Bewältigungsformen (Glaube, Sinngebung).
- Soziodemografische Daten wie Geschlecht, Alter, Beziehung, beruflicher Stand,
  Beginn und Dauer der Erkrankung wurden ebenfalls erfasst.

13.3.2 Ergebnisse

Die in **Tabelle 13-1** dokumentierten Ergebnismessungen verdeutlichen die von den
Betreuungspersonen berichteten signifikanten Verbesserungen im Bereich psychische Symptome, Verhaltensauffälligkeiten und Bewältigung durch soziale Unterstützung. Die Symptome traten seltener auf und waren weniger gravierend. Die
Betreuenden berichteten darüber, dass sie den Stress im Zusammenhang mit den
Verhaltensauffälligkeiten des anderen – zwar weniger deutlich ausgeprägt als in
den anderen Bereichen – aber doch als geringer erlebten. Zudem fühlten sie sich
emotional mehr entlastet und suchten eher Unterstützung bei anderen. Gerade
dies stellte eine deutliche Veränderung dar, die möglicherweise die Nützlichkeit
von psychoedukativen Gruppeninterventionen zur Erfüllung einiger dieser
Bedürfnisse bestätigt. Eine weitere deutliche Veränderung konnte auf der problemorientierten Subskala COPE beobachtet werden. Hier werden Aktivitäten und
Pläne zum Umgang mit Problemen beurteilt. Die Ergebnisse deuteten auf einen
weniger problemorientierten Umgang hin, was vermuten lässt, dass einige Betreuungspersonen vorher etwas übermäßig engagiert in ihrer Suche nach Methoden
zur Anpassung an Demenz geworden waren. Es scheint, dass die Gruppenintervention den Betreuenden bei einigen Aspekten bezüglich Bewältigung hilft (z. B.
soziale Unterstützung, die auch auf das Verhalten hinsichtlich Informationssuche
abzielt), nicht aber bei anderen.

Die wichtigsten Rückschlüsse, die aus den Daten gezogen werden können, sind:
Eine psychoedukative Intervention wie diese kann betreuenden Angehörigen helfen, die Erscheinungsformen von Demenz und die verschiedenen Symptome besser zu verstehen. Durch dieses Verständnis und eine andere Zuordnung der Ursa-

Tabelle 13-1: Ergebnismessungen

	Mess-instrument	Ausgangs-situation	nach der Gruppenin-tervention	P-Wert
		Mittelwert (Standard-abweichung)	Mittelwert (Standard-abweichung)	
kognitiver Status des Menschen mit Demenz	MMST	16,81 (± 6,30)	17,89 (± 5,57)	statistisch nicht signifikant
Bericht der Betreuungsperson: Wie häufig treten die Verhaltensauffällig-keiten/psychischen Symptome auf?	NPI Häufigkeit	19,38 (± 7,07)	14,05 (± 5,65)	0,006
Bericht der Betreuungsperson: Wie gravierend sind die Verhaltensauffällig-keiten/psychischen Symptome?	NPI Schweregrad	12,05 (± 7,15)	8,15 (± 4,73)	0,0004
Ausmaß der Problematik	NPI Häufigkeit x Schweregrad	27,27 (± 8,48)	17,83 (± 3,53)	0,0004
Bewertung von Stress, den die Betreuungs-person in Zusammenhang mit Verhaltensauf-fälligkeiten/psychischen Symptomen erlebt	NPI Stress	17,83 (± 3,53)	14,50 (± 3,81)	0,067
emotionale Belastung der Betreuungsperson	CBI – emotio-nale Belastung	3,22 (± 4,11)	2,0 (± 2,16)	0,081
Bewältigung durch soziale Unterstützung	COPE – soziale Unterstützung	29,94 (± 6,95)	27,76 (± 6,36)	0,030
Bewältigung durch Problemlösungsstrategien	COPE – Prob-lemlösung	32,27 (± 6,28)	31,36 (± 6,40)	0,051

chen können psychische Symptome und Verhaltensauffälligkeiten bei Demenz möglicherweise abgemildert werden.

Eines der gravierendsten Probleme von betreuenden Angehörigen ist das erlebte Gefühl von Verlust und Einsamkeit. Konnten sie ihre Situation dadurch besser bewältigen, dass sie soziale Unterstützung erfuhren, dann deutet dies darauf hin, dass die Gruppentreffen ihnen Gelegenheit bot, ihre persönlichen Bedürfnisse zu erfüllen – zum einen durch den Zugang zu Informationen über die Krankheit, zum anderen durch Gespräche über ihre emotionale Belastung mit anderen in ähnlicher Situation.

Im zweiten Teil der Analyse führen wir einige soziodemografische Daten auf, die mit der Belastung von Betreuungspersonen in Verbindung stehen. Ziel ist, die Rolle verschiedener Variablen bei der Verringerung von Belastung herauszustellen. Die statistische Analyse unter Anwendung der einfaktoriellen Varianzanalyse («Analysis Of Variance», ANOVA) ergab folgende Ergebnisse:

1. Betreuende mit einem höheren Bildungsstand waren eher aktiv bei der Suche nach sozialer Unterstützung, verwendeten Problemlösungsstrategien, verschafften sich eher Zugang zu Informationen und waren eher bereit, Unterstützung durch andere zu akzeptieren. Die genannten Punkte verdeutlichen einen eher anpassungsfähigen Umgang mit der Situation. Die Betreuenden berichteten im Caregiver Burden Inventory über eine geringere zeitliche (F = 2,97; P = 0,047) und körperliche Belastung (F = 4,54; P = 0,009). Der Bildungsstand hatte ebenfalls einen Einfluss auf die Bewältigungsstrategien, wobei Teilnehmer mit einem höheren Bildungsgrad eher in der Lage waren, die soziale Unterstützung zu nutzen (F = 4,84; P = 0,006).

2. Betreuungspersonen, die für ihre Leistungen bezahlt wurden, fühlten sich in folgenden Bewertungskategorien weniger belastet: Belastung hinsichtlich der eigenen Entwicklung (F = 14,85; P = 0), physische Belastung (F = 13,83; P = 0) und emotionale Belastung (F = 9,96; P = 0,003).

3. Von Bedeutung ist die Art der Beziehung zwischen der Betreuungsperson und dem Menschen mit Demenz. Ehepartner fühlten sich im Vergleich zu Töchtern oder Söhnen in folgenden Bewertungskategorien stärker belastet: Belastung hinsichtlich der eigenen Entwicklung (F = 10,67; P = 0,002), physische Belastung (F = 11,73; P = 0,001) und emotionale Belastung (F = 11,45; P = 0,001).

Achtzig Prozent der Betreuungspersonen, die an dem Programm teilgenommen hatten, besuchten weiterhin monatlich stattfindende Selbsthilfegruppen und nahmen von Zeit zu Zeit auch individuelle Beratung in Anspruch. Nun haben wir untersucht, wie sich dieses insgesamt dreijährige Schulungs- und Hilfsprogramm auf Betreuende ausgewirkt hat. Obwohl die Daten nicht vollständig sind, helfen uns einige Rückschlüsse, die wir aus den Folgeinterviews gezogen haben, die Rolle derartiger Interventionen zu verstehen. Die häufigsten Antworten, die Angehörige gegeben haben, als sie zu ihrer Meinung über den Nutzen der Maßnahme befragt wurden, lauteten:

1. «Das Programm hat uns geholfen, uns nicht mehr so allein mit unserem Problem zu fühlen.»
2. «In der Gruppe haben wir Menschen getroffen, die verstehen, was es bedeutet, einen Angehörigen oder Partner zu haben, der an dieser Art von Krankheit leidet.»
3. «Nach der Teilnahme an dem Programm können wir ohne Angst davor, stigmatisiert zu sein, darüber sprechen, was in unserem Leben geschieht. Wir müssen auch nichts mehr leugnen oder bagatellisieren.»
4. «Die Gruppe gab uns die Möglichkeit, ständig in Kontakt mit anderen zu sein, die uns helfen, mit unseren Problemen fertigzuwerden.»
5. «Die Gruppe bot uns die Chance, neue Beziehungen zu anderen Menschen aufzubauen.»

Für Betreuende geht das Ausdrücken von Gefühlen von Einsamkeit und Isolation mit einem starken Bedürfnis nach Kontinuität in der Unterstützung einher – das machen diese Antworten deutlich. Auf diese Weise können sie das Empfinden kompensieren, von anderen, und hierbei insbesondere von dem Menschen mit Demenz selbst, verlassen zu sein.

13.4 **Fazit**

Die Belastung von betreuenden Angehörigen steht weniger in Zusammenhang mit dem Stadium der Demenz – und hier insbesondere weniger mit dem kognitiven und funktionellen Status – als mit dem Zustand des Betreuenden und mit dem Betreuungsprozess (Montgomery/Kosloski 1999). Diese Aussage bestätigt das, was auch die gegenwärtige Fachliteratur beschreibt und deutet darauf hin, dass die Faktoren, die zur Belastung von Betreuenden beitragen, weniger mit der Krankheit selbst in Zusammenhang stehen, sondern mit anderen, subjektiven Faktoren wie

- Zeitpunkt des Krankheitsbeginns,
- Dauer des Krankheitsprozesses,
- Alter von Betreuungsperson und Mensch mit Demenz,
- Verhältnis der beiden zueinander,
- Bildungs- und Berufsstand des Betreuenden,
- Qualität der früheren Beziehung,
- positive Aspekte der Betreuungsrolle.

Sie alle können das Stressempfinden beeinflussen (Dunkin/Anderson-Hanley 1998; Ford et al. 1997; Thommesen et al. 2002; Zanetti et al. 1998b).

Ein wichtiger Aspekt hinsichtlich der von Betreuungspersonen empfundenen Belastung ist, wie häufig Verhaltensauffälligkeiten und psychische Symptome auftreten. Die hier beschriebene Studie bestätigt, dass Gruppeninterventionen und insbesondere dieses Interventionsmodell die Problematik zumindest kurzfristig verringern können. Obwohl unsere Untersuchung nicht die Bedingungen einer kontrollierten Studie erfüllt, bestätigt sie die Ergebnisse der randomisierten kontrollierten Studie von Hébert et al. (2003), die sich auf eine ähnliche theoretische Grundlage stützt wie unsere in Bologna durchgeführte Studie. Auch dort wurden geringere Verhaltensauffälligkeiten und psychische Symptome beobachtet.

Sicherlich sind unsere Ergebnisse bescheiden. Trotzdem ist ein positiver Aspekt dieses Programms, dass es die Entwicklung von weiteren, klar definierten und langfristig angelegten psychosozialen Interventionen einleitet, die den sich ändernden Bedürfnissen von Familien in ihrer «Laufbahn» als Betreuende von Menschen mit Demenz gerecht werden können (Montgomery/Kosloski 1999). In den nachfolgend durchgeführten Interviews betonten die meisten Betreuungspersonen, wie wichtig es für sie sei, sich mit anderen in ähnlichen Situationen austauschen und Gefühle ausdrücken zu können. Dies wurde zusätzlich zu den Informationen, die sie erhielten, als sehr bedeutend empfunden.

Obwohl auch Messungen zu Ängsten und Depressionen durchgeführt wurden, haben wir diese Ergebnisse hier nicht dokumentiert, da die Gruppenintervention hier nur geringe Wirkung zeigte. Dies überrascht jedoch nicht, da entsprechend der dieser Studie zugrunde liegenden Theorie eine verbesserte Gemütsverfassung des Betreuenden eine weiterführend unterstützende und individuell zugeschnittene psychosoziale Intervention erfordern würde (Brodaty et al. 2003). Die Gelegenheit zu weiterführender Gruppenunterstützung und individueller Beratung kann, so nehmen wir an, die Gemütsverfassung von Betreuungspersonen verbessern (Caron et al. 2000), und wenn sie gleich zu Beginn der «Familienreise» angeboten wird, kann ein Zusammenbruch der häuslichen Versorgung möglicherweise verhindert werden. Dies demonstrieren Studien über individuell gestaltete psychosoziale Interventionen für betreuende Angehörige in New York (Mittelman et al. 2004).

Ein optimistisch stimmender Aspekt ist, dass diese in Italien durchgeführte Gruppenintervention Teil eines regionalen Programms ist. Dieses strebt an, Hilfsangebote für Menschen mit Demenz und ihre Betreuungspersonen zu verbessern und somit den Rahmen zu schaffen, die internationale Erforschung psychosozialer Interventionen bei Demenz anzugleichen und dies innerhalb örtlicher Einrichtungen umzusetzen.

Literaturhinweise

Brodaty, H., Green, A. and Graham, N. (2000) Alzheimer's (Disease and Related Disorders) Associations and Societies: Supporting Family Carers. In J. O'Brien, D. Ames and A. Burns (eds) *Dementia*. London: Arnold.

Brodaty, H., Green, A. and Koschera, A. (2003) Meta-analysis of psychosocial interventions for caregivers of people with dementia. *Journal of the American Geriatric Society 51*, 657–664.

Caron, W. A., Pattee, J. J. and Otteson, O. J. (2000) *Alzheimer's Disease: The Family Journey*. Plymouth: North Ridge Press.

Carver, C. S., Scheier, M. F. and Weintraub, J. K. (1989) Assessing coping strategies: a theoretically based approach. *Journal of Personality and Social Psychology 56*, 267–283.

Charlesworth, G. (2001) Reviewing psychosocial interventions for family carers of people with dementia. *Aging and Mental Health 5*, 104–106.

Cooke, D. D., McNally, L., Mulligan, K. T., Harrison, M. J. G. and Newman, S. P. (2001) Psychosocial interventions for caregivers of people with dementia: a systematic review. *Aging and Mental Health 5*, 120–135.

Coon, D. W., Gallagher-Thompson, D. and Thompson, L. W. (eds) (2003a) *Innovative Interventions to Reduce Dementia Caregiver Distress: A Clinical Guide*. New York, NY: Springer.

Coon, D. W., Ory, M. G. and Schulz, R. (2003b) Family Caregivers: Enduring and Emergent Themes. In D. W. Coon, D. Gallagher-Thompson and L. W. Thompson (eds) *Innovative Interventions to Reduce Dementia Caregiver Distress: A Clinical Guide*. New York, NY: Springer.

Cummings, J. L., Mega, M. S., Gray, K., Rosemberg-Thompson, S. and Gornbein, T. (1994) The neuropsychiatric inventory: comprehensive assessment of psychopathology in dementia. *Neurology 44*, 2308–2314.

Dunkin, J. and Anderson-Hanley, C. (1998) Dementia caregiver burden: a review of the literature and guidelines for assessment and intervention. *Neurology 51* (suppl. 1), S53–S60.

Folstein, M. F., Folstein, S. E. and McHugh, P. R. (1975) Mini-mental state: a practical method for grading the cognitive state of patients for the clinician. *Journal of Psychiatric Research 12*, 189–198.

Ford, G. R., Goode, K. T., Barrett, J. J., Harrell, L. E. and Haley, W. E. (1997) Gender roles and caregiving stress: an examination of subjective appraisal of specific primary stressors in Alzheimer's caregivers. *Aging and Mental Health 1*, 158–165.

Hébert, R., Lévesque, L., Vezina, J., Lavoie, J., et al. (2003) Efficacy of a psychoeducative group program for caregivers of demented persons living at home: a randomized controlled trial. *Journal of Gerontology Series B – Psychological and Social Sciences 58*, S58-S67.

Knight, B. G., Lutzky, S. M. and Macofsky-Urban, F. (1993) A meta-analytic review of interventions for caregiver distress: recommendations for future research. *Gerontologist 33*, 240–248.

Lavoie, J. P. (1995) Support groups for informal caregivers don't work! Refocus the groups or the evaluations? Canadian Journal on Aging/La Revue Canadienne du Vieillissement 14, 580–595.

Lazarus, R. S. and Folkman, S. (1984) *Stress, Coping and Appraisal.* New York, NY: Springer.

Lévesque, L., Gendron, C., Vezina, J., Hébert, R., et al. (2002) The process of a group intervention for caregivers of demented persons living at home: conceptual framework, components and characteristics. *Aging and Mental Health 6*, 239–247.

Liberman, R. P. (1987) *Psychiatric Rehabilitation of Chronic Mental Patients.* Washington, DC: Amerian Psychiatric Press.

Magni, E., Zanetti, O., Bianchetti, A., Binetti, G. and Trabucchi, M. (1995) Evaluation of an Italian educational programme for dementia caregivers: results of a smallscale pilot study. *International Journal of Geriatric Psychiatry 10*, 569–573.

Mittelman, M. S., Roth, D. L., Haley, W. and Zarit, S. H. (2004) Effects of a caregiver intervention on negative caregiver appraisals of behaviour problems in patients with Alzheimer's disease: results of a randomized controlled trial. *Journal of Gerontology: Psychological Sciences 59B*, 27–34.

Montgomery, R. J. V. and Kosloski, K. D. (1999) Family Caregiving: Change, Continuity and Diversity. In R. L. Rubinstein and P. Lawton (eds) *Alzheimer's Disease and Related Dementias: Strategies in Care and Research.* New York, NY: Springer.

Murray, J. and McDaid, D. (2002) Carer Burden: The Difficulties and Rewards of Care-giving. In M. Warner, S. Furnish, M. Longley and B. Lawlor (eds) *Alzheimer's Disease: Policy and Practice across Europe.* Oxford: Radcliffe.

Nobili, A., Riva, E., Tettamanti M., Lucca U., et al. (2004) The effect of a structured intervention on caregivers of patients with dementia and problem behaviours: a randomized controlled pilot study. *Alzheimer Disease and Associated Disorders 18*, 75–82.

Novak, M. and Guest, C. (1989) Application of a multidimensional caregiver burden inventory. *Gerontologist 29*, 798–803.

Ory, M. G., Hoffman, R. R., Yee, J. L., Tennstadt, S. and Schulz, R. (1999) Prevalence and impact of caregiving: a detailed comparison between dementia and non-dementia caregivers. *Gerontologist 39*, 177–185.

Paykel, E. S. (1983) Methodological aspects of life events research. *Journal of Psychosomatic Research 27*, 341–352.

Pusey, H. and Richards, D. (2001) A systematic review of the effectiveness of psychosocial interventions for carers of people with dementia. *Aging and Mental Health 5*, 120–135.

Schulz, R. and Williamson, G. M. (1997) The measurement of caregiver outcomes in Alzheimer disease research. *Alzheimer Disease and Associated Disorders 11*, 117–124.

Schulz, R., O'Brien, A. T., Bookwala, J. and Fleissner, K. (1995) Psychiatric and physical morbidity effects of dementia caregiving: prevalence, correlates, and causes. *Gerontologist 35*, 771–791.

Senesi, B., Gianelli, M. V., Marcenaro, M., Polleri, A., Bonetti, R. and Molinari, R. (1999) Caregiving informale, stress ed adattamento emotivo nell'assistenza al paziente con demenza. I risultati di uno studio preliminare. In G. Spinetti and A. Netti (eds) *La malattia di Alzheimer: malattia sociale.* Bologna: Edizioni Istituto Internazionale di Psichiatria e Psicoterapia.

Sica, C., Novara, C., Dorz, S. and Sanavio, E. (1997) Coping orientation to problem experienced (COPE): traduzione e adattamento italiano. *Bollettino di Psicologia Applicata 233*, 23–34.

Thommesen, B., Aarsland, D., Braekhus, A., Oksengaard, A. R., Engedal, K. and Laake, K. (2002) The psychosocial burden on spouses of the elderly with stroke, dementia and Parkinson's disease. *International Journal of Geriatric Psychiatry 17*, 78–84.

Vernooij-Dassen, M., Moniz-Cook, E., Woods, R., De Lepeleire, J., et al. (2005) Factors affecting timely recognition and diagnosis of dementia across Europe: from awareness to stigma. *International Journal of Geriatric Psychiatry 20*, 377–386.

Zanetti, O., Metitieri, T., Bianchetti, A. and Trabucchi, M. (1998a) Effectiveness of an educational programme for demented persons' relatives. *Archives of Gerontology and Geriatrics 6*, 531–538.

Zanetti, O., Frisoni, G.B., Bianchetti, A., Tamanza, G., Cigoli, V. and Trabucchi, M. (1998b) Depressive symptoms of Alzheimer caregivers are mainly due to personal rather than patient factors. *International Journal of Geriatric Psychiatry 13*, 358–367.

Zarit, S.H. and Edwards, A.B. (1999) Family Caregiving: Research and Clinical Intervention. In R.T. Woods (ed.) *Psychological Problems of Ageing*. Chichester: Wiley.

Zarit, S.H., Stephens, M.A., Townsend, A. and Greene, R. (1998) Stress reduction for family caregivers: effects of adult day care use. *Journal of Gerontology 53b*, S267-S277.

Weiterführende Literatur

Gianelli, M.V., Senesi, B., Molinari, L. and Polleri, A. (2000) How heavily does the burden of patients' cognitive impairment emotionally affect their caregivers? Paper presented at conference on ‹Non-Alzheimer Cognitive Impairment›, Newcastle-upon-Tyne, 4–7 April.

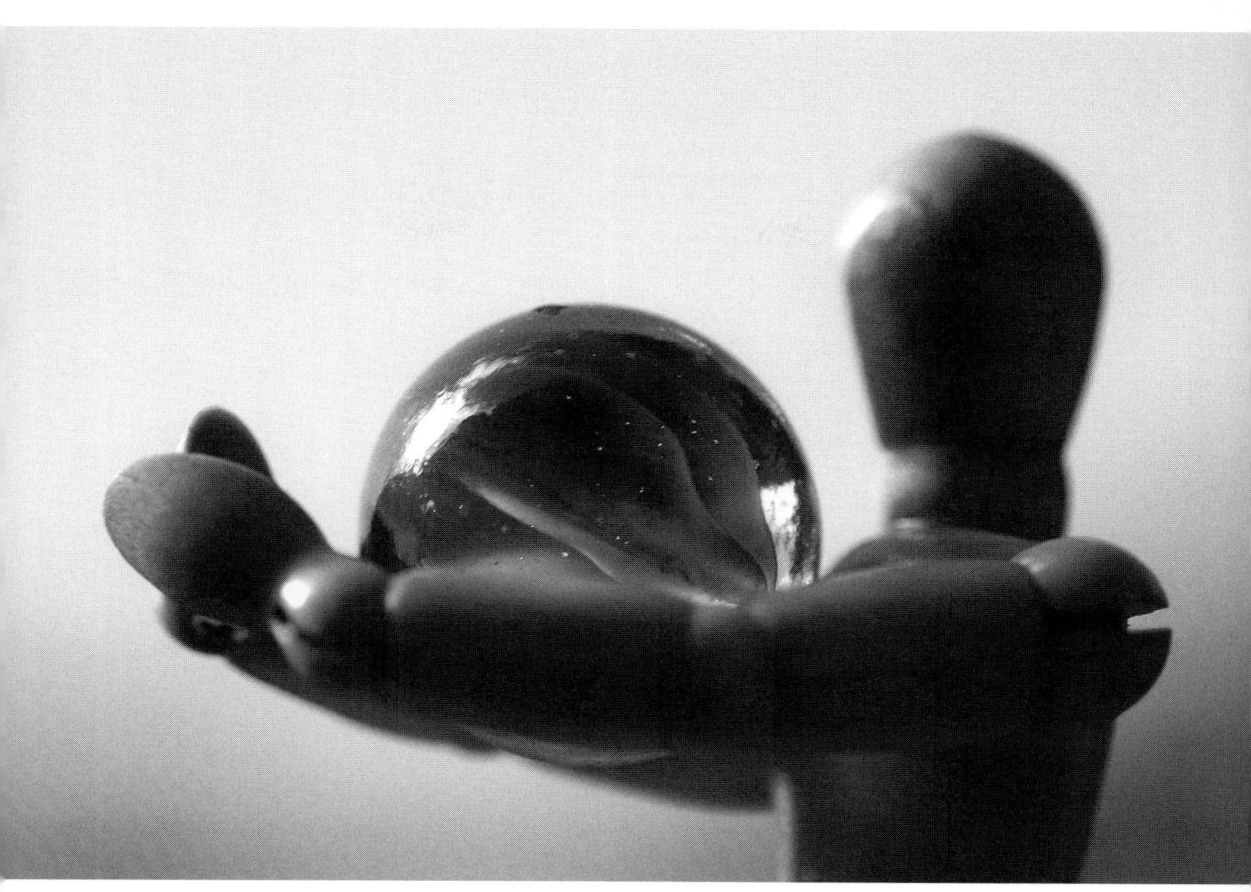

Teil IV
Entwicklung von evidenzbasierten psychosozialen Hilfsangeboten

14

Das Hilfsprogramm der «Meeting Centres» in den Niederlanden

*Rose-Marie Dröes, Franka Meiland, Jacomine de Lange,
Myrra Vernooij-Dassen und Willem van Tilburg*

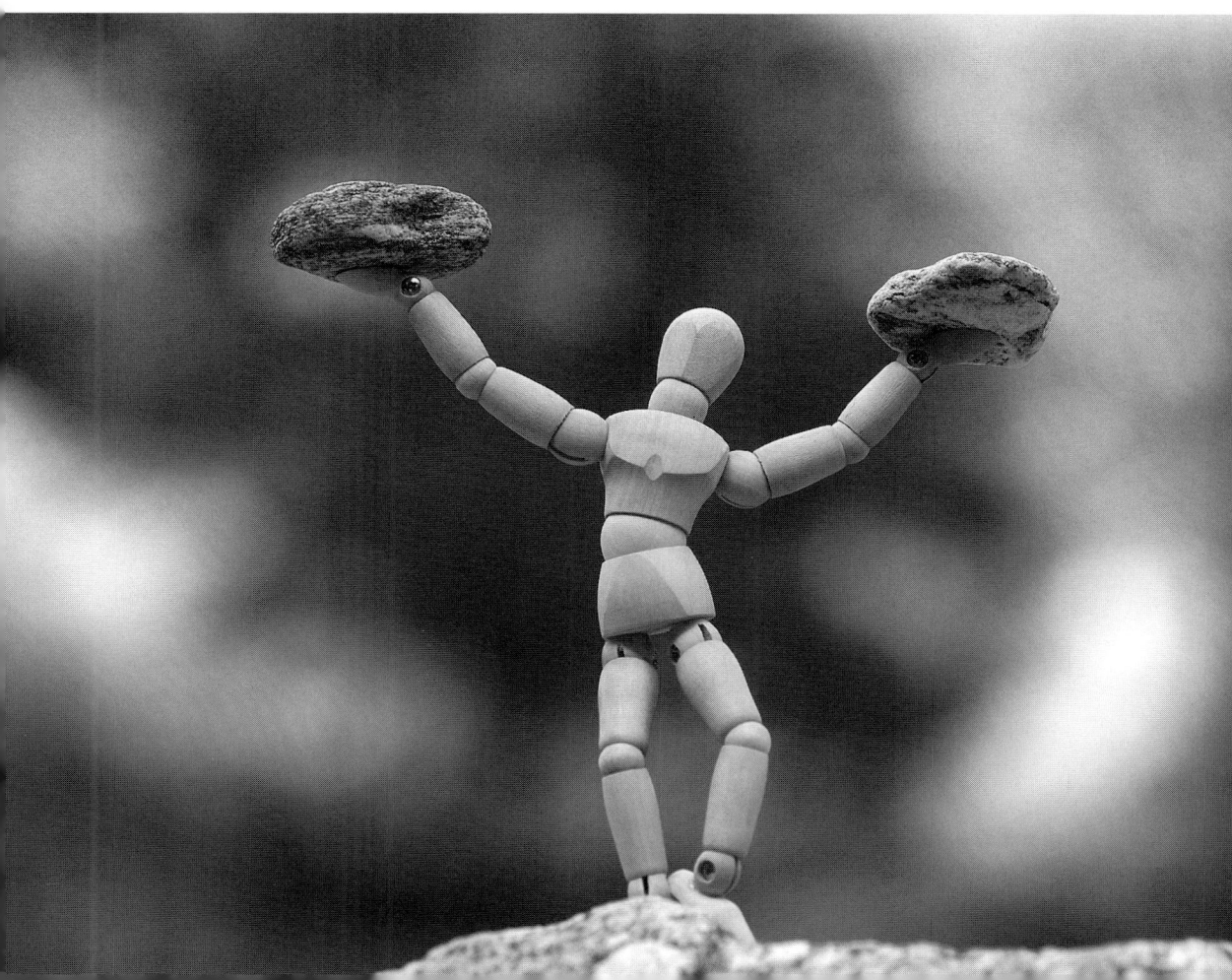

14.1 Überblick

In den vergangenen fünfzehn Jahren sind viele verschiedene Hilfsangebote zur Unterstützung von Menschen mit Demenz und ihren Betreuungspersonen entwickelt worden, angefangen bei Entlastungspflege, Gesprächsgruppen und Informationsveranstaltungen bis hin zu unterschiedlichen Schulungsmaterialien wie Bücher, Informationsbroschüren und Fernsehprogramme. Der größte Nachteil derzeitig angebotener Hilfsmaßnahmen ist, dass diese meistens nicht umfassend sind. Um hier Abhilfe zu schaffen, verbanden eine Reihe von Gesundheits- und Wohlfahrtseinrichtungen in Amsterdam ihre Hilfeleistungen und Kenntnisse zum «Meeting Centres»–Modell, das 1993 startete. Geleitet wurde das Projekt von der psychiatrischen Abteilung des medizinischen Zentrums der Freien Universität Amsterdam und von der holländischen Stiftung Valerius Foundation, die innovative Aktivitäten zur Kombination von Pflege und Fürsorge für Menschen mit psychischen und neurologischen Erkrankungen fördert. Aufgrund der positiven Erfahrungen und Studienergebnisse wurde das Modell der Meeting Centres in acht weiteren Regionen und 17 Städten der Niederlande eingeführt.

In diesem Kapitel erläutern wir die Inhalte dieses Hilfsprogramms und die Theorie, auf die es sich stützt, die dazu in den letzten zehn Jahren durchgeführte Forschung und die Anwendung in der täglichen Praxis. Das Kapitel endet mit einigen Anmerkungen zu den Faktoren, die für die Evaluation der Stärken und Schwächen des Programms entscheidend waren.

Das Hilfsprogramm der Meeting Centres umfasste verschiedene Aktivitäten zur Unterstützung von Menschen mit Demenz und ihren Betreuungspersonen, die sich in der Forschung und Praxis bereits als effektiv erwiesen hatten (Cuijpers 1992; Dröes 1991; Dröes/van Tilburg 1996; Finnema et al. 2000a; De Lange et al. 1999; Vernooij-Dassen 1993). Die Betreuungspersonen nahmen an Informationsveranstaltungen und Gesprächsgruppen teil und konnten Entlastungspflege und praktische Hilfe in Anspruch nehmen, um die Betreuung und Pflege zu Hause und, falls erforderlich, die Unterbringung in einer Pflegeeinrichtung zu organisieren. Die Menschen mit Demenz (maximal 15 Personen pro Zentrum) besuchten die Begegnungsstätten in den Gemeinde- oder Altenzentren, wo sie an verschiedenen kreativen und Freizeitaktivitäten teilnahmen. Des Weiteren besuchten beide Seiten einmal wöchentlich eine Beratungssitzung und einmal im Monat ein Treffen für alle Teilnehmer. In einem Dokumentationssystem wurde erfasst, in welcher Form die regionalen Betreuungs- und Wohlfahrtseinrichtungen an dem Hilfsprogramm teilnahmen. Die in kleinen Gruppen stattfindende, integrierende und intensive Art der gebotenen Hilfe in der Nähe des Wohnsitzes der Teilnehmer förderte eine vertrauensvolle Beziehung zu den Mitarbeitern des Meeting Centres. Dies machte es für betreuende Angehörige leichter, Hilfe anzunehmen und die Betreuungssituation mit anderen zu teilen.

14.2 Theoretischer Hintergrund

Das Hilfsprogramm der Meeting Centres basierte in erster Linie auf dem Modell der Anpassung und Bewältigung («Adaptation-Coping Model»; Dröes 1991; Dröes et al. 2000; Finnema et al. 2000b), welches auf die Bewältigungstheorie von Lazarus und Folkman (1984) sowie auf das Krisenmodell von Moos und Tsu (1977) zurückgeht. Im Modell der Anpassung und Bewältigung werden Verhaltensprobleme bei Menschen mit Demenz zum Teil als Reaktionen auf Stress oder als (in)adäquate Form des Umgangs damit erklärt (beide natürlich zum Teil in der Demenz begründet), wobei dieser Stress durch eine Reihe von allgemeinen Anpassungsprozessen verursacht wird. Problembereiche können sein:

- Umgang mit Beeinträchtigung
- Erhalt des emotionalen Gleichgewichts
- Bewahrung eines positiven Selbstbildes
- Vorbereitung auf eine unsichere Zukunft
- Entwicklung und Erhalt von sozialen Beziehungen
- Umgang mit dem institutionellen Umfeld und den Behandlungsmaßnahmen
- Aufbau einer adäquaten Beziehung zu den Mitarbeitern.

Das Programm bot Menschen mit Demenz und ihren Betreuungspersonen emotionale Unterstützung in dem Prozess, die Krankheit zu akzeptieren, schwierige Zeiten, die möglicherweise auf sie zukommen, zu bewältigen und zu akzeptieren, dass sich ihre Beziehung zueinander verändert. Weitere Ziele waren, Stress abzubauen und das Selbstwertgefühl sowie das Empfinden von Kompetenz bei dem Betroffenen selbst und bei seiner Betreuungsperson dadurch zu stärken, dass beide ihre eigene Situation anders bewerten und in anderer Form bewältigen (Dröes 1996). Ältere Menschen mit Demenz erhielten zudem Hilfestellung, mit anderen Problemen, die sie aufgrund ihrer Beeinträchtigungen hatten, umzugehen. Die allgemeinen Ziele des Hilfsprogramms waren:

- Betreuungspersonen über Demenz und Bewältigungsstrategien informieren, damit sie lernen, mit den Verhaltensänderungen des anderen umzugehen
- Betreuungspersonen und Menschen mit Demenz emotionale Unterstützung von anderen in der gleichen Situation gewähren
- das soziale Netzwerk von Betreuungspersonen und Menschen mit Demenz verbessern und dadurch den Rückhalt durch das soziale Umfeld stärken
- Betreuungspersonen entlasten
- Menschen mit Demenz dabei helfen, ihre Beeinträchtigungen zu akzeptieren und einen Umgang damit zu finden. Oberstes Ziel dabei war eine Verbesserung der Lebensqualität.

14.2.1 Rekrutierung und Einschlusskriterien

Menschen mit leichter bis mittelgradiger Demenz und ihre Betreuungspersonen wurden über lokale Zeitungen, Plakate (z. B. in Arztpraxen, Apotheken) und Broschüren rekrutiert. Auswahlkriterien waren die Diagnose «dementielles Syndrom» und Schweregrad der Demenz. Die Diagnose wurde immer von einem Allgemeinmediziner, dem Arzt einer örtlichen psychiatrischen Einrichtung oder von einem Psychiater oder Neurologen (z. B. in einer Memory Clinic) gestellt. Die Betreuungspersonen sollten motiviert sein, an diesem Hilfsprogramm teilzunehmen.

14.2.2 Forschung

Die zwischen 1994 und 1996 in vier Meeting Centres in Amsterdam (Dröes 1996; Dröes et al. 2000) und zwischen 2000 und 2003 in fünf anderen Regionen der Niederlande (Dröes et al. 2003b) durchgeführte Forschungsarbeit des medizinischen Zentrums der Freien Universität Amsterdam zeigte, dass die kombinierte Unterstützung in den Meeting Centres im Vergleich zur standardmäßigen Tagesbetreuung in Pflegeeinrichtungen erfolgreich war. Menschen mit Demenz, die das Hilfsprogramm über einen längeren Zeitraum (sieben Monate) nutzten, waren weniger verhaltensauffällig (sie verhielten sich sozialer), aktiver, weniger depressiv und konnten länger zu Hause leben als diejenigen, die in normalen Tageszentren betreut wurden. Auch fühlten sich die betreuenden Angehörigen besser im Vergleich zu denjenigen, die reguläre Tageszentren besuchten. Sie fühlten sich entlastet, hielten die häusliche Betreuung länger und besser aufrecht und erweiterten ihr soziales Netzwerk. Die zweite Studie zeigte zudem, dass allein Betreuende, die an dem Hilfsprogramm der Meeting Centres teilnahmen, weniger unter psychischen und psychosomatischen Beschwerden litten. Die Kosten für diese integrierende Unterstützungsmaßnahme waren nicht höher als die für die reguläre Tagesbetreuung in Pflegeeinrichtungen. Das bedeutete, dass ein größerer Effekt zum gleichen finanziellen Aufwand erzielt wurde.

Die Mehrheit der Menschen mit Demenz, die an dem Hilfsprogramm teilnahmen, zeigte vier oder mehr neuropsychiatrische Symptome (entsprechend dem Neuropsychiatric Inventory, NPI; Cummings et al. 1994). Über die Hälfte der Betreuungspersonen litt unter psychischen und/oder psychosomatischen Beschwerden (entsprechend dem «General Health Questionnaire» von Goldberg und Hillier, 1979, zur Erfassung des allgemeinen Gesundheits- und psychischen Zustands).

Beide, Betreute und Betreuende, waren sehr zufrieden mit der Unterstützung, die sie erfuhren. Einige von ihnen (die Hälfte der Menschen mit Demenz und ein Drittel der Betreuenden) betrachteten die Menschen, die sie in dem Meeting Centre kennengelernt hatten, als neue Freunde. Nur eine kleine Minderheit war mit den Räumlichkeiten(z. B. Ausstattung) und dem Hilfsprogramm selbst (z. B. Häufigkeit der Programmpunkte) unzufrieden.

Größtenteils hatten die Hilfsprogramme der ersten Studie in Amsterdam (1994 bis 1996) und die der zweiten Studie in sechs weiteren Regionen der Niederlande (2000 bis 2003) eine ähnliche Wirkung. Die Studien basierten auf einem quasi-experimentellen Prätest-Posttest-Kontrollgruppen-Design mit zwei parallelisierten Gruppen, um den spezifischen Effekt des Experimentalprogramms zu erforschen. Die Parallelisierung erfolgte nach folgenden Kriterien: Schweregrad der Demenz, Betreuungsbedarf des Menschen mit Demenz und empfundene Kompetenz der Betreuungsperson. In beiden Studien besuchte die Kontrollgruppe ein reguläres Zentrum für Tagesbetreuung. Die Messungen wurden vor der Intervention (Ausgangssituation) und sieben Monaten danach durchgeführt.

14.3 Umsetzung des Programms

Die Meeting Centres boten praktische, emotionale und soziale Unterstützung für Menschen mit Demenz und ihre Betreuungspersonen. In diesem Abschnitt beschreiben wir, wie dies erreicht wurde.

14.3.1 Aktivitäten für den Menschen mit Demenz

In der Begegnungsstätte, die montags, mittwochs und freitags von 10 bis 16 Uhr geöffnet war, nahmen die Menschen mit Demenz an verschiedenen Aktivitäten wie Haushaltsführung (z.B. Einkaufen mit Anleitung, Geschirr abwaschen) und kreative Freizeitgestaltung (z.B. Musikhören, Zeitunglesen) teil. Zudem konnten sie dreimal pro Woche eine psychomotorische Therapie (Dröes 1997a, 1997b; Dröes/van Tilburg 1996) und die einmal wöchentlich angebotene Beratungsstunde in Anspruch nehmen (s. **Abb. 14-1**). In der Begegnungsstätte waren immer zwei professionelle Mitarbeiter anwesend.

Hilfsprogramm der Meeting Centres	
für die Betreuungsperson	**Ziele**
▪ Informationsveranstaltungen ▪ Gesprächsgruppen	▪ Schulung ▪ emotionale und soziale Unterstützung
für den Menschen mit Demenz	
▪ Begegnungsstätte ▪ psychomotorische Therapie	▪ Hilfe und Unterstützung bei der Bewältigung des eigenen, sich verschlechternden Zustands
für beide	
▪ Beratungsstunde ▪ Fallmanagement ▪ monatlich stattfindende Treffen, bei denen Mitarbeiter und Teilnehmer zusammenkommen ▪ Freizeitaktivitäten	▪ individuelle Unterstützung und Rat ▪ praktische Hilfe ▪ Anpassung des Programms an die Bedürfnisse der jeweiligen Gruppe ▪ Optimierung der Kommunikation zwischen Mitarbeitern und Teilnehmern ▪ Erweiterung des sozialen Netzwerks

Abbildung 14-1: Programm und Ziele

Beispiele für allgemeine Strategien zur Betreuung von Menschen mit Demenz waren Reaktivierung, Resozialisation und Verbesserung des Umgangs mit Gefühlen. Natürlich waren auch Kombinationsstrategien möglich. Zur Anwendung kamen mehrere emotionsorientierte Ansätze wie Validation, Erinnerungsarbeit und Hilfe bei der Realitätsorientierung.

14.3.2 Aktivitäten für betreuende Angehörige

Die Strategien zur Unterstützung der betreuenden Angehörigen variierten von Informationsvermittlung sowie praktischer Hilfe durch Informationsveranstaltungen und Fallmanagement bis zu emotionaler Unterstützung in Gesprächsgruppen und Stärkung des sozialen Netzwerks durch die Teilnahme an sozialen und kulturellen Aktivitäten. Die Informationsveranstaltungen (insgesamt acht bis zehn Vorträge über Demenz und Umgang mit Verhaltensproblemen) fanden alle zwei Wochen statt. Die Gesprächsgruppe kam ebenfalls alle zwei Wochen zusammen, wobei die Betreuungspersonen so lange daran teilnahmen, wie sie wollten. Sowohl die Informationsveranstaltungen als auch die Gesprächsgruppen dauerten jeweils etwa zwei Stunden. Der Koordinator des Programms organisierte beide Gruppen. Für die Informationsveranstaltungen wurden professionelle Referenten (Psychologen, Neurologen, Sozialarbeiter etc.) eingeladen, um über besondere Themen zu sprechen. Die Beratungsstunde fand wöchentlich zu einer festgelegten Zeit mit dem Koordinator des Programms statt. Die Teilnehmer besuchten das Zentrum oder nahmen telefonisch Kontakt auf.

Einige Aktivitäten wurden gemeinsam für Betreuende und Betreute organisiert. Dazu gehörten Freizeitaktivitäten und ein einmal im Monat stattfindendes Treffen im Zentrum. Auf diese Weise war es möglich, das Programm an die Bedürfnisse der jeweiligen Gruppe anzupassen (s. Abb. 14-1). Die Mitarbeiter arbeiteten mit psychiatrischen und psychogeriatrischen ambulanten Diensten zusammen, wozu die Gemeinde- und häusliche Pflege zählte, und hielten Rücksprache mit den Hausärzten.

Fallbeispiel Walter und Dorothy

Bei einem Besuch bei ihrem Hausarzt klagte Dorothy über ständige Nervosität und häufige Kopfschmerzen. Ihr Arzt hatte den Eindruck, dass sie mit der Pflege ihres Mannes, den sie innig liebte und den sie seit seiner Demenzdiagnose betreute, überlastet war. Zusätzlich erschwerend war für beide Walters nachlassendes Augenlicht im letzten Jahr. Deshalb empfahl der Hausarzt Dorothy das Hilfsprogramm des Meeting Centre. Beide sollten zur gleichen Zeit daran teilnehmen, da es unwahrscheinlich war, dass einer von ihnen einer Trennung vom anderen einfach zustimmen würde und Dorothy, beispielsweise durch die reguläre Tagesbetreuung, entlastet würde.

Im Meeting Centre wurde vorgeschlagen, dass Walter dreimal in der Woche die Begegnungsstätte besucht und Dorothy an dem Programm für Betreuungspersonen teilnimmt, welches an einem Nachmittag in der Woche stattfand. Dort würde sie emotionale Unterstützung erfahren und Informationen zum Umgang mit Problemen, denen sie bei der täglichen Versorgung ihres

Mannes gegenüberstand, erhalten. Zusätzlich hätte sie, wenn diese Treffen bei beiden auf Zustimmung stießen, etwas Entlastung an den beiden anderen Tagen, an denen ihr Mann ins Zentrum kommen würde.

Zu Beginn erfuhren Walter und Dorothy, welche Möglichkeiten für sie bestanden. Dorothy berichtete, dass ihr die kleine Gruppengröße, die entspannte Atmosphäre und die individuelle Aufmerksamkeit der Mitarbeiter gefiel. Sie hatte das Gefühl, dass es ihren Mann interessieren könnte, klassische Musik zu hören, da sein Augenlicht immer schlechter wurde. Das erste Mal, als sie an der Gesprächsgruppe mit anderen Angehörigen teilnahm, erzählte sie, dass sie sich mit der Situation etwas überfordert fühle, doch war sie bald in der Lage, darüber zu berichten, wie sehr sie darunter litt, ihren Mann Stück für Stück zu verlieren. Die Gelegenheit, ihre Empfindungen zu beschreiben, gab ihr ein Gefühl von Erleichterung, die sie durch die Unterstützung der anderen erlebte. Während einer psychoedukativen Sitzung wurde ihr mehr und mehr deutlich, dass ihre manchmal bestehenden körperlichen Beschwerden mit der Trauer und Angst, ihren Mann zu verlieren, in Zusammenhang standen.

Wenn Walter das Meeting Centre ohne seine Frau besuchte, nutzte Dorothy die Zeit zur Hausarbeit und zum Einkaufen. Anfangs fand sie es schwierig, etwas nur für sich zu tun, da sie dabei an ihren Mann dachte und sich schuldig fühlte. Wenn sie in das Zentrum kam, nutzte sie trotzdem die Gelegenheit, nach der Gesprächsgruppe eine Tasse Kaffee mit den anderen zu trinken. Sie begann, zu einer anderen Frau in ihrem Alter, deren Mann ebenfalls an Demenz erkrankt war, näheren Kontakt aufzubauen. Mit der Zeit wurden die beiden Freundinnen. Im Frühling, als das neue Programm des Gemeindezentrums herausgegeben wurde, beschlossen die beiden Frauen, einen Kurs zum Arrangieren von Blumengestecken zu besuchen. Sie hatten viel Freude daran und nach jedem Treffen tranken sie gemeinsam eine Tasse Tee oder Kaffee in der Begegnungsstätte. Walter strahlte vor Freude, wenn er Dorothys fröhliche Stimme hörte und sagte: «Sie ist immer noch die Beste!».

14.4 Fazit

Ein positiver Aspekt des Modells der Meeting Centres war der umfassende Charakter des Projekts. Hier wurde die Hilfe nicht «zerstückelt» und unzusammenhängend angeboten, sondern in einem weit gefassten und integrierenden Programm sowohl für Menschen mit leichter bis mittelgradiger Demenz als auch für Betreuungspersonen. Das Projekt fand in einer gut zu erreichenden Einrichtung (Gemeinde- und Altenzentrum) statt und wurde von einem kleinen, festen und professionellen Team (Programmkoordinator, Aktivierungstherapeut und Pflegekraft) durchgeführt. Diese Faktoren machten es besonders für Menschen im Frühstadium von Demenz und für jüngere Menschen mit Demenz weniger bedrohlich als die in den Niederlanden übliche Tagesbetreuung in Pflege- und Senioreneinrichtungen. Ein Ergebnis dieses Programms war, dass Hilfe in einem früheren Stadium in Anspruch genommen wurde.

Wie Untersuchungen gezeigt haben, können Verhaltensstörungen von Menschen mit leichter bis mittelgradiger Demenz, Überlastungserscheinungen bei Betreuungspersonen sowie psychische und psychosomatische Beschwerden von allein Betreuenden durch die Teilnahme am Hilfsprogramm der Meeting Centres zum Teil vermieden werden.

Zur weiteren Umsetzung des Programms auf nationaler Ebene wurden die Bedingungen für eine erfolgreiche Praxis von der psychiatrischen Abteilung des medizinischen Zentrums der Freien Universität Amsterdam in Zusammenarbeit mit dem medizinischen Zentrum der Radboud-Universität in Nijmegen und dem Trimbos-Institut in Utrecht untersucht. Die Studie zeigte, dass die Umsetzung in anderen Regionen nicht zu größeren Veränderungen in der Programmgestaltung oder -ausführung oder zu einer veränderten Zielgruppe (Menschen mit Demenz und ihre Betreuungspersonen) führte. Mit anderen Worten war das Hilfsprogramm der Meeting Centres eine klar definierte Möglichkeit, zwischen Pflege und Fürsorge eine Brücke zu schlagen. Alle Elemente des Programms wurden in einer leicht zu erreichenden Einrichtung von einem kleinen professionellen Team und von ehrenamtlichen Mitarbeitern angeboten. Die Mehrheit der demenzkranken Teilnehmer zeigte Verhaltensauffälligkeiten und psychische Symptome. Über die Hälfte der Betreuungspersonen litt unter psychischen und/oder psychosomatischen Beschwerden.

Faktoren, die die Umsetzung des Hilfsprogramms der Meeting Centres in sechs niederländischen Regionen begünstigten und solche, die sie behinderten, wurden auf der Basis eines speziell für diese Studie konzipierten theoretischen Modells beurteilt. Dieses Modell klassifizierte die Faktoren auf der Mikro- (primärer Prozess), Meso- (sozialer Kontext und Organisation) und Makroebene (Strukturen, Gesetze) während der drei Phasen des Umsetzungsprozesses (Vorbereitungsphase, Einführungsphase und Fortsetzungsphase). Hierbei wurden viele verschiedene sowohl begünstigende als auch hinderliche Faktoren für die verschiedenen Phasen des Umsetzungsprozesses deutlich. Entscheidende Faktoren in allen Phasen waren:

- motivierte Menschen (Hauptakteure, kreative Menschen, Personal)
- die Kooperation mit anderen Organisationen (hinsichtlich Überweisung, geeigneter Betreuung, Entlassung, Kooperation durch Gesprächsgruppen, Informationsveranstaltungen etc.)
- eine aktive Strategie der Öffentlichkeitsarbeit zur Rekrutierung der Zielgruppe (d. h. Menschen mit leichter bis mittelgradiger Demenz und unterstützungsbedürftige Betreuungspersonen)
- die Verfügbarkeit von Geldern.

Mit der steigenden Zahl älterer Menschen in den kommenden Jahrzehnten wird gerade der letzte Faktor zunehmend wichtig, um Hilfsprogramme dieser Art, die Pflege mit Fürsorge verbinden, fortführen zu können.

Anmerkung
Teile dieses Kapitels wurden bereits von Dröes et al. (2002), Dröes et al. (2003a) und Dröes et al. (2006) veröffentlicht.

Literaturhinweise

Cuijpers, P. (1992) De effecten van ondersteuningsgroepen voor verzorg(st)ers van dementerende ouderen thuis: een literatuuroverzicht. [The effects of support groups for carers of dementing elderly people at home: a literature review.] *Tijdschrift voor Gerontologie en Geriatrie 23*, 12–17.

Cummings, J.L., Mega, M., Gray, K., Rosenberg-Thompson, S., Carusi, D.A. and Gornbein, J. (1994) The neuropsychiatric inventory: comprehensive assessment of psychopathology in dementia. *Neurology 44*, 2308–2314.

Dröes, R.M. (1991) In beweging: over psychosociale hulpverlening aan demente ouderen. [In movement: on psychosocial care for the demented elderly.] Nijkerk: Intro.

Dröes, R.M. (1996) Amsterdamse ontmoetingscentra; een nieuwe vorm van ondersteuning voor mensen met dementie en hun verzorgers. [Amsterdam meeting centres; a new form of support for people with dementia and their carers.] Amsterdam: Thesis Publishers.

Dröes, R.M. (1997a) Psychomotor Group Therapy for Demented Patients in the Nursing Home. In B. Miesen and G. Jones (eds) *Care-giving in Dementia*. London: Routledge.

Dröes, R.M. (1997b) *Beweeg met ons mee! Een activeringsprogramma ingroepsverband* [Let's move together! An activation programme for groups of people with dementia.] Utrecht: Elsevier/De Tijdstroom.

Dröes, R.M. and van Tilburg, W. (1996) Amélioration du comportement agressif par des activités psychomotrices. [Improvement of aggressive behaviour by psychomotor activities.] *L'Année Gérontologique 10*, 471–482.

Dröes, R.M., Breebaart, E., Ettema, T.P., van Tilburg, W. and Mellenbergh, G.J. (2000) The effect of integrated family support versus day care only on behavior and mood of patients with dementia. *International Psychogeriatrics 12*, 99–116.

Dröes, R.M., Breebaart, E., Ettema, T.P., Meiland, F.J.M., Mellenbergh, G.J. and van Tilburg, W. (2002) Effect of Meeting Centers Support Program on Persons with Dementia and Their Carers. In S. Andrieu and J.P. Aquino (eds) *Research and Practice in Alzheimer's Disease: Family and Professional Carers' Findings Lead to Action*. New York, NY: Springer.

Dröes, R.M., Meiland, F.J.M., de Lange, J., Vernooij-Dassen, M.J.F.J. and van Tilburg, W. (2003a) The meeting centres support programme: an effective way of supporting people with dementia who live at home and their carers. *Dementia: The International Journal of Social Research and Practice 2*, 426–432.

Dröes, R.M., Meiland, F.J.M., Schmitz, M.J., Vernooij-Dassen, M.J.F.J., et al. (2003b) *Implementatie Model Ontmoetingscentra; een onderzoek naar de voorwaarden voor succesvolle landelijke implementatie van ontmoetingscentra voor mensen met dementie en hun verzorgers. Eindrapport.* [Implementation Meeting Centers Model; a study into the conditions of successful national implementation of meeting centers for people with dementia and their carers. Final report.] Amsterdam: Department of Psychiatry, VU Medical Center.

Dröes, R.M., Meiland, F.J.M. and van Tilburg, W. (2006) The Meeting Centers Support Programme Model for Persons with Dementia and Their Carers: Aims, Methods and Research. In B. Miesen and G.M.M. Jones (eds) *Care-Giving in Dementia: Research and Applications*, Vol. 4. London: Routledge.

Finnema, E.J., Dröes, R.M., Ribbe, M.W. and van Tilburg, W. (2000a) The effects of emotion-oriented approaches in the care for persons suffering from dementia: a review of the literature. *International Journal of Geriatric Psychiatry 15*, 141–161.

Finnema, E., Dröes, R.M., Ribbe, M. and van Tilburg, W. (2000b) A review of psychosocial models in psychogeriatrics: implications for care and research. *Alzheimer Disease and Associated Disorders 14*, 68–80.

Goldberg, D.P. and Hillier, V.F. (1979) A scaled version of the general health questionnaire. *Psychological Medicine 9*, 139–145.

De Lange, J., Dröes, R. M., Finnema, E. and van der Kooij, C. H. (1999) Aansluiting bij de belevingswereld; effectieve zorg voor dementerenden. [Attuning to the experience; effective care for people with dementia.] *Alzheimer Magazine 12*, 16–19.

Lazarus, R. S. and Folkman, S. (1984) *Stress, Appraisal and Coping.* New York, NY: Springer.

Moos, R. H. and Tsu, V. D. (1977) The Crisis of Physical Illness: An Overview. In R. H. Moos (ed.) *Coping with Physical Illness.* Oxford: Plenum.

Vernooij-Dassen, M. J.F.J. (1993) Dementie en thuiszorg: een onderzoek naar determinanten van het competentiegevoel van centrale verzorgers en het effect van professionele interventie. [Dementia and home care: a study into the determinants of the feeling of competence of central carers and the effectiveness of professional intervention.] Amsterdam/Lisse: Swets & Zeitlinger.

Weiterführende Literatur

Dröes, R. M., Boelens-Van der Knoop, E. J., Bos, J., Meihuizen, L., et al. (2006) Quality of life in dementia in perspective: an explorative study of variations in opinions among people with dementia and their professional caregivers, and in literature. *Dementia: The International Journal of Social Research and Practice 5*, 533–558.

Dröes, R. M., Meiland, F. J.M., Schmitz, M. J., Boerema, I., et al. (2004) Variations in meeting centers for people with dementia and their carers: results of a multi-centre implementation study. *Archives of Geriatrics and Gerontology 9*, 127–148.

Dröes, R. M., Meiland, F. J.M., Schmitz, M. and van Tilburg, W. (2004) Effect of combined support for people with dementia and carers versus regular day care on behaviour and mood of persons with dementia: results from a multi-centre implementation study. *International Journal of Geriatric Psychiatry 19*, 1–12.

Dröes, R. M., Meiland, F. J.M., Schmitz, M. and van Tilburg, W. (2006) Effect of the meeting centres support programme on informal carers of people with dementia: results from a multi-centre study. *Aging and Mental Health 10*, 112–124.

Meiland, F. J.M., Dröes, R. M., de Lange, J. and Vernooij-Dassen, M. J.F.J. (2005) Facilitators and barriers in the implementation of the meeting centres model for people with dementia and their carers. *Health Policy 71*, 243–253.

15

Individuelles Disease-Management für Menschen mit Demenz

Hilfsprogramm für primäre Betreuungspersonen

Myrra Vernooij-Dassen, Maud Graff und Marcel Olde Rikkert

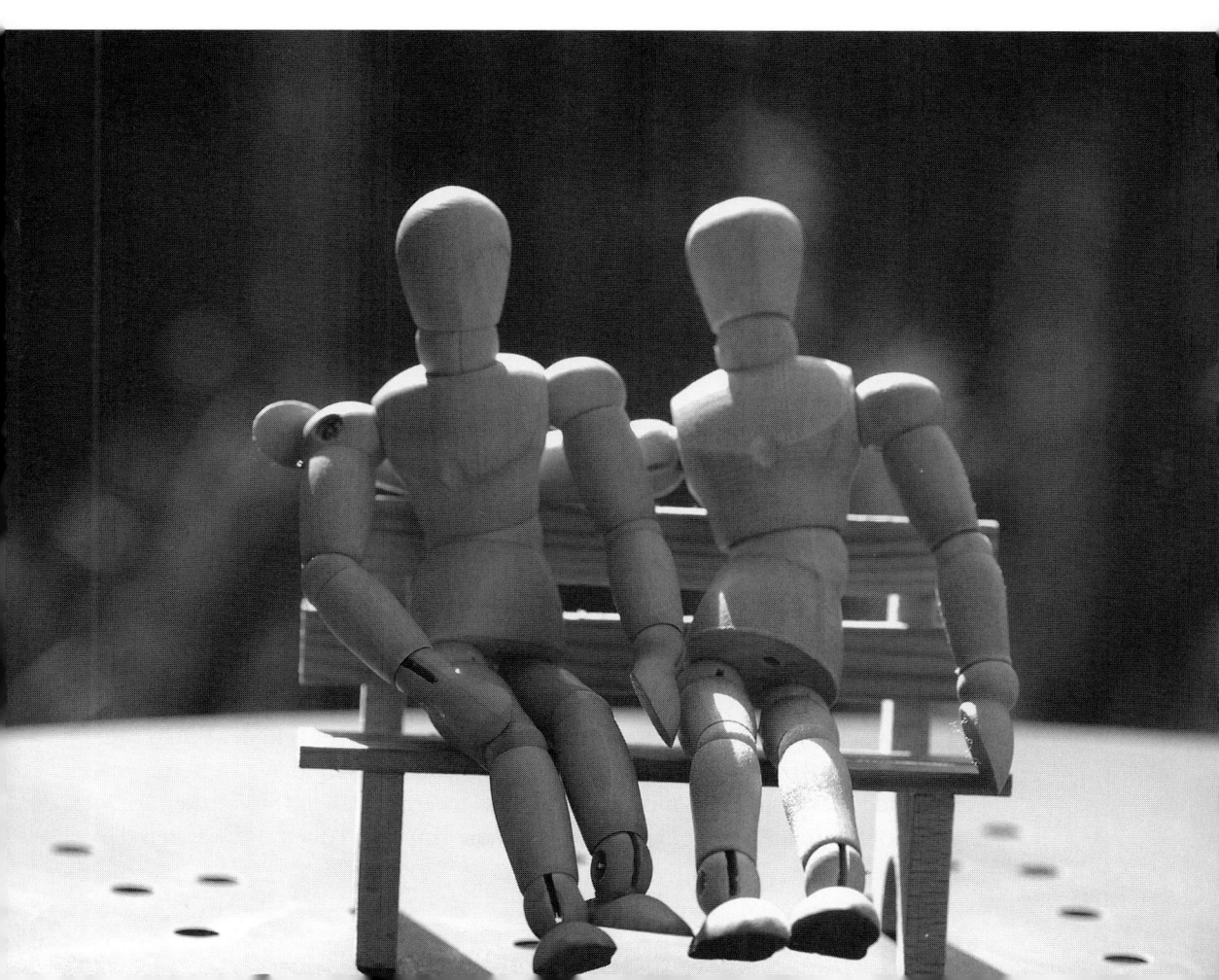

15.1 Überblick

In diesem Kapitel wird ein Hilfsprogramm beschrieben, das als frühzeitige Intervention für primäre Betreuungspersonen (in der Regel Partner, Töchter oder Söhne) von zu Hause lebenden Menschen mit Demenz konzipiert wurde. Diese Intervention kann insofern als «frühzeitig» bezeichnet werden, als dass sie auf einem systematischen, proaktiven Ansatz beruht und sich an primäre Betreuungspersonen richtet, die Menschen mit Demenz unterstützen, jedoch oft selbst Unterstützung benötigen (Vernooij-Dassen/Dautzenberg 2003). Das Programm folgt auch einem Disease-Management-Protokoll, in dem eine systematische, integrierte Betreuung innerhalb verfügbarer Ressourcen (Ellrodt et al. 1997) darauf abzielt, die biopsychosozialen Folgen der Krankheit und ihrer Aufdeckung zu verringern. Somit ist koordinierte Betreuung nicht einfach die Reaktion auf eine Krise, sondern konzentriert sich auf die Dualität der persönlichen Konsequenzen aus der Krankheit (Demenz) für Angehörige während ihrer «Laufbahn» als Betreuungspersonen (Aneshensel et al. 1995). Der Umgang mit Demenz erfordert Mitarbeiter verschiedenster Fachrichtungen, die sowohl Betroffene selbst als auch primäre Betreuungspersonen in vielerlei Form unterstützen. Dazu zählen biomedizinische Maßnahmen (z.B. Medikamente), häufiger jedoch eine psychosoziale Betreuung, wozu auch aktives Zuhören und emotionale Unterstützung gehört. Das in diesem Kapitel beschriebene Hilfsprogramm reflektiert zwar die Perspektive von Disease-Management, liegt aber schwerpunktmäßig auf der psychosozialen Unterstützung von primären Betreuungspersonen. Zunächst fassen wir den theoretischen und praktischen Hintergrund des Projekts und die wissenschaftlichen Belege für seine Effektivität zusammen. Im Anschluss daran beschreiben wir die praktische Umsetzung, betrachten die Stärken und potenziellen Grenzen des Programms und untersuchen schließlich die Möglichkeiten, die bestehen, um dieses Programm innerhalb eines weiter gefassten Disease-Management-Protokolls zu platzieren, in das Mitarbeiter vieler verschiedener Fachrichtungen einbezogen werden, um Menschen mit Demenz und ihre primären Betreuungspersonen zu unterstützen.

15.2 Gründe für die Entwicklung eines Hilfsprogramms für primäre Betreuungspersonen

Eine Grundvoraussetzung für dieses Hilfsprogramm ist, dass Praktizierende, die Menschen mit Demenz unterstützen, auch die Aufgabe akzeptieren müssen, betreuenden Angehörigen Hilfe zu gewähren. Hausärzte sollten anerkennen, dass sie sich mit den Problemen auch dieser Personengruppe befassen müssen (van Hout et al. 2000). Jedoch deuten einige Studien darauf hin, dass in der Praxis nur ein Viertel der Ärzte in vorausschauender Weise auf das Befinden von Betreuenden achten, wenn sie keine medizinischen Beschwerden haben (Simon/Kendrich 2001). Sogar direkte Schulungsmaßnahmen, die zum Ziel haben, Hausärzten die

Bedürfnisse von betreuenden Angehörigen zu verdeutlichen, führen nicht immer zu Veränderungen im Verhalten (Downs et al. 2002). Häufig wollen Ärzte vielleicht helfen, wissen aber nicht, wie. Es gibt einige Hinweise darauf, dass Hausärzte sich nur dann für eine frühzeitige Diagnosestellung von Demenz einsetzen, wenn Lösungen zum frühzeitigen Umgang damit verfügbar sind (Iliffe et al. 2006). Andere Praktizierende benötigen ebenfalls Kompetenz und Selbstvertrauen, um mit Menschen mit beginnender Demenz arbeiten zu können:

> **Eine frühzeitig gestellte Diagnose gibt dem Patienten und seiner Betreuungsperson die Möglichkeit, informiert zu sein und einen adäquaten Umgang mit der Situation zu finden. Professionell Tätige müssen darauf vorbereitet sein, Menschen über einen längeren Zeitraum zu helfen und damit beginnen, für die Zukunft zu planen. Von ihnen wird erwartet, dass sie geeignete Institutionen und Hilfsnetzwerke sowohl für Menschen mit Demenz als auch für ihre Angehörigen vorstellen, weil diese die erheblichen psychischen Belastungen für Betreuende mindern können. (Iliffe/Manthorpe 2004, S. 5)**

Mehrere Programme wurden entwickelt, um primäre Betreuungspersonen von Menschen mit Demenz zu unterstützen. Dazu zählen Entlastungs- und Kurzzeitpflege (Gaugler et al. 2003), telefonischer Beistand (Goodman/Pynoos 1990) und psychoedukative Interventionen (Herbert et al. 2003). Das effektivste dieser Programme basiert auf einem individuellen Ansatz, bei dem die Maßnahmen auf die spezifischen Bedürfnisse der Betreuenden und der professionell Tätigen zugeschnitten sind (Acton/Kang 2001; Vernooij-Dassen et al. 2000; s. Übersicht von Brodaty et al. 2003). Die Betreuung von Menschen mit Demenz als ein Praxisbereich verschiedener Fachrichtungen erfordert einen individuellen Ansatz:

> **Veränderung ist das Kernthema in der Betreuung von Menschen mit Demenz. Die Veränderungen sind vielschichtig und müssen auf klinischer und organisatorischer Ebene nachvollzogen werden. Praktizierende und Menschen mit Demenz müssen sich mit emotionalen, sozialen und körperlichen Risiken auseinandersetzen. Dies macht ein eindeutiges Risikomanagement zum potenziell wichtigen Bestandteil der Betreuung von Menschen mit Demenz. (Iliffe et al. 2005, S. 1)**

Ein Projekt für primäre Betreuungspersonen, welches sich auf ein Disease-Management-Protokoll stützt, ist das von Bengtson und Kuypers (1985) entwickelte Hilfsprogramm für Angehörige. Zu Beginn werden die Anliegen und Probleme von Betreuungspersonen systematisch evaluiert. Anschließend werden familienspezifische Betreuungspläne entwickelt, deren Wirkung anschließend wiederum evaluiert wird. Das Programm erfüllt insofern viele Grundsätze des Disease-Management, als dass es einen systematischen und koordinierten Ansatz zur Nutzung verfügbarer Ressourcen darstellt, um die Qualität der Betreuung bei langfristig bestehenden Zuständen zu verbessern (s. Vickrey et al. 2006). Mithilfe eines solchen systematischen Rahmens mit Informationen zum Fall- oder Betreuungsmanagement wird versucht, verfügbare Ressourcen zu maximieren. Gleichzeitig bietet dieses Gerüst die Flexibilität, die erforderlich ist, um individuell zugeschnittene Betreuungspläne für Menschen mit Demenz und primäre Betreuungspersonen entwickeln zu können. Dies unterscheidet das Programm von anderen, herkömmlichen Formen von Disease-Management, bei denen der Schwerpunkt eher auf der Krankheit und dem Patienten liegt als auf dem Menschen mit einem langfristig bestehenden Zustand und auf seiner Betreuungsperson (Vernooij-Dassen/Moniz-Cook 2005).

Das in diesem Kapitel beschriebene Hilfsprogramm für primäre Betreuungspersonen geht auf das von Bengston und Kuypers (1985) in den USA entwickelte Hilfsprogramm für Angehörige zurück. Wir beginnen mit einer kurzen Darstellung des theoretischen Hintergrunds, beschreiben dann, was wir an dem ursprünglichen Hilfsprogramm für Angehörige verändert haben und betrachten die wissenschaftlichen Belege für die Wirksamkeit dieses Projekts.

15.3 Theoretischer Hintergrund

Das Hilfsprogramm für primäre Betreuungspersonen basiert auf theoretischen Modellen zur Problemlösung. Hier wurden zwei elementare theoretische Grundgedanken aus den Sozialwissenschaften zusammengeführt. Der eine hat seinen Ursprung im symbolischen Interaktionismus (Marshall 1986), der davon ausgeht, dass Menschen voneinander abhängig sind und sich gegenseitig beeinflussen. In unserem Kontext bedeutet dies, dass der Mensch mit Demenz unvermeidlich die ihn primär betreuende Person beeinflusst, was empirisch deutlich nachgewiesen ist (Burns/Rabins 2000). Des Weiteren gibt es Belege dafür, dass auch der allgemeine soziale Kontext einen starken Einfluss auf den Menschen mit Demenz hat (Opie et al. 1999). Der zweite theoretische Grundgedanke bezieht sich auf die Bedeutung, die Menschen einer bestimmten Situation zuschreiben. So handelt eine Betreuungsperson beispielsweise danach, wie sie eine Situation wahrnimmt, wobei ihre Wahrnehmung möglicherweise die Maßnahme beeinflusst, die sie ergreift. Interventionen für Betreuungspersonen von Menschen mit Demenz basieren auf dem Modell von Stress – Beurteilung – Bewältigung von Pearlin und Schooler (1978). Innerhalb dieses Kontextes wird der zweite theoretische Grundgedanke gestützt, weshalb das von uns konzipierte Hilfsprogramm für primäre Betreuungspersonen den Schwerpunkt vor allem darauf legt, welche Bedeutung der Betreuende einer Situation zuspricht und wie er sie wahrnimmt, wobei die Intervention darauf abzielt, seine Sichtweise zu verändern, wenn dies erforderlich ist.

Das Hilfsprogramm für Angehörige von Bengtson und Kuypers (1985) wurde angepasst und verkürzt, um es für primär Betreuende von zu Hause lebenden Menschen mit Demenz zu verbessern. Es kann von professionell Tätigen wie Hausärzten, Haushaltshilfen, ambulanten Pflegekräften, Ergotherapeuten und von Mitarbeitern in Einrichtungen für ältere Menschen oder in psychiatrischen Einrichtungen genutzt werden, denn sie alle helfen, die Probleme von Betreuenden bei ihrer Versorgung und Pflege des zu Hause lebenden Menschen mit Demenz zu bewältigen. Das Programm wurde von geschulten und bei ihrer Tätigkeit betreuten Haushaltshilfen angewendet. Es war effektiv, weil es bei betreuenden

Frauen, die mit dem demenzkranken Menschen zusammenleben, das Kompetenzempfinden stärkte und die Unterbringung in einer Senioren- oder Pflegeeinrichtung verzögerte (Vernooij-Dassen et al. 2000).

15.4 Beschreibung des Programms

Die Ziele des Programms waren die Stärkung des Kompetenzempfindens durch Minderung negativer Folgen von Betreuung, die Verbesserung der Zufriedenheit des Betreuenden mit seiner eigenen Leistung und mit dem Menschen, der diese Leistung erhält. Der Begriff «Kompetenzempfinden» bezieht sich darauf, ob die Betreuungsperson das Gefühl hat, den Menschen mit Demenz zu unterstützen (Vernooij-Dassen et al. 1996). Er umfasst drei Bereiche von Bedürfnissen, die systematisch evaluiert werden. Auf der Basis dieser Auswertung kann dann ein familienspezifischer Betreuungsplan entwickelt werden. In **Kasten 15-1** werden diese drei Bereiche und Aussagen von Betreuungspersonen aufgeführt. Zudem werden einige Strategien vorgestellt, die während der Entwicklung und Evaluation des Programms von Haushaltshilfen – unter Berücksichtigung der verfügbaren Res-

Kasten 15-1: Bedarfsbereiche und mögliche Strategien

> Bedarfsbereiche von Betreuenden: kurzer Fragebogen zur Erfassung des Kompetenzempfindens («Short Sense of Competence Questionnaire», SSCQ; Vernooij-Dassen et al. 1999)
>
> Bereich 1: Auswirkungen von Betreuung auf das persönliche Leben
> - Ich habe das Gefühl, dass meine gegenwärtige Situation mir kein ausreichendes Privatleben ermöglicht.
> - Ich bemühe mich, meine/meinen…gut zu versorgen und zu betreuen und trotzdem meinen anderen familiären Aufgaben, meinem Beruf etc. gerecht zu werden, doch belastet mich diese Situation.
>
> Strategie zum Umgang mit der Situation: Organisation von zusätzlicher professioneller Unterstützung (s. Fallbeispiel Eleanor).
>
> Bereich 2: Zufriedenheit mit der eigenen Leistung als Betreuungsperson
> - Es belastet mich, wie meine/mein…und ich miteinander reden und umgehen.
> - Ich wünschte, meine/mein….und ich hätten ein besseres Verhältnis zueinander.
>
> Strategie zum Umgang mit der Situation: Beginnen Sie ein Gespräch über die Erwartungen, Ressourcen und Konflikte (s. Fallbeispiel Hannah).
>
> Bereich 3: Zufriedenheit mit dem demenzkranken Menschen als Empfänger von Betreuung
> - Ich habe das Gefühl, dass meine/mein … sich so benimmt, um ihren/seinen Willen durchzusetzen.
> - Ich habe das Gefühl, dass meine/mein … sich so benimmt, um mich zu ärgern.
> - Ich habe das Gefühl, dass meine/mein … versucht, mich zu manipulieren.
>
> Strategie zum Umgang mit der Situation: Erläutern Sie den Zusammenhang zwischen dem Verhalten des Betreffenden und dem dementiellen Syndrom (s. Fallbeispiel Ingrid).

sourcen innerhalb der Gesundheits- und Sozialfürsorge – angewendet wurden, um diese Probleme zu lösen. Können zentrale Schwierigkeiten aufgezeigt und Bedürfnisse ermittelt werden, kann der Schwerpunkt auf die realen Probleme der Betreuungsperson gelenkt und Krisen vorgebeugt werden. Zudem können Vorschläge unterbreitet werden, die sowohl emotionale als auch praktische Unterstützung in frühen und späteren Phasen der Betreuung gewähren.

15.5 Durchführung des Programms

Zur Durchführung des Programms gehört die Schulung von Hilfskräften (in diesem Fall Haushaltshilfen) innerhalb eines Rahmens mit realen Bedingungen, wozu Menschen und alltägliche Situationen zählen. Durch systematische Evaluation und Abfragen der Checkliste zum Kompetenzempfinden (Vernooij-Dassen et al. 1999) können Probleme oder Bedarfsbereiche identifiziert und Lösungsstrategien angewendet werden. Problemerkennung, Entscheidungsfindungsstrategien und Lösungen für die Zukunft sind hilfreich und werden gemeinsam mit der primären Betreuungsperson beraten und angestrebt. Doch wird der Praktizierende (hier: die Haushaltshilfe) innerhalb des beschriebenen Rahmens zudem stark vom theoretischen Gerüst des Programms (d.h. dem Potenzial für eine kognitive Bewertung und Umstrukturierung) und der Verfügbarkeit von lokalen Ressourcen beeinflusst, die beide in die Beratung zur Problemlösung einbezogen werden. Ein Beispiel für das theoretische Gerüst ist, die Betreuungsperson bei der Beantwortung der Frage zu unterstützen, ob die Belastung der Betreuung geteilt werden kann, ein Beispiel für die Verfügbarkeit von Ressourcen ist die Bereitstellung von Wissen und das Aufzeigen von Möglichkeiten, adäquate Unterstützung für ein bestimmtes Problem in Anspruch zu nehmen.

Die Ziele innerhalb einer jeden Intervention sollten in Untergruppen unterteilt werden, die eindeutig und erreichbar sind. Beispielsweise kann der Hausarzt dafür Sorge tragen, dass die Betreuungsperson nachts gut schläft oder der Ergotherapeut kann Gehhilfen oder andere Hilfsmittel bereitstellen. Unsere Erfahrungen deuten darauf hin, dass sich sogar dann, wenn nur kleine, begrenzte Ziele erreicht werden, eine unerträgliche Situation in eine verwandeln kann, in der es immer noch Hoffnung und Lebensfreude gibt. Die Betreuungsperson kann also in bestimmten Situationen geführt werden. Zudem kann ermittelt werden, welcher Bedarf an emotionaler und praktischer Hilfe besteht, um diesen zu erfüllen. Zur emotionalen Unterstützung gehört das Angebot von Gelegenheiten zum Ausdruck von Gefühlen und Problemen. Praktische Unterstützung kann dadurch gegeben werden, dass brauchbare Lösungen für Probleme gefunden werden und Hilfe geleistet wird. Das oberste Ziel dieses Hilfsprogramms ist schließlich, Betreuende zu befähigen, ihre Wünsche zu realisieren und all das zu vermeiden, was sie nicht tun wollen. Durch diese Mobilisierung ihrer Stärken kann Erschöpfung oder ein Burnout verhindert werden.

15.6 Fallbeispiele

Die folgenden Fallbeispiele zeigen, in welcher Form die Anwendung des beschriebenen Programms hilfreich sein kann, mit den Bedürfnissen von Betreuenden umzugehen.

Fallbeispiel Eleanor

Eleanor betreut ihre Mutter, die an beginnender Demenz leidet. Zudem geht sie einer Teilzeittätigkeit nach und hat einen einjährigen Enkel. Sie empfindet ihre Situation so, als hätte sie gar kein eigenes Leben mehr. Zum einen möchte sie für ihre Mutter sorgen, doch will sie auch ihrer eigenen Tochter helfen und am Aufwachsen ihres Enkels teilhaben, den sie einmal in der Woche betreut. Eleanor liebt ihre Arbeit. Ihr Dilemma ist ihr Privatleben und ihre Unabhängigkeit.

Emotionale Unterstützung

Zeigen Sie Empathie und hören Sie aktiv zu. So können Sie herausfinden, was sich Eleanor zur Verbesserung ihrer Situation wünscht.

Praktische Unterstützung

Versuchen Sie, praktische Möglichkeiten zu finden, um Eleanors Wunsch nach «Privatleben» und «Unabhängigkeit» zu erfüllen. Zeigen Sie Varianten zur Lösung der Probleme auf und vermitteln Sie ihr Wissen über verfügbare Ressourcen wie die Organisation von Tages- oder häuslicher Betreuung. Das Angebot sollte von der Mutter akzeptiert und positiv aufgenommen werden, weil es ihre früheren Interessen und Aktivitäten berücksichtigt.

Fallbeispiel Hannah

Hannah versorgt ihren demenzkranken Mann seit drei Monaten. Sie fühlt sich erschöpft und hat den Eindruck, dass sich ihre Beziehung zueinander verschlechtert hat. Ihre Tochter Angela überredet sie, für zwei Tage eine Tante zu besuchen, während Angela den Vater betreut. Hannah fährt zu der Tante und genießt ihren «Urlaub» sehr. Als sie jedoch zurückkommt, hat sie den Eindruck, dass sich der Zustand ihres Mannes verschlechtert hat. Zudem ist das Haus unaufgeräumt. Sie fühlt sich schuldig, weil sie glaubt, sie hätte zu Hause bleiben sollen. Die ambulante Pflegekraft erkennt als ein Ziel ihrer Unterstützung, die Beziehung und den Austausch zwischen Hannah und ihrem Mann zu verbessern und ihr Schuldgefühl zu verringern.

Emotionale Unterstützung

Hören Sie Hannah aufmerksam und empathisch zu. So hat sie Gelegenheit, ihre Gefühle und ihren Kummer auszudrücken. Zur kognitiven Umstrukturierung gehören zudem Gespräche darüber, ob ihre Erwartungen an sich selbst das widerspiegeln, was sie möglicherweise von anderen erwartet oder ob sie in der Tat nicht zu erfüllen sind. Helfen Sie Hannah, sich eher auf das zu konzentrieren, was sie tun kann als auf das, was sie meint, tun zu müssen.

Praktische Unterstützung

Unterstützen Sie Hannah dabei, nur das zu tun, was sie tun kann und besprechen Sie Möglichkeiten von zusätzlicher Hilfe, wozu auch regelmäßige Pausen zählen.

Fallbeispiel Ingrid

Ingrid hat mehrere Jahre als Haushaltshilfe für die Familie Jenson gearbeitet, als Herr Jenson einen Schlaganfall erleidet und danach behindert bleibt. Sie bemerkt, dass Herr Jenson seine Tochter nicht mehr besuchen kann, weil er nicht mehr in der Lage ist, allein mit dem Bus zu fahren. Zudem beobachtet sie, dass Frau Jenson ärgerlich auf das Verhalten ihres Mannes reagiert – insbesondere dann, wenn er vergisst, etwas zu tun, was er vorher versprochen hat, wie beispielsweise Milch kaufen. Sie glaubt, er würde sie hintergehen. Was kann Ingrid tun, um Frau Jenson zu helfen?

Emotionale Unterstützung

Ingrid hört Frau Jensons Sorgen zu und fragt sie danach, was sie glaubt, was der Grund für das Verhalten ihres Mannes sei. Sie schlägt Frau Jenson vor, ihren Mann zu bitten, zum Hausarzt zu gehen und wenn er das nicht tut, selbst den Arzt zu kontaktieren. Sie bestärkt Frau Jenson darin, dass dies eine gute Möglichkeit sei, mit ihren Ängsten umzugehen.

Praktische Unterstützung

Ingrid bietet Frau Jenson an, den Termin beim Hausarzt zu vereinbaren und den Transport zu organisieren, da Frau Jenson selbst nicht zum Arzt fahren kann. Sie schlägt ihr zudem vor, eine Liste mit ihren Fragen zu erstellen, da es für sie problematisch ist, mit Ärzten zu sprechen.

Wie bei den meisten Problemlösungsansätzen muss jede Interventionsstrategie, basierend auf dem Ergebnis, evaluiert und überprüft werden. So können neue Pläne erstellt werden, wenn dies erforderlich ist, um so die Probleme oder Bedürfnisse von primären Betreuungspersonen adäquat anzugehen und eine langfristige Wirkung zu erreichen.

15.7 Wer profitiert von was und wie kann das Ergebnis maximiert werden?

Die Hauptvorteile dieses präventiv konzipierten Hilfsprogramms sind die systematische und integrierte Evaluation der Probleme von primären Betreuungspersonen sowie die gemeinschaftlich erarbeitete Unterstützung, welche auf den Bedürfnissen und den verfügbaren Ressourcen basiert. Deshalb ist es in einem Disease-Management-Protokoll oder Leitfaden zur Betreuung bei Demenz sehr hilfreich. Das Programm stützt sich auf eine starke theoretische und empirische Grundlage und stärkt das Kompetenzempfinden von Betreuungspersonen – ein positives Ergebnis, das wiederum die Unterbringung in einer Senioren- oder Pflegeeinrichtung verzögern kann (Vernooij-Dassen et al. 2000). Es kann von Allgemeinmedizinern, Fachärzten für Geriatrie, Haushaltshilfen, ambulanten Pflegekräften, Ergotherapeuten und anderen Praktizierenden angewendet und in die routinemäßige Betreuung integriert werden. So können Ergotherapeuten beispielsweise spezifische häusliche Probleme beurteilen und darauf reagieren, indem sie praktische und emotionale Hilfe leisten. Gleichzeitig helfen sie der Betreuungsperson, die Fähigkeiten ihres Angehörigen zu maximieren, indem sie Bereiche innerhalb der häuslichen Umgebung verbessern (z. B. Einrichtung). Des Weiteren fördert das Programm die Zusammenarbeit zwischen den Praktizierenden.

Die Haushaltshilfen, die dieses Programm durchgeführt haben, berichteten, besser mit schwierigen Situationen, denen sie bei ihrer Unterstützung von Menschen mit Demenz und ihren Angehörigen begegnet sind, umgehen zu können. Das Projekt gibt Praktizierenden die Gelegenheit, die Herausforderung, «etwas zu tun», anzunehmen und die Familien nicht aufgrund von negativen Einstellungen oder Gefühlen von Hilflosigkeit gegenüber den Problemen im Stich zu lassen.

Das Hilfsprogramm setzt Schwerpunkte und hat einen präventiven Charakter (d. h. Disease-Management). Eine bedeutende Schwierigkeit ist, dass derartige Projekte, die sich als effektiv erwiesen haben, in der täglichen Praxis nicht leicht aufrechtzuerhalten sind. Ihre Umsetzung erfordert in der Regel einen bestimmten Aufwand (Betreuung und Unterstützung der Praktizierenden), um eine routinemäßig durchgeführte systematische Evaluation zu ermöglichen und die Entwicklung von realistischen Zielen, über die permanent reflektiert wird und die immer wieder neu definiert werden, zu fördern. Obwohl das Programm keine hohe berufliche Qualifikation erfordert (an der ursprünglich durchgeführten Studie nahmen 42 Haushaltshilfen teil), sind Motivation, Kreativität, Kommunikationsfähigkeit und Wissen über die örtlichen Bedingungen unverzichtbar. Deshalb müssen alle wesentlichen Fachrichtungen in diese Art von Unterstützung eingebunden werden, motiviert sein und Fähigkeiten zur «person-zentrierten» Betreuung aufweisen. Wir haben in anderen Bereichen festgestellt, dass die Beurteilung des Unterstützungsbedarfs frühzeitig erfolgen sollte – beispielsweise dann, wenn die Diagnose «Demenz» gestellt wird (Derksen et al. 2006). Mögliche Stressfaktoren und die Bereitschaft der Person, die Betreuungsrolle zu übernehmen, können bei der Beratung und Informationsvermittlung besprochen werden.

Ein anderes Problem bei allen individuell zugeschnittenen, fallspezifischen Interventionen ist das Fehlen von standardisierten «Rezepten» für jede Situation. Vielleicht fordert die Betreuungsperson vom Praktizierenden vielfältige Kompetenzen und ein Angebot verschiedener Lösungen – was in mancher Hinsicht mit einem Kochbuch für kreative Köche verglichen werden kann. In der Tat kann das Streben nach standardisierten Programmen unrealistisch sein, da komplexe Probleme oft nicht standardmäßig gelöst werden können (Grol 2001).

Obwohl das Hilfsprogramm für viele erfolgreich war, gab es doch einige Betreuungspersonen, die nicht davon profitierten. Wir untersuchten erneut die Forschungsdaten, um zu erkunden, welche Faktoren eine Rolle spielten und für wen und warum das Programm erfolgreich war oder nicht. Diese Analyse basierte auf den Tagebucheintragungen der Haushaltshilfen über ihre Aktivitäten. Wir fanden heraus, dass männliche Betreuungspersonen Pausen oder Entlastungspflege bevorzugten und lieber das Haus verließen, als mit der Haushaltshilfe zu sprechen. Frauen, die den Haushalt nicht mit dem demenzkranken Menschen teilten, nutzten das Angebot von emotionaler Unterstützung (z. B. Gespräch mit der Haushaltshilfe) nicht. In diesen beiden Situationen gab es in der Regel wenig Kontakt zwischen der Haushaltshilfe und der primären Betreuungsperson und es wurde nur praktische Unterstützung gewährt. Interessanterweise reichte diese praktische Hilfe nicht aus, um das Kompetenzempfinden der Betreuenden zu stärken. Um das Disease-Management zu verbessern, ist es deshalb wichtig, die wesentlichen effektiven Elemente des Programms zu untersuchen. Es bleibt unklar, was tatsächlich das Kompetenzempfinden verbesserte. Künftige Forschung muss eventuell auch unseren Eindruck, dass dieses Programm die Zufriedenheit mit dem Beruf und das Kompetenzempfinden einiger Haushaltshilfen verbesserte, untersuchen.

15.8 Fazit

Sowohl in Europa als auch in den USA durchgeführte Untersuchungen zeigen, dass Betreuende von Menschen mit Demenz und hierbei insbesondere Ehepartner oder Partner häufig unter starker psychischer Belastung leiden (Manthorpe/ Moriarty 2007, S. 236). Positive Ergebnisse werden hier am ehesten erzielt, wenn die durchgeführten Interventionen mehrdimensional ausgerichtet und individuell auf die Bedürfnisse von Betreuungspersonen zugeschnitten sind (Woods et al. 2003). Das Hilfsprogramm für primäre Betreuungspersonen nutzt eine problemlösende, präventive Strategie zur Vermeidung von Krisen und bietet emotionale sowie praktische Unterstützung. Es kann bei verschiedenen routinemäßigen Tätigkeiten durchgeführt werden, Betreuenden neue Hoffnung geben und sie befähigen, ihre Situation besser zu bewältigen. Zudem kann möglicherweise die Unterbringung in einer Senioren- oder Pflegeeinrichtung verhindert oder verzögert werden. Dies hängt jedoch von den persönlichen Qualitäten sowohl der Praktizierenden als auch der primären Betreuungspersonen ab. Diejenigen von ihnen, die nicht mit dem Menschen mit Demenz zusammenleben, scheinen in dieser Phase nur praktische Unterstützung zu benötigen. Diese wird allerdings sehr geschätzt, wenn sie auf die individuelle Situation zugeschnitten ist.

Literaturhinweise

Acton, G. J. and Kang, J. (2001) Interventions to reduce the burden of caregiving for an adult with dementia: a meta-analysis. *Research in Nursing and Health 24*, 349–360.

Aneshensel, C. S., Pearlin, L. I., Mullan, J. T., Zarit, S. H. and Whitlatch, C. J. (1995) *Profiles in Caregiving: The Unexpected Carer.* San Diego, CA: Academic Press.

Bengtson, V. L. and Kuypers, J. (1985) The Family Support Cycle: Psychosocial Issues in the Aging Family. In J. M. A. Munnichs, E. Olbrich, P. Mussen and P. G. Coleman (eds) *Life-span and Change in a Gerontological Perspective.* New York, NY: Academic Press.

Brodaty, H., Green, A. and Koschera, A. (2003) Meta-analysis of psychosocial intervention for caregivers of people with dementia. *Journal of American Geriatrics Society 51*, 675–664.

Burns, A. and Rabins, P. (2000) Carer burden in dementia. *International Journal of Geriatric Psychiatry 15*, S9-S13.

Derksen, E., Vernooij-Dassen, M., Scheltens, P. and Olde Rikkert, M. (2006) A model for the diagnosis of dementia. *Dementia 5*, 462–468.

Downs, M., Clibbens, R., Rae, C., Cook, A. and Woods, R. (2002) What do general practitioners tell people with dementia and their families about the condition? A survey of experiences in Scotland. *Dementia 1*, 47–58.

Ellrodt, G., Cook, D. L., Lee, J., Cho, M., Hundt, D. and Weingarten, S. (1997) Evidence based disease management. *Journal of the American Medical Association 278*, 1687–1692.

Gaugler, J. E., Jarrott, S. E., Zarit, S. H., Stephens, M. A., Townsend, A. and Greene, R. (2003) Adult day service use and reductions in caregiving hours: effects on stress and psychosocial well-being for dementia caregivers. *International Journal of Geriatric Psychiatry 18*, 55–62.

Goodman, C. C. and Pynoos, J. (1990) A model telephone information and support programme for caregivers of Alzheimer's patients. *Gerontologist 30*, 399–404.

Grol, R. (2001) Improving the quality of medical care: building bridges among professional pride, payer profit, and patient satisfaction. *Journal of the American Medical Association 286*, 2407–2412.

Herbert, R., Levesque, L., Vezina, J., Lavoie, J., et al. (2003) Efficacy of a psychoeducative group program for caregivers of demented persons living at home: a randomized controlled trial. *Journal of Gerontology Series B – Psychological and Social Science, 58*, S58-S67.

Iliffe, S. and Manthorpe, J. (2004) The recognition of and response to dementia in primary care: lessons for professional development. *Learning in Health and Social Care 3*, 5–16.

Iliffe, S., De Lepeleire, J., van Hout, H., Kenny, G., et al. (2005) Understanding obstacles to the recognition of and response to dementia in different European countries: a modified focus group approach using multinational, multi-disciplinary expert groups. *Aging and Mental Health 9*, 1–6.

Iliffe, S., Wilcock, J. and Haworth, D. (2006) Delivering psychosocial interventions for people with dementia in primary care: jobs or skills? *Dementia 5*, 327–338.

Manthorpe, J. and Moriarty, J. (2007) Models from Other Countries: Social Work with People with Dementia and Their Caregivers. In C. Cox (ed.) *Dementia and Social Work Practice*. New York, NY: Springer.

Marshall, V. W. (1986) Dominant and Emerging Paradigms in the Social Psychology of Aging. In V. W. Marshall (ed.) *Later Life: The Social Psychology of Aging*. Beverly Hills, CA: Sage.

Opie, J., Rosewarne, R. and O'Connor, D. W. (1999) The efficacy of psychosocial approaches to behaviour disorders in dementia: a systematic review. *Australian and New Zealand Journal of Psychiatry 33*, 789–799.

Pearlin, L. I. and Schooler, A. (1978) The structure of coping. *Journal of Health and Social Behaviour 19*, 2–21.

Simon, C. and Kendrich, T. (2001) Informal carers and the role of general practitioners and district nurses. *British Journal of General Practice 52*, 655–657.

van Hout, H., Vernooij-Dassen, M., Bakker, K., Blom, M. and Grol, R. (2000) General practitioners on dementia: tasks, practices and obstacles. *Patient Education and Counselling 39*, 219–225.

Vernooij-Dassen, M. and Dautzenberg, M. (2003) Collaboration between Lay and Professional Care. In R. Jones, N. Britten, L. Culpepper, D. A. Gass, et al. (eds) *Textbook of Primary Medical Care*. Oxford: Oxford University Press.

Vernooij-Dassen, M. and Moniz-Cook, E. (2005) Editorial. *Dementia: The International Journal of Social Research and Practice 4*, 163–169.

Vernooij-Dassen, M., Felling, A. J.A. and Persoon, J. M.G. (1996) Predictors of sense of competence in primary caregivers of demented persons. *Social Science and Medicine 43*, 41–49.

Vernooij-Dassen, M., Felling, E., Brummelkamp, M., Dautzenberg, G., van den Bosch, R. and Grol, R. (1999) Short sense of competence questionnaire (SSCQ): measuring the caregiver's sense of competence. *Journal of the American Geriatrics Society 47*, 256–257.

Vernooij-Dassen, M. J.F. J., Lamers, C., Bor, J., Felling, A. J.A. and Grol, R. (2000) Prognostic factors of effectiveness of a support programme for caregivers of dementia patients. *International Journal of Aging and Human Development 51*, 2 59–274.

Vickrey, B., Mittman, B., Connor, K. I., Pearson, M. L., et al. (2006) The effect of a disease management intervention on quality and outcomes of dementia. *Annals of Internal Medicine 145*, 713–726.

Woods, R., Moniz-Cook, E., Iliffe, S., Campion, P., et al. (2003) Dementia: issues in early recognition and intervention in primary care. *Journal of the Royal Society of Medicine 96*, 320–323.

Weiterführende Literatur

Moniz-Cook, E. and Vernooij-Dassen, M. (2005) DIADEM: European Variations in Diagnosis and Post-diagnosis Support for People with Dementia. In P. Dorenlot (ed.) *Supporting and Caring for People with Early Stage Dementia: Challenges, Practice and Perspectives.* Paris: Fondation Médéric Alzheimer.

Vernooij-Dassen, M. and Olde Rikkert, M. G.M. (2004) Personal disease management in dementia care. *International Journal of Geriatric Psychiatry 51*, 259–274.

Vernooij-Dassen, M., Huygen, F., Felling, A. and Persoon, J. (1995) Home care for dementia patients. *Journal of the American Geriatric Society 43*, 456–457.

Vernooij-Dassen, M., Moniz-Cook, E. D., Woods, B., de Lepeleire, J., et al. (2005) Factors affecting timely recognition and diagnosis of dementia across Europe: from awareness to stigma. *International Journal of Geriatric Psychiatry 9*, 1–6.

16

Ehrenamtlich organisierte Interventionen für Betreuungspersonen

Georgina Charlesworth, Joanne Halford, Fiona Poland und Susan Vaughan

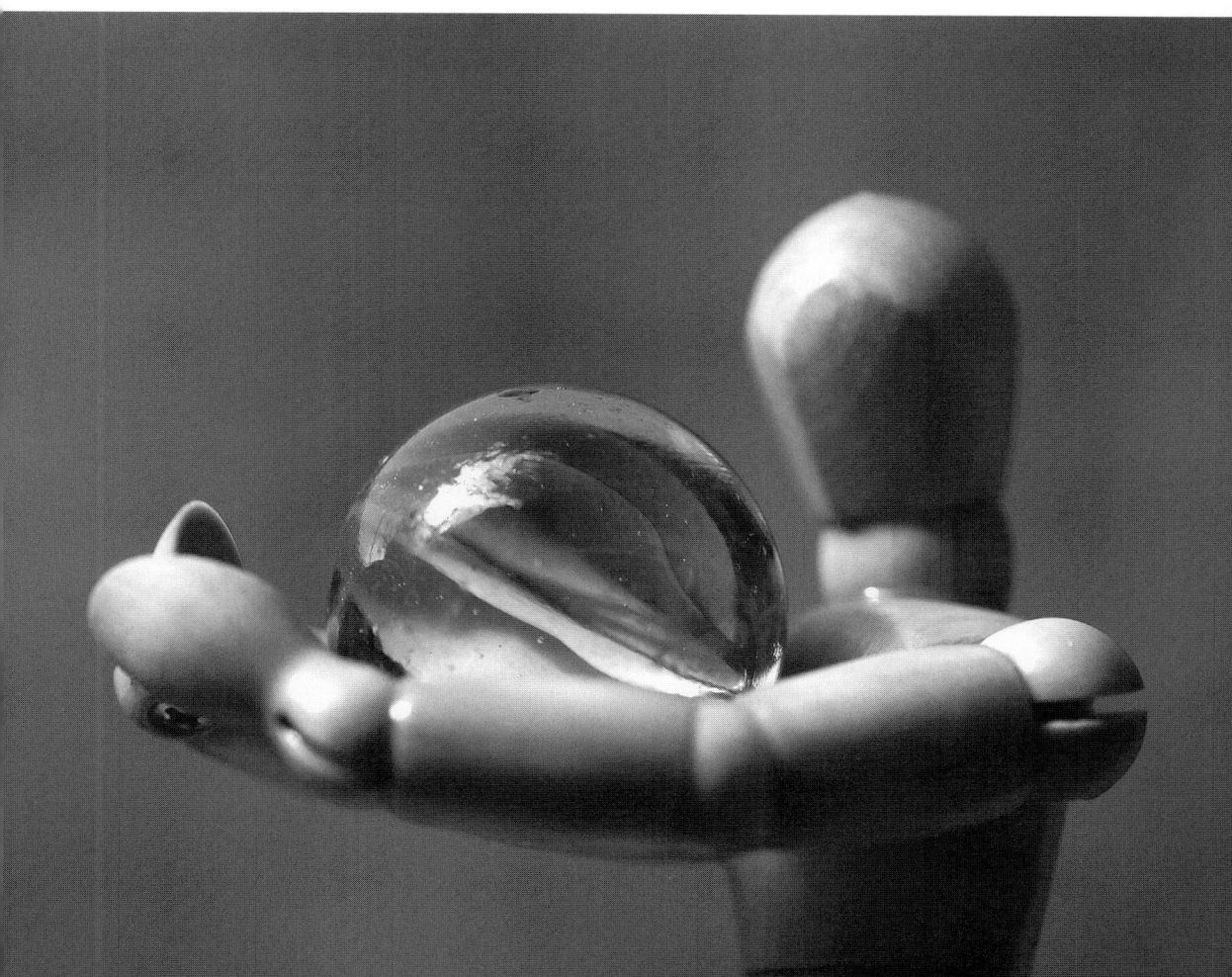

16.1 Überblick

Die ehrenamtliche und gemeinnützige Arbeit spielt bei der Unterstützung von Betreuungspersonen eine wichtige Rolle. Hier leisten ehrenamtlich Tätige unbürokratisch und wertfrei Hilfe. In diesem Kapitel wird der theoretische Hintergrund der sozialen Unterstützung beleuchtet. Zudem stellen wir zwei verschiedene Projekte psychosozialer Interventionen für Betreuungspersonen von Menschen mit Demenz vor, die von Wohlfahrtsorganisationen in Großbritannien durchgeführt wurden. Das erste ist das «Positive Caring Programme», ein Gruppenschulungsprogramm, und das zweite das «BECCA Befriending Scheme», ein Projekt, bei dem ehrenamtlich tätige Helfer Betreuungspersonen emotional Rückhalt geben. Beiden gemeinsam ist der Wunsch von Betreuenden nach ganzheitlicher Unterstützung, bei der sie innerhalb eines Kontextes, in dem das «Personsein» sowohl des Betreuenden als auch des Menschen mit Demenz respektiert werden, emotionale, informatorische sowie instrumentelle (praktische) Unterstützung erfahren. Fallbeispiele veranschaulichen, welchen Unterschied Hilfsangebote von ehrenamtlich tätigen Mitarbeitern für Betreuende von Menschen mit Demenz wirklich ausmachen können.

16.2 Theorie und Praxis der sozialen Unterstützung

Cowen (1982) definierte den Begriff der «sozialen Unterstützung» als «informell geleistete zwischenmenschliche Hilfe bei emotionalen Problemen» (S. 385). Etwa zur gleichen Zeit erfasste House (1981) soziale Unterstützung begrifflich hinsichtlich Inhalt oder Funktion und wies auf emotionale, informatorische und instrumentelle Dimensionen von Unterstützung hin. Kahn und Antonucci (1980) kombinierten Theorien von sozialer Rolle und sozialer Unterstützung und empfahlen das Konvoi-Modell (als Erweiterung der Lebenslaufperspektive, insbesondere hinsichtlich der Untersuchung des dauerhaft fortschreitenden Austauschs von sozialer Unterstützung).

In der Mitte der 1980er Jahre wurde die soziale Unterstützung begrifflich neu gefasst, wobei sie von Thoits (1986) als «coping assistance» (Hilfe bei der Bewältigung) verstanden wird. Heller et al. (1986) entfernten sich sprachlich von dem Wort «Problem» und ersetzten es durch das Wort «Bedürfnis». Sie definierten «soziale Unterstützung» als «jede informelle Interaktion zwischen Menschen, die psychische Bedürfnisse erfüllt oder dabei hilft, Probleme zu bewältigen» (S. 466). Zu den psychischen Bedürfnissen zählen demnach:

- Bedürfnis nach Rückhalt (d.h. einer engen Beziehung, die von Fürsorge, uneingeschränkter Hilfe und Sicherheit geprägt ist)
- Bedürfnis nach sozialer Integration (einem Gefühl von Zugehörigkeit)
- Bedürfnis nach sozialer Bestätigung (Anerkennung von Identität und Kompetenz)
- Bedürfnis nach Anleitung (Rat und Information).

In seinem Buch *Social Therapy* bringt Milne (1999) diese Definitionen wie folgt zusammen:

> Soziale Unterstützung…bezieht sich auf die Bereitstellung von informeller Hilfe – in dem Versuch, die psychischen Bedürfnisse eines Menschen zu erfüllen…Strukturell beinhaltet sie informatorische, praktische und emotionale Hilfe (z. B. einem Nachbarn verständnisvoll zuhören) sowie Verbundenheit (Milne 1999, S. 4).

Emotionale, informatorische und praktische (instrumentelle) Dimensionen sozialer Unterstützung können – darauf wurde hingewiesen – zu einem unterschiedlichen Mechanismus von Veränderung in Beziehung gesetzt werden (Barker/Pistrang 2002; Hogan et al. 2002; Noon 1999). Genauer ausgedrückt bedeutet dies, dass emotionale Unterstützung, zu der die fürsorgliche und Anteil nehmende verbale und nonverbale Kommunikation zählt, Leid mindert, da sie das Selbstwertgefühl stärkt und den Ausdruck von Gefühlen erlaubt, wohingegen die informatorische Unterstützung (Bereitstellung von richtungsweisenden Informationen) das Kontrollempfinden verbessert, weil sie Klarheit schafft und Strategien zur Problembewältigung bietet.

16.3 Projekt 1: Positive Caring Programme

Das Positive Caring Programme hatte zum Ziel, Betreuende über das Leben mit Demenz zu informieren. Dies geschah im Rahmen von psychoedukativen Gruppentreffen, die von Mitarbeitern der lokalen Alzheimer Gesellschaft angeboten wurden. Wie für Informations- und Schulungsprojekte, die in der Forschungsliteratur beschrieben wurden (s. Briggs/Askham 1999), typisch, bestand das Programm aus insgesamt sechs Sitzungen, die einmal wöchentlich stattfanden und jeweils etwa zwei Stunden dauerten. Jede Woche wurde ein anderes Thema behandelt. Die Teilnehmer erhielten Informationen über die Rolle als Betreuungsperson, über Demenz, Beihilfen, Gesetzeslage, örtliche Hilfsangebote und praktische Ratschläge zum Umgang mit der Betreuung. Zusätzlich wurden Möglichkeiten zur Bewältigung von Stress wie Entspannungs- und Kommunikationstechniken vermittelt. Zudem bemühten sich die Mitarbeiter darum, die Betreuungspersonen auch nach Beendigung des Gruppenprogramms weiterhin zu unterstützen. Dazu war es wichtig, gute Beziehungen aufzubauen und den Kontakt aufrechtzuerhalten.

Fallbeispiel Betty und Jim

Nach fünfzig Jahren glücklicher Ehe bemerkte Betty, dass sich ihr Mann zunehmend veränderte. In den letzten zwei Jahren brachte er vieles durcheinander und war vergesslich geworden. Es wurde für ihn immer schwieriger, sich an kurz zurückliegende Ereignisse zu erinnern. Beide waren ziemlich besorgt. Anfangs hatte Betty die Hoffnung, dass sich Jims Zustand wieder bessert, doch wurde es eher schlimmer, sodass sie ihren Hausarzt aufsuchte, der ihren Mann an einen Psychiater überwies. Dies war der Beginn vieler Fragen und Tests und am Ende erhielt Jim die Diagnose «Alzheimerdemenz». Während dieser Zeit hatte Betty nicht oft Gelegenheit, die Probleme ihres Mannes zu besprechen. Viele ihrer Fragen blieben unbeantwortet. Etwas später schlug ihr ein anderer Arzt in der Praxis vor, Kontakt zur örtlichen Alzheimer Gesellschaft aufzunehmen. Betty fand heraus, dass dort das Positive Caring Programme durchgeführt wurde, doch dachte sie anfangs, sie könne daran nicht teilnehmen, da sie Jim nicht allein lassen wollte. Der Koordinator der Gruppe informierte sie über einen Betreuungsdienst, der organisiert werden könnte. Hierbei würde ein Mitarbeiter Jim zu Hause Gesellschaft leisten. Dieser Dienst wurde organisiert, sodass Betty an der Gruppe teilnehmen konnte. Schon nach dem ersten Treffen hatte sie das Gefühl, ihr würde eine Last von den Schultern genommen. Am Ende erhielt sie auf all die Fragen, die sie vorher nie hatte stellen können, eine Antwort. Sie konnte ihre Erfahrungen mit anderen Betroffenen austauschen und lernte, dass sie nicht die einzige war, die Frustration und Wut gegenüber dem geliebten Menschen empfand. Betty fand zudem heraus, dass es verschiedene Arten von Beihilfen und Finanzierungsmöglichkeiten gab. Sie lernte, das Verhalten ihres Mannes zu verstehen und verschiedene Formen, damit umzugehen. Zudem wurde ihr deutlich gemacht, wie wichtig es ist, auf sich selbst zu achten. Am Ende des Programms sagte sie: «Der Kurs war sehr hilfreich. Es ist unglaublich, wie viel mir diese Gruppe dabei geholfen hat, unsere Situation zu bewältigen.»

Das Projekt wurde von September 2001 bis April 2002 ausgewertet (Halford 2002). Erfasst wurden 24 Kursteilnehmer vier verschiedener Ortschaften Ostenglands (Mid-Suffolk, Norwich, Huntingdon und Ipswich). Die Betreuungspersonen waren vorwiegend Frauen (n = 17), wobei eine von drei Teilnehmerinnen Ehefrau war. Ein Viertel waren Töchter und ein Viertel Ehemänner. Das durchschnittliche Alter der Betreuenden lag bei 68 Jahren (43 bis 81 Jahre), die Mehrzahl war über sechzig Jahre alt (n = 19).

Zur Evaluation wurde das Konzept der Mehrfachmessung (davor und danach) eingesetzt. Messparameter waren Kenntnisse, Ängste, Depressionen, Empfinden von Bedrohung und Selbstwirksamkeit (Halford 2002). Zur Evaluation wurden formelle psychometrische Messungen durchgeführt. Diese beinhalteten:

- Dementia Quiz (Gilleard/Groom 1994) mit 25 verschiedenen Multiple-Choice-Fragen und drei Subskalen: Wissen über Demenz (Biology), Methoden zur Bewältigung (Coping) und Wissen über Hilfsangebote für Menschen mit Demenz und ihre Angehörigen (Services)
- State-Trait-Angst-Inventar (State-Trait Anxiety Inventory, STAI, von Spielberger et al. 1970)
- Centre of Epidemiologic Studies Depression Scale, CES-D (Radolf 1977)
- Generalised Self-Efficacy Scale, GSES (Schwarzer/Jerusalem 1993)
- Subskala zur Beurteilung des Bedrohungsempfindens der Stress Appraisal Measure, SAM (Peacock/Wong 1990).

In **Tabelle 16-1** sind die Mittelwerte der verschiedenen Messverfahren vor und nach der Gruppenteilnahme aufgeführt. Die Ergebnisse zeigen, dass Betreuende in der Gruppe mehr Kenntnisse erwarben, ihre Selbstwirksamkeit verbesserten und über weniger Ängste, Depressionen und Bedrohungsempfinden berichteten. Statistisch relevant war jedoch lediglich das anhand der Subskala des Dementia Quiz gemessene verbesserte Wissen über Demenz (Biology).

Tabelle 16-1: Evaluation des Positive Caring Programme (24 Teilnehmer)

	vor der Intervention (SD)	nach der Intervention (SD)	Signifikanz (2-seitig)
Kenntnisse gesamt	15,88 (5,2)	17,92 (2,9)	0,08
Biology[1]	4,33 (2,1)	5,83 (1,3)	0,00*
Coping[1]	5,79 (2,1)	6,75 (1,6)	0,06
Services[1]	5,54 (2,0)	5,33 (1,0)	0,47
Selbstwirksamkeit[4]	28,54 (4,1)	30,04 (4,5)	0,09
Depressionen[3]	14,25 (10,6)	13,21 (9,3)	0,51
Ängste			
State[2] (situationsabhängige Angst)	40,96 (12,1)	37,71 (10,1)	0,10
Trait[2] (Angst als Persönlichkeitsmerkmal)	40,46 (11,3)	40,08 (11,6)	0,83
Threat[5] (Bedrohungsempfinden)	13,54 (4,1)	12,13 (4,8)	0,12

* signifikant auf der 0,01 Ebene (2-seitig)
[1] Dementia Quiz Subskalen: Wissen über Demenz (Biology), Methoden zur Bewältigung (Coping) und Wissen über Angebote für Menschen mit Demenz und ihre Angehörigen (Services): höhere Punktwerte = bessere Kenntnisse
[2] State-Trait-Angst-Inventar: höhere Punktwerte = vermehrte Ängste
[3] Centre of Epidemiologic Studies Depression Scale: niedrigere Punktwerte = weniger Depressionen
[4] Generalised Self-Efficacy Scale: höhere Punktwerte = größere Selbstwirksamkeit
[5] Subskala zur Beurteilung des Bedrohungsempfindens der Stress Appraisal Measure: niedrigere Punktwerte = geringeres Bedrohungsempfinden

Nur bei sehr wenigen psychosozialen Interventionen wurden zur Evaluation der Ergebnisse Messungen zu Ängsten durchgeführt. Obwohl in einigen Studien (ohne formale Messung) berichtet wird, dass sich die Ängste der Betreuungspersonen nach der Intervention nicht signifikant verändert haben (Lazarus et al. 1981; Wilkins et al. 1999), beschreiben Millan-Calenti et al. (2000) ein deutliches Nachlassen der situationsabhängigen Angst, nicht aber der Angst als Persönlichkeitsmerkmal. Das bedeutet, dass die von Millan-Calenti et al. durchgeführte Intervention das aktuelle Angsterleben verringert hat (State-Angst = situationsabhängige Angst), sich jedoch nicht auf die langfristige, schon vor der Betreuungssituation bestehende Tendenz zum Angsterleben (Trait-Angst = Angst als Persönlichkeitsmerkmal) auswirkte. Die Ergebnisse des Positive Caring Programme sind ähnlich. Da jedoch die Stichprobe sehr klein war, waren die Ergebnisse statistisch nicht relevant. Basierend auf den Wirkungsgrößen der Evaluation des Positive Caring Programme wäre zur Bewertung einer Veränderung der State-Angst (0,32) und des Wissen über Demenz insgesamt (− 0,41) schätzungsweise eine Stichprobe von 84 Teilnehmern erforderlich, um eine statistisch relevante Erhöhung des Wissensgrades und ein vermindertes Angsterleben zu zeigen.

16.4 Projekt 2: BECCA Befriending Scheme

BECCA (Befriending and Costs of Caring) ist ein Projekt mit ehrenamtlich tätigen Helfern, das im Rahmen einer randomisierten kontrollierten Studie evaluiert wurde (s. www.ncchta.org/project/htapubs.asp, Stand 11. August 2008). Die Effektivität derartiger Projekte ist unklar (Cattan et al. 2005), wobei eine Studie über gegenseitige Unterstützung in Peergruppen für Betreuende in den USA eine geringe messbare Wirkung zeigte und die Kontakte nur wenige Monate aufrechterhalten wurden (Pillemer/Suitor 2002). Das Projekt BECCA Befriending Scheme stellt eine willkommene Ergänzung zur Forschungsliteratur über die langfristige Begleitung von Betreuungspersonen dar, da es über mehrere Jahre hinweg mit «normalen» Unterstützungsmaßnahmen verglichen wurde. «Befriending» wird in diesem Zusammenhang als ein «Angebot von Begleitung und Gesprächen» definiert und konzentriert sich auf die emotionale Unterstützung. In diesem Modell wird die Hilfeleistung von geschulten, ehrenamtlich tätigen Mitarbeitern erbracht, die sich dafür mindestens sechs Monate lang eine Stunde pro Woche zur Verfügung stellen. Diese ehrenamtlichen Helfer bieten keine praktische Unterstützung, noch übernehmen sie die Funktion von Betreuenden, häuslichen Helfern oder Pflegepersonal, da sie sich nicht an den Menschen mit Demenz wenden. Sie sind zwar primär keine Informationsvermittler, doch können sie, wenn sie danach gefragt werden, Betreuungspersonen «den Weg» zu Informationen und Hilfsangeboten aufzeigen.

Das BECCA Befriending Scheme wurde anfangs in Norwich, Großbritannien, eingeführt. Hierbei war ein Vermittler im örtlichen Amt für ehrenamtliche Tätigkeit (Norwich und Norfolk Voluntary Services, NVS) angestellt. Der NVS verfügt über eine entsprechende Betriebshaftpflichtversicherung und über Erfahrungen mit anderen derartigen Projekten. Eines davon richtet sich an Menschen mit psychischen Problemen, ein anderes an Menschen mit körperlichen Behinderungen. Das Programm wurde jetzt in Partnerschaft mit den örtlichen Alzheimer Gesellschaften auf andere Gebiete der Grafschaft Norfolk ausgedehnt. Des Weiteren wurden zwei weitere Programme im Rahmen des Age Concern (nationale Wohltätigkeitsorganisation für ältere bzw. alte Menschen) in der Grafschaft Suffolk und im Londoner Stadtteil London Borough of Havering aufgebaut. Hier sind teilzeitbeschäftigte Vermittler in den Ämtern in Lowestoft, Ipswich und Harold Hill beschäftigt.

Die regulär bezahlten Vermittler sind für die Anwerbung, Eignungsbeurteilung, Schulung und Zuordnung der ehrenamtlichen Mitarbeiter sowie für die fortlaufende Betreuung und Unterstützung der Beziehung zwischen dem Helfer und der Betreuungsperson verantwortlich. Zur Anmeldung und zum Auswahlverfahren für ehrenamtliche Helfer zählen das Ausfüllen eines Anmeldeformulars, zwei Empfehlungsschreiben und ein polizeiliches Führungszeugnis. Alle ehrenamtlichen Helfer erhalten insgesamt zwölf Stunden Schulung über Kompetenzen zum Zuhören, Beziehungsphasen zwischen Helfer und Betreuungsperson, Grenzen der Rolle des Helfers, Bedürfnisse des Betreuenden, Verständnis von Demenz und sicheres Arbeiten in der häuslichen Umgebung anderer Menschen. Zusätzlich erhalten die Helfer ein Handbuch. Die Schulung wird vom Vermittler gemeinsam mit anderen, in der Regel örtlichen Trainern, die über Kenntnisse oder Erfahrungen zu besonderen Aspekten der Schulungssitzung verfügen, durchgeführt.

Vierzehn Monate nach Einstellung des ersten Vermittlers hatten sich 68 potenzielle ehrenamtliche Mitarbeiter für eine Tätigkeit als Helfer beworben und waren sechs Schulungskurse durchgeführt worden. In neun Fällen konnte einer Betreuungsperson aus einem Pool von 18 geschulten und als geeignet eingestuften ehrenamtlichen Mitarbeitern ein Helfer zur Seite gestellt werden. Die ersten neun dieser zugeordneten Helfer waren vorwiegend Frauen (sieben von neun) mit einem Durchschnittsalter von 65 Jahren (46 bis 81 Jahre). Viele dieser Helfer hatten Erfahrungen als Betreuungspersonen – entweder hatten sie einen Angehörigen betreut oder waren einer bezahlten Tätigkeit als Betreuungsperson nachgegangen. Die Betreuenden selbst waren ebenfalls vorwiegend Frauen (sechs Ehefrauen, ein Ehemann, eine Tochter und ein Sohn) im durchschnittlichen Alter von 68 Jahren (60 bis 85 Jahre). Nach einem Monat wurden die Betreuungspersonen dazu befragt, wie sie die Qualität ihrer Beziehung zu den Helfern bewerteten, wobei 67 % die Beziehung als gut oder sehr gut bezeichneten. Keiner der Betreuenden äußerte Bedenken oder beklagte sich über ein schlechtes Verhältnis zu dem Helfer.

Fallbeispiel Charles und Judy

Charles hatte das Gefühl, dass sich seine Lebensqualität in den letzten drei Jahren, seit seine Frau Judy Symptome von Demenz zeigte, verschlechtert hatte. Beide hatten, nachdem Charles in den Ruhestand getreten war, über mehrere Jahre hinweg mit sehr viel Freude am Leben ihres kleinen Dorfes teilgenommen. Jetzt fühlten sie sich beinahe wie «Gefangene in ihrem eigenen Heim». Viele ihrer Freunde waren weggezogen, hatten selbst Probleme oder waren unsicher, wie sie mit ihnen jetzt, da Judy unter Demenz litt, umgehen sollten. Charles und Judy hatten Kontakt zu Gesundheits- und Sozialdiensten und Judy besuchte einmal pro Woche ein Tageszentrum. Charles jedoch fühlte sich isoliert. Manchmal ertappte er sich bei lauten Selbstgesprächen. Immer dann wurde ihm klar, dass er schon seit Tagen mit niemandem mehr gesprochen hatte.

Charles nahm an dem Forschungsprojekt BECCA teil und wurde dem Studienzweig «Befriending Scheme» zugeordnet. Er sprach mit dem Vermittler und wurde einem Helfer aus einer mehrere Kilometer entfernten Kleinstadt zugeteilt. Dieser besuchte Charles jede zweite Woche, wenn Judy im Tageszentrum war, und telefonierte mit ihm in den Wochen, in denen sie sich nicht trafen. Charles hatte somit Gelegenheit, sich mit einem Menschen in einer Form auszutauschen, die für ihn in der eigenen Familie nicht möglich war, und das erleichterte ihn sehr. Außerdem konnte er in den Gesprächen einige Probleme klären, die Charles und Judys Lebensqualität sehr verbesserten – und das, obwohl der Helfer und Judy nie zusammentrafen. Beispielsweise erhielt Charles Informationen über ehrenamtlich tätige Fahrer, die Transporte zum Krankenhaus und zu Arztterminen arrangierten sowie über die Organisation, die Schlüssel für die Behindertentoilette ausgab. Charles war froh über diese Auskünfte, da er sich langsam Sorgen über die Taxikosten für Krankenhausbesuche machte und er und seine Frau keine Ausflüge mehr unternahmen, weil er ihr auf öffentlichen Toiletten nicht helfen konnte. Bald waren beide wieder in der Lage, gemeinsame Ausflüge zu unternehmen und diese zu genießen.

Anmerkungen

Ehrenamtliche und gemeinnützige Organisationen verfügen über vielfältige Kenntnisse zu Hilfsmaßnahmen von ehrenamtlich Tätigen und zur sozialen Unterstützung von betreuenden Angehörigen. Die Hilfe, die sie bieten, ist oft speziell auf die individuellen Umstände sowie auf die lokalen Netzwerke und Gemeinschaften zugeschnitten.

Danksagungen

Das Positive Caring Programme wurde von Lotterie-Fördermitteln (Lottery grant) für die Alzheimer Gesellschaft im Osten Großbritanniens finanziert, von Joanne Halford evaluiert und von Malcolm Adams betreut. Die von der Alzheimer Gesellschaft unterstützte Evaluation wurde von der Ethikkommission der Gesundheitsschulen der Universität von East Anglia genehmigt.

Fiona Poland und Georgina Charlesworth gehören zum Forschungsteam von Befriending and Costs of Caring (BECCA). Das Projekt (ISRCTN08130075) und die Stellen der Vermittler werden vom Health Technology Assessment Programme (Programm zur Bewertung gesundheitsrelevanter Verfahren und Technologien, Projektnummer 99/34/07) finanziert. Die Ausgaben der Helfer werden von den sozialen Diensten in Norfolk und Suffolk, der örtlichen Alzheimer Gesellschaft in King's Lynn und West Norfolk sowie vom Gesundheitsministerium in Form einer Ad-hoc-Beihilfe an den North East London Mental Health Trust getragen. Die in diesem Kapitel vertretenen Ansichten der Autoren geben nicht unbedingt die Sichtweise des Gesundheitsministeriums wieder.

Literaturhinweise

Barker, C. and Pistrang, N. (2002) Psychotherapy and social support: integrating research on psychological helping. *Clinical Psychology Review 22*, 361–379.

Briggs, K. and Askham, J. (1999) *The Needs of People with Dementia and Those that Care for Them: A Review of the Literature*. London: Alzheimer's Society.

Cattan, M., White, M., Bond, J. and Learmouth, A. (2005) Preventing social isolation and loneliness among older people: a systematic review of health promotion interventions. *Ageing and Society 25*, 41–67.

Cowen, E. L. (1982) Help is where you find it. *American Psychologist 27*, 385–395.

Gilleard, C. and Groom, F. (1994) A study of two dementia quizzes. *British Journal of Clinical Psychology 33*, 529–534.

Halford, J. (2002) An investigation into the relationship between knowledge of dementia and anxiety levels in informal caregivers looking after a person with dementia. Thesis. School of Medicine, University of East Anglia.

Heller, K., Swindle, R. W. and Dusenbury, L. (1986) Component social support processes: comments and integration. *Journal of Consulting and Clinical Psychology 54*, 466–470.

Hogan, B. E., Linden, W. and Najarian, B. (2002) Social support interventions: do they work? *Clinical Psychology Review 22*, 381–440.

House, J. S. (1981) *Work Stress and Social Support*. Reading, MA: Addison-Wesley.

Kahn, R. and Antonucci, T.C. (1980) Convoys over the Life Course: Attachment, Roles and Social Support. In P.B. Baltes and O.G. Brim (Editors) *Life-Span Development and Behavior*, Vol. 3. Orlando, FL: Academic Press.

Lazarus, L. W., Stafford, B., Coope, K., Cohler, B. and Dysken, M. (1981) A pilot study of an Alzheimer's patients' relatives discussion group. *Gerontologist 21*, 353–358.

Millan-Calenti, J. C., Gandoy-Crego, M., Antelo-Martelo, M., Lopez-Martinez, M., Riveiro-Lopez, M. P. and Mayan-Santos, J. M. (2000) Helping the family carers of Alzheimer's patients: from theory to practice. A preliminary study. *Archives of Gerontology and Geriatrics 30*, 131–138.

Milne, D. L. (1999) *Social Therapy: A Guide to Social Support Interventions for Mental Health Practitioners.* Chichester: Wiley.

Noon, J. M. (1999) *Counselling and Helping Carers.* Oxford: Blackwell.

Peacock, E. J. and Wong, P. T. P. (1990) The Stress Appraisal Measure (SAM): a multidimensional approach to cognitive appraisal. *Stress Medicine 6*, 227–236.

Pillemer, K. and Suitor, J. J. (2002) Peer support for Alzheimer's caregivers: is it enough to make a difference? *Research on Aging 24*, 171–192.

Radolf, L. S. (1977) The CES-D scale: a self-report depression scale for research in the general population. *Applied Psychological Measurement 1*, 385–401.

Schwarzer, R. and Jerusalem, M. (1993) *Measurement of Perceived Self-efficacy: Psychometric Scales for Cross-Cultural Research.* Berlin: Freie Universität.

Spielberger, C. D., Gorush, R. L. and Lushene, R. E. (1970) *STAI Manual for the State-Trait Anxiety Inventory.* Palo Alto, CA: Consulting Psychologists Press.

Thoits, P. A. (1986) Social support as coping assistance. *Journal of Consulting and Clinical Psychology 54*, 416–423.

Wilkins, S. S., Castle, S., Heck, E., Tanzy, K. and Fahey, J. (1999) Immune function, mood, and perceived burden among caregivers participating in a psychoeducational intervention. *Psychiatric Services 50*, 747–749.

Weiterführende Literatur

Charlesworth, G., Mugford, M., Shepstone, L., Wilson, E., Thalanany, M. and Poland, F. (2008) Does befriending by trained lay workers improve psychological well-being and quality of life for carers of people with dementia, and at what cost? A randomised controlled trial. *Health Technology Assessment*, 12. Available at www.ncchta.org/project/htapubs.asp, accessed 11 August 2008.

Charlesworth, G., Shepstone, L., Wilson, E., Reynolds, S., Mugford, M., Price, D., Harvey, I. and Poland, F. (2008) Befriending carers of people with dementia. *British Medical Journal*, 336(7656), 1295–1297.

Charlesworth, G., Tzimoula, X., Higgs, P. and Poland, F. (2007) Social networks, befriending and support for family carers of people with dementia. *Quality in Ageing – Policy, Practice and Research 8*, 2, 37–44.

Hooper, E., Charlesworth, G., Poland, F. and Vaughan, S. (2004) Recruiting carers and befrienders: experiences from the Befriending and Cost of Caring (BECCA) study. *Signpost 9*, 1, 7–10.

Knights, N., Tzimoula, X., Clarke, H., Bartlett, A. and Charlesworth, G. (2006) Loneliness and befriending. *PSIGE – Psychology Specialists Promoting Psychological Wellbeing in Later Life Newsletter – 96*, 29–32. Available at www.psige.org/newsletters.php, accessed 11 August 2008.

Mitarbeiterverzeichnis

Emer Begley ist Doktorandin am Trinity College in Dublin und war Forschungskoordinatorin des ENABLE-Projekts in Irland. Zu ihren Forschungsinteressen gehören gelebte Erfahrungen mit Demenz sowie Gesundheits- und Sozialpolitik.

Molly Burnham ist Ergotherapeutin im Ruhestand und lebt im Süden von England. Ihr besonderes Interesse gilt der Rolle des Ergotherapeuten bei der Erhaltung von Lebensqualität für Menschen mit Demenz und ihre Angehörigen.

Suzanne Cahill ist Leiterin des Dementia Services Information and Development Centre am St James Hospital in Irland und Dozentin für Sozialpolitik im Alter am Trinity College in Dublin. Zu ihren Forschungsinteressen zählen Demenz und Qualitätsstandards, technische Hilfsmittel, familiäre Betreuung und Beurteilung von Demenz in der Grundversorgung.

Inge Cantegreil-Kallen, PhD, ist klinische Psychologin und Wissenschaftlerin in der Abteilung für klinische Gerontologie am Broca Krankenhaus in Paris sowie INTERDEM-Koordinatorin für Frankreich. Ihre derzeitigen Interessen sind hinderliche und förderliche Faktoren bei der Feststellung und Enthüllung der Diagnose «Demenz», Hilfsmaßnahmen für Betreuende und systemische Familientherapie bei Alzheimerdemenz.

Irene Carr ist Dozentin für psychische Gesundheit für ältere Menschen am Institute of Health and Social Care in Guernsey. Ihr Interesse galt anfangs psychosozialen Interventionen im Frühstadium von Demenz, umfasst heute jedoch auch die Schulung von Pflegepersonal im Bereich der Betreuung von Menschen mit Demenz. Ihr wissenschaftlicher Schwerpunkt liegt derzeit in der Erforschung von Aberglaube und Demenz bei Bewohnern der zu Großbritannien gehörigen Insel Guernsey.

Georgina Charlesworth, PhD, ist Dozentin für klinische und Gesundheitspsychologie im Alter am University College London und beratende klinische Psychologin im staatlichen Gesundheitsdienst, Großbritannien. Ihre Forschungsinteressen sind psychosoziale Interventionen für betreuende Angehörige von Menschen mit Demenz.

Rabih Chattat ist Associate Professor für klinische Psychologie an der Fakultät für Psychologie der Universität Bologna, Italien. Ihre Interessen liegen in psychosozialen Interventionen für Menschen mit Demenz und betreuende Angehörige sowie in der Schulung von Praktizierenden.

Linda Clare, PhD, ist Professorin für Psychologie und klinische Psychologin an der Universität von Wales, Bangor. Ihr Forschungsschwerpunkt gilt dem psychologischen Verständnis und Interventionen bei kognitiver Beeinträchtigung und Demenz sowie der Rehabilitation bei Gedächtnisstörungen.

Richard Cheston ist beratender klinischer Psychologe (Consultant Clinical Psychologist) für den Avon & Wiltshire Mental Health Care Partnership Trust in England und Ehrendozent an der Universität von Bath. Sein Forschungsinteresse gilt der Entwicklung von psychosozialen Interventionen, die auf einem Verständnis der Erfahrungen von Menschen mit Demenz basieren.

Jacomine de Lange ist Leiterin einer Forschungsgruppe am Trimbos-Institut, Netherlands Institute of Mental Health and Addiction und Associate Professor am Institute for Health Care Studies in Rotterdam. Ihr Interesse gilt der Erforschung und Schulung von Betreuung älterer Menschen und ihrer Betreuungspersonen und hier insbesondere der Betreuung von Menschen mit Demenz.

Jocelyne de Rotrou, PhD, ist Neuropsychologin am Broca Krankenhaus in Paris. Ihre Forschungsinteressen gelten Screening-Tests für Demenz und psychoedukativen Programmen für Betreuende von Menschen mit Demenz.

Rose-Marie Dröes, PhD, ist Associate Professor und verantwortlich für das Forschungsprogramm zur Betreuung und Unterstützung bei Demenz der psychiatrischen Abteilung und des Alzheimer Zentrums, medizinisches Zentrum der Freien Universität Amsterdam und regionales Mental Health Care Institute GGZ-Buitenamstel Geestgronden in Amsterdam. Ihre Forschung konzentriert sich auf Bedürfnisse von Menschen mit Demenz und ihren Betreuungspersonen, Entwicklung und Effektivität von psychosozialen Interventionen (wozu auch die Unterstützung durch Informationstechnologie zählt) und Umsetzung von erwiesenermaßen effektiven psychosozialen Interventionen für Menschen mit Demenz und ihre Betreuungspersonen (z. B. Hilfsprogramm der Meeting Centres).

Manuel Franco ist Leiter der psychiatrischen Abteilung des Zamora Krankenhauses in Spanien, Associate Professor an der Salamanca Universität, Leiter für Forschung und Entwicklung der INTRAS Foundation und Kodirektor des neuropsychologischen Programms in Salamanca, Spanien.

Marie V. Gianelli ist Associate Professor an der Fakultät für Medizin und Chirurgie der Universität von Genua (Italien), Mitglied von INTERDEM und beratende

Psychologin für INCRA (Italian National Research Centre on Ageing). Sie ist klinische Psychologin und ihre Schwerpunkte sind klinische Praxis, Erforschung von psychosozialen Ansätzen bei Demenz und Schulung Praktizierender.

Gillian Gibson, staatlich examinierter Krankenpfleger und Psychologe (Bachelor of Science with Honours) im Ruhestand war Psychologe für Projekte an der Hull Memory Clinic seit ihrer Gründung 1991.

Pablo Gomez ist Geschäftsführer der INTRAS Foundation in Spanien und Leiter der europäischen Programme.

Maud Graff, PhD, ist Wissenschaftlerin am Alzheimer Zentrum und in der Abteilung für Ergotherapie des medizinischen Zentrums der Radboud-Universität Nijmegen. Ihre Forschungsinteressen gelten der Ergotherapie für ältere Menschen mit Demenz und ihre primären Betreuungspersonen, wobei ihr Schwerpunkt in einer verbesserten Funktion im Alltagsleben des Betroffenen, der Kompetenzerweiterung von Betreuenden sowie in der Verbesserung der Lebensqualität beider Gruppen liegt.

Inger Hagen (Master of Science in Chemie und PhD der Medizin, Universität von Oslo) gründete 1998 ihr eigenes Unternehmen. Aufgrund ihrer Erfahrungen als betreuende Angehörige entwickelte sie Hilfsmittel für Menschen mit Demenz zur Verbesserung ihrer zeitlichen Orientierung und ihrer Planung von täglichen Aktivitäten.

Joanne Halford ist amtlich zugelassene klinische Psychologin mit Privatpraxen in Kent und Surrey. Ihr besonderes Interesse gilt der Rehabilitation bei neurologischen Störungen, der Belastung von Betreuenden von Menschen mit Demenz und der allgemeinen psychischen Gesundheit von Erwachsenen.

Jaswinder Harrison ist klinische Psychologin und arbeitete als solche über zwei Jahre an der Hull Memory Clinic in Großbritannien. Ihr Forschungsinteresse gilt der Frage, wie viel Einfluss die Persönlichkeit von Menschen mit Demenz und Angehörigen darauf hat, sich auf den Zustand von Demenz einzustellen.

Hilary Husband ist beratende klinische Psychologin für den Norfolk & Waveney Mental Health Partnership Trust und Ehrendozentin an der Universität von East Anglia, Großbritannien. Zu ihren Forschungsschwerpunkten zählen Kommunikationsfähigkeiten von professionell Tätigen und Interventionen bei Demenz.

Karen Jarvis erhielt den Queen's Nursing Institute Award for Nursing und ein Health Action Zone Fellowship. Dadurch konnte sie ihre Arbeit mit Menschen mit Demenz und ihren Angehörigen entwickeln. Sie ist Community Mental Health Nurse (in der Gemeinde tätige Pflegefachkraft für Psychiatrie) für ältere Menschen und arbeitet für den Humber Mental Health Teaching NHS Trust in Hull, England.

Dr. Kate Jones, PhD, ist Research Fellow (Forschungsstipendiatin) am Dementia Services Development Centre der Universität von Wales, Bangor und unterstützt das Wales Dementias and Neurodegenerative Diseases Research Network (NEURODEM Cymru). Sie hat an einer Reihe von Evaluationsprojekten in der Betreuung von Menschen mit Demenz mitgearbeitet, wozu auch eine Studie über gemeinsame Erinnerungsarbeit für Menschen mit Demenz und ihre Betreuungspersonen zählt.

Jill Manthorpe, PhD, ist Professorin für Sozialarbeit und Leiterin des Social Care Workforce Research Unit am King's College London, Großbritannien. Ihre Forschungsschwerpunkte sind Sozialfürsorge für ältere Menschen und ihre Betreuungspersonen: Patientensicherheit, Risikomanagement und Patientenschutz, Ethik und geistige Fähigkeiten.

Franka Meiland, PhD, ist Leiterin einer Forschungsgruppe der psychiatrischen Abteilung des medizinischen Zentrums der Freien Universität Amsterdam und des GGZ Buitenamstel Geestgronden in Amsterdam. Ihre Forschungsinteressen gelten psychosozialen Interventionen und informationstechnischen Lösungen zur Unterstützung von Menschen mit Demenz und Betreuungspersonen: Entwicklung, Durchführung von Studien und Umsetzung.

Esme Moniz-Cook, PhD, ist Vorsitzende von INTERDEM, Professorin für klinische Psychologie und Altern am Institut für Rehabilitation der Universität Hull, Großbritannien, und beratende klinische Psychologin des staatlichen Gesundheitsdienstes, Großbritannien. Ihr Forschungsinteresse gilt der klinischen Praxis und Erforschung frühzeitiger psychosozialer Interventionen bei beginnender Demenz und Verhaltensauffälligkeiten.

Marcel Olde Rikkert ist Leiter der Abteilung für Geriatrie am medizinischen Zentrum der Universität Nijmegen, Leiter des Alzheimer Zentrums Nijmegen (ACN), Projektleiter am Nijmegen Centre for Evidence Based Practice und Mitglied des Gremiums des European Alzheimer's Disease Consortium. Das Nijmegen Geriatric Research Programme konzentriert sich auf die klinische Erforschung von Hirnfunktionsstörungen im Alter und fördert Untersuchungen, deskriptive Studien und die Entwicklung von Forschungsmethoden innerhalb des Alzheimer Zentrums Nijmegen.

Fiona Poland ist Soziologin und leitende Dozentin in Therapieforschung an der School of Allied Health Professions der Universität von East Anglia. Sie beschäftigt sich schwerpunktmäßig mit gemeindebasierter Forschung, Unterstützung von älteren Menschen und ihren Betreuungspersonen sowie mit sozialen Netzwerken.

Anne-Sophie Rigaud, MD, ist Professorin für Geriatrie und Leiterin der Abteilung für klinische Gerontologie am Broca Krankenhaus in Paris. Sie ist Mitglied von INTERDEM und dem European Alzheimer's Disease Consortium (EADC). Ihre Forschungsgebiete sind vaskuläre Demenz, Alzheimer-Krankheit und leichte kognitive Beeinträchtigung.

Giancarlo Savorani, MD, ist Facharzt für Geriatrie und verantwortlich für die psychogeriatrische Station der Abteilung für Geriatrie der Universitätsklinik S. Orsola-Malpighi in Bologna, Italien. Seine Schwerpunkte liegen in der Beurteilung und Behandlung von Menschen mit Demenz und ihren Betreuungspersonen sowie in der Entwicklung und Förderung von Gedächtnistrainingsprogrammen für gesunde ältere Menschen.

Steffi Urbas ist Kunsttherapeutin im Alzheimer Therapiezentrum der Neurologischen Klinik Bad Aibling, Deutschland.

Willem van Tilburg, MD, PhD, ist emeritierter Professor für klinische Psychiatrie am medizinischen Zentrum der Freien Universität und ärztlicher Direktor im Ruhestand des regionalen Mental Health Care Institute GGZ-Buitenamstel Geestgronden in Amsterdam. Als Leiter der psychiatrischen Abteilung des medizinischen Zentrums der Freien Universität war er für das zwischen 1992 und 2003 durchgeführte Entwicklungs- und Forschungsprojekt «Hilfsprogramm der Meeting Centres» verantwortlich.

Susan Vaughan war von 2002 bis 2006 Vermittlerin von Helfern (Norfolk) des Befriending and Costs of Caring (BECCA) Forschungsprojekts und ist jetzt im Ruhestand.

Myrra Vernooij-Dassen ist Ko-Vorsitzende von INTERDEM, medizinische Soziologin im Centre for Quality of Care Research, Projektleiterin im Nijmegen Centre for Evidence-Based Practice und Leiterin des Alzheimer Zentrums, Nijmegen (ACN) des medizinischen Zentrums der Radboud-Universität Nijmegen. Ihre Forschungsschwerpunkte sind Qualität von Betreuung, psychosoziale Interventionen, Zusammenarbeit mit professionell Tätigen, Kompetenz von Betreuungspersonen und familiäre Unterstützung.

Hannah Wilkinson ist Psychologin (Bachelor of Science with Honours) und arbeitet als Research und Clinical Assistant Psychologist an der Hull Memory Clinic. Ihr Interesse gilt der Förderung einer gesunden, aktiven Lebensweise und der Erhaltung von Wohlbefinden bei beginnender Demenz sowie der Beteiligung an Gruppeninterventionen.

Bob Woods ist Professor für klinische Psychologie älterer Menschen an der Universität von Wales, Bangor und leitet dort das Dementia Services Development Centre. Sein Forschungsinteresse gilt der Evaluation psychosozialer Interventionen für Menschen mit Demenz und ihre Betreuungspersonen.

Sachwortverzeichnis